Meal Prep Kinderrezepte

Ausgewogen und lecker vorkochen

MEAL PREP
KINDERREZEPTE

Ausgewogen und lecker vorkochen

EIN BUCH VON
ESTHER WENGREUTHER

Auflage 2021

Cover: 99designs / romy
Buchsatz: Bjarne Brix Bartl

ISBN: 978-3-9823516-0-5

Bibliografische Information der Deutschen Nationalbibliothek

Die deutsche Nationalbibliothek verzeichnet diese Publikation in der deutschen Nationalbibliografie; detaillierte Daten sind im Internet abrufbar über: https://www.dnb.de

Danke schön!

Ich finde es großartig, dass Ihnen
Ihre Gesundheit und die Ihrer Familie am Herzen liegt!

Aufgrund dessen ein „Danke schön“ an Sie
und Ihre Entscheidung zum Kauf dieses Kochbuches.

Ich wünsche Ihnen viel Spaß und Freude beim Nachkochen!

Lassen Sie mich gerne wissen,
wie Ihre Erfahrungen bei meinen Rezepten sind.

Ihre Esther Wengreuther

Meal Prep

Ausgewogen und lecker vorkochen!

Bevor es an das Kochbuch geht, sei hier der Titel und die Vorgehensweise im Kochbuch erläutert.

Meal Prep

Meal Prep ist ein breit gefächerter Begriff und bedeutet nichts Weiteres, als mit einem bestimmten Ziel vorzukochen – für mindestens einen Tag bis maximal einer Woche. Oder sogar für mehrere Monate, wenn die Gerichte eingefroren werden.

In diesem Kochbuch geht es um Gerichte, welche – in doppelter Menge zubereitet und im Kühlschrank aufbewahrt – für 2-3 Tage halten oder an einem Tag gegessen und Reste am nächsten Tag durch Hinzufügen von weiteren Zutaten oder Resten etwas abgewandelt aufbereitet und serviert werden. Somit kann Gericht 1 an Tag 1 und Tag 3, Gericht 2 an Tag 2 und Tag 4 usw. serviert werden. Auf diese Art und Weise wird die Frische der Gerichte gewährleistet – und auch die Vitamine und Nährstoffe!

Ausgewogen

Die Rezepte sind so konzipiert, dass die Hauptkomponente das Gemüse ist. Somit gewährleisten wir die Umsetzung des Konzeptes der Ernährungspyramide und ermöglichen das Regulieren des Gewichtes und der Nährstoffzufuhr.

Vorkochen

Die meisten Gerichte aus diesem Kochbuch können vorgekocht und im Kühlschrank aufbewahrt oder auf großen Vorrat eingefroren werden. Arbeiten Sie möglichst auf mittlerer Stufe, wenn Sie Gemüse andünsten, damit die Nährstoffe so gut wie möglich erhalten bleiben.

Kalorienangaben

Die Kalorienangaben sind etwas höher, da sie sich auf ungeputztes Gemüse beziehen und als Orientierung dienen. Sie dürfen kein Maßstab sein, deshalb werden diese Angaben in kleiner Schrift unter jedem Rezept angezeigt. Die Angaben beziehen sich auf Erwachsenenportionen.

Am besten das Gemüse reichlich zubereiten und anbieten. Der zusätzliche Verzehr von Gemüse oder einem Gericht kann nie zu viel sein!

Jede zusätzliche Portion an Süßigkeiten, Knabbereien, süßen Getränken und Fertiggerichten sind immer ein Zuviel!

Einkaufsliste

Die Gewichtsangaben beziehen sich auf ungeputztes Gemüse, welches im Laden abgewogen wird. Somit verringert sich das Gewicht natürlich zu Hause je nach Gemüsesorte.

Fotos und Kochzeit

Ziel dieses Kochbuches ist es, sich auf die Zutaten zu konzentrieren, welche dem Körper in hohem Maße guttun. Als zweiter positiver Punkt ermöglicht man sich durch Einfachheit und Übersichtlichkeit eine klare Linie für ein entspanntes Kochen. Und zuguterletzt wird der eigenen Kreativität das höchste Maß an Freiraum gegeben, weil man seine eigenen Ideen umsetzen kann. Zeitliche Vorgaben und wie ein Gericht auszusehen hat, grenzt uns ein. Wir sollten immer stolz auf uns sein, auf unsere Leistung und der Tatsache, dass man immer sein Bestes gibt – und sich mit nichts vergleichen. In diesem Sinne: ein fröhliches Kochen!

Die Würzung: die Art des Würzens

In jedem Gericht wird „Salz und Pfeffer" angegeben, um das Rezept abzuschmecken. Dies ist natürlich kein Muss und darf je nach eigenem Geschmack und Vorliebe weggelassen werden. Umso älter die Kinder werden, umso mehr probieren sie aus und essen auch gerne mal scharf oder stärker gewürzt oder entwickeln eine Vorliebe für ein bestimmtes Gewürz, wie z.B. Petersilie. Deshalb gerne ausprobieren lassen, damit die Geschmacksnerven trainiert werden.

Wirkung auf den Körper

Am Anfang jedes Gemüsekapitels wird aufgelistet, welche Funktionen das Gemüse mit seinen Vitaminen, Mineralstoffen und Spurenelementen im Körper unterstützt, fördert, nährt und somit gesund hält.

Abkürzungen und Begriffserklärungen

Anbraten:	bei hoher Hitze die Zutaten kurz in der Pfanne mehrmals wenden, bis Röstaromen entstehen.
Andünsten:	die Zutaten garen im eigenen Saft, meist mit Deckel auf Topf oder Pfanne.
Anschwitzen:	bei sanfter Temperatur die Zutaten glasig kochen.
ca.:	zirka
EL:	Esslöffel
g:	Gramm
Kcal:	Kilokalorien
kg:	Kilogramm
KH:	Kohlenhydrate
l:	Liter
ml:	Milliliter
TK:	tiefgekühlt
TL:	Teelöffel

Inhaltsverzeichnis

„ICH ESSE NICHT NUR, ICH GEBE

Nährstoffen

EIN

ZUHAUSE“

Vorwort

Der Traum von einem langen Leben in vollkommener Gesundheit ist so alt wie die Menschheit selbst. Und von je her wissen wir instinktiv, wie dieser Traum Wirklichkeit werden kann: Gesundes Essen, viel Bewegung, ausreichend Schlaf und ein erfülltes Familienleben sind die Bausteine. Doch im Alltag finden diese Bausteine kaum Platz. Wir haben keine Zeit! Keine Zeit zum Kochen ausgewogener Mahlzeiten, keine Zeit für Sport, wir bekommen nicht genügend Schlaf und das Familienleben leidet ebenfalls unter der Hetze. Gut also, dass es die erfinderische Lebensmittelindustrie gibt, die uns allerlei leckere Alternativen in Form von bereits verarbeiteten Lebensmitteln bis hin zu Fertiggerichten bietet. Wir wissen genau, dass die meisten dieser „Lebensmittel" den Namen nicht verdienen und wir wissen genau, dass die einseitige Ernährung uns krank und dick macht. Darunter leiden besonders unsere Kinder. Inzwischen ist jeder dritte Jugendliche und jedes fünfte Kind in Deutschland übergewichtig. Acht Prozent der Zehn- bis 14-Jährigen sind sogar krankhaft übergewichtig. Je älter unsere Kinder werden, umso häufiger greifen sie zu Fast Food, zuckerhaltigen Getränken und Süßigkeiten. Ein ungesunder Trend, den es aufzuhalten gilt.

Und das ist gar nicht so schwer. Es ist möglich, unsere Kinder und Jugendlichen jeden Tag mit gesunder, ausgewogener Nahrung mit allen erforderlichen Vitaminen, Mineralien und Spurenelementen zu versorgen, ohne dass wir dafür viel Zeit im Supermarkt und in der Küche verbringen müssen. Es ist möglich, sie nach einem gesunden Frühstück mit einem leckeren Pausenbrot in die Schule zu schicken, das nicht im Mülleimer landet und durch ungesunde Naschereien vom Kiosk ersetzt wird. Es ist möglich, sie mit einem ausgewogenen, selbstgekochten Mittag- oder Abendessen zu verwöhnen und das jeden Tag. Das Zauberwort für gestresste Eltern lautet „Meal prep" – das geplante Einkaufen und Vorkochen gesunder Mahlzeiten für einen definierten Zeitraum.

Dieses Buch fasst die wichtigsten Grundregeln einer ausgewogenen Ernährung und ihre Auswirkungen auf den jungen Organismus zusammen und liefert einfache Rezepte, die sich durch geschickte Planung und Vorkochen gut in den Alltag integrieren lassen. Damit tun wir unseren Kindern in mehrfacher Hinsicht etwas Gutes: Sie bekommen alle Nährstoffe, die sie für ein gesundes Wachstum benötigen, ihr Körpergewicht reguliert sich ganz von selbst und sie lernen für ihr späteres Leben, was gesunde Ernährung ist und wie man sie zusammenstellt. Dabei geht es nicht um das strikte Einhalten von Diätvorschriften, sondern um die bewusste Auswahl gesunder Lebensmittel und die Zubereitung von ausgewogenen Mahlzeiten, die schmecken und nicht nur Kinder und Jugendliche ein Leben lang vor Übergewicht und damit auch vor so mancher Zivilisationskrankheit bewahren können.

Meal Prep

Bewusst planen und vorbereiten!

Nach Diäten, Fasten und Intervallfasten werden an gesunder Ernährung interessierte Menschen jetzt mit einem neuen Trend konfrontiert: Meal Prep, der bewussten Planung und Vorbereitung von Mahlzeiten für einen bestimmten Zeitraum. Der Begriff kommt aus dem Englischen, heißt eigentlich „meal preparation", zu Deutsch: Essensvorbereitung. Allerdings umfasst der Begriff mehr als die bloße Vorbereitung von Essen. Vielmehr geht es darum, gesunde Ernährung in den Alltag zu integrieren, indem man die Mahlzeiten plant, die Zutaten gezielt einkauft und für mehrere Tage vorkocht. Das ermöglicht die bewusste Auswahl und Integration von gesunden Lebensmitteln in den täglichen Speiseplan. Einkaufslisten erleichtern den Einkauf, das Vorkochen für mehrere Tage spart Zubereitungszeit. Obendrein spart der gezielte Einkauf Geld und reduziert das allseits unerwünschte Wegwerfen von Lebensmitteln. In Verbindung mit einem fundierten Grundwissen über gesunde Ernährung und was sie für die Gesundheit unserer Kinder bedeutet, stellt Meal Prep eine kluge Ernährungsmöglichkeit zur Verfügung, die vor Gewichtsproblemen und allen damit zusammenhängenden gesundheitlichen Beeinträchtigungen bewahrt.

Ernährungspläne einhalten leicht gemacht

Meal Prep kommt eigentlich aus dem Fitnessbereich. Sportler in den USA haben ihre Mahlzeiten vorbereitet und überallhin mitgenommen, um ihre speziellen Ernährungspläne auch tatsächlich einhalten zu können oder auch sie vor oder nach dem Training immer mit den nötigen Nährstoffen zu versorgen. Da auf diese Weise individuelle Mahlzeiten aus gesunden Lebensmitteln oder nach ärztlichen Anweisungen jederzeit zur Verfügung stehen, fand die Methode schnell Anklang in der breiten Öffentlichkeit. Meal Prep-Baukästen wurden entworfen, die die Methode alltagstauglich machten und vereinfachten. Dabei gewann das Vorkochen für einen längeren Zeitraum, etwa nach einem Wochenplan, an Bedeutung. Die Mahlzeiten wurden nach den persönlichen Bedürfnissen und Wünschen für eine Woche geplant, die einzelnen Komponenten vorbereitet, getrennt voneinander aufbewahrt und zur Essenszeit zusammengestellt.

Bento ist etwas anderes

In Japan hat das Vorbereiten von gesundem Essen und Mitnehmen zur Arbeit oder in die Schule in eigens dafür hergestellten Boxen eine lange Tradition. Der Begriff „Bento“ bezieht sich dabei sowohl auf die Zusammenstellung der Mahlzeiten als auch auf die praktischen Boxen mit mehreren Fächern. Schon seit dem 5. Jahrhundert nehmen die Japaner ihr Essen mit aufs Feld oder zur Jagd. Doch anders als bei Meal Prep wird das Essen in Japan jeden Morgen frisch zubereitet in die transportablen Behältnisse gefüllt und nicht für mehrere Tage vorgekocht im Kühlschrank verstaut. Dafür aber macht die Einteilung der Bento-Boxen das Einhalten von Ernährungsempfehlungen leicht. Die Behältnisse enthalten Fächer mit unterschiedlicher Größe etwa für vier Teile Kohlenhydrate wie Reis oder Nudeln, zwei Teile Proteine wie Fleisch, Fisch oder Eier und ein Teil Gemüse oder Obst. Die Fächer sind zwar sehr klein, eine Bento-Box beschränkt sich meist auf 1000 Milliliter Inhalt. Die Zusammenstellung gewährleistet aber eine sättigende und gesunde Mahlzeit.

Einmal Aufwand für mehrere Tage Genuss

Meal Prep ist im Grunde ganz einfach: Gemeinsam mit der Familie wird ein Speiseplan beispielsweise für ein paar Tage oder gleich eine ganze Woche aufgestellt, eine Einkaufsliste geschrieben, der Einkauf erledigt und sämtliche Mahlzeiten an einem bestimmten Tag, der möglichst mehr freie Zeit bereithält, am besten gemeinsam gekocht.

Die fertigen Speisen werden in Dosen oder Gläser gefüllt und im Kühlschrank oder der Gefriertruhe aufbewahrt. So lassen sich alle gesunden Lebensmittel oder auch Diätpläne problemlos in den täglichen Speiseplan integrieren und auch auf den gelegentlichen Genuss von vielleicht nicht so gesunden Lieblingsspeisen muss niemand verzichten. Geeignet ist jedes Gericht, das sich aufwärmen lässt. Eintöpfe zum Beispiel, Aufläufe, Suppen, aber auch bereits fertig gekochtes Gemüse, Fleisch und Soßen. Wenn alles bereits fertig vorgekocht in der Kühlung auf den großen Auftritt wartet, steht das Mittag- oder Abendessen im Handumdrehen auf dem Tisch. Bewahrt man das Essen in mikrowellengeeigneten Behältnissen auf, geht es noch schneller. Der Handel bietet eine ganze Reihe von Lunchboxen, die sich für die Aufbewahrung der vorbereiteten Komponenten eignen. Es gibt sie aus Kunststoff und Glas, mit und ohne Klickverschlüsse und Gummidichtung. Es müssen aber nicht neue Gefäße sein, auch leere Marmeladengläser mit Twist-off- oder Schraubverschluss leisten gute Dienste. Flache Gefäße haben sich dabei als praktischer erwiesen, weil sie sich platzsparend im Kühlschrank oder der Gefriertruhe stapeln lassen. Zum Einfrieren eignen sich auch Vakuumbeutel, sie lassen sich aber nicht wiederverwenden, ein entscheidender Nachteil. Die

Aufbewahrungszeit ist abhängig vom Lebensmittel. Gegartes hält naturgemäß länger als Frisches. Fisch sollte nur für den nächsten Tag vorgegart werden und Nudeln werden schnell matschig, außer in Nudelsalat oder separat in einem Behälter zum Beispiel.

Kinder mit einbinden

Anders als früher wissen Kinder heute ganz genau, was sie wollen und was nicht. Sie wollen mitreden, auch wenn es ums Essen geht. Deshalb lassen sie sich auch schnell für gesunde Ernährung begeistern, vorausgesetzt sie müssen nicht ganz auf ihre Lieblingsspeisen verzichten. Deshalb sollte man sie ruhig ihre Wunschgerichte einbringen lassen. Dabei kann man ab und zu den Burger aber etwa durch einen Gemüseburger ersetzen. Spaghetti Bolognese schmecken auch hervorragend mit einer Soße auf Gemüsebasis und die selbstkreierte Pizza mit frischer Tomatensoße und Mozzarella schlägt die Tiefkühlpizza aus dem Supermarkt um Längen. Werden die Kinder bei der Planung und beim Kochen mit eingebunden, schmeckt es ihnen auf jeden Fall.

Ausgewogenheit und Abwechslung stehen auf dem Speiseplan

Anders als beim klassischen Vorkochen konzentriert sich Meal Prep dabei auf die Ausgewogenheit der Mahlzeiten und Abwechslung auf dem Teller. Früher hat man einfach größere Mengen gekocht und sie dann über mehrere Tage verteilt gegessen. Mit Meal Prep dagegen steht der Aspekt gesunder und zugleich abwechslungsreicher Ernährung im Mittelpunkt. Die Vorteile liegen auf der Hand: Wir wissen genau, welche Zutaten unser Essen enthält und woher sie kommen, wir müssen uns nicht vor zu viel Zucker, Salz oder E-Nummern fürchten. Einkauf und Küchenarbeiten fallen mindestens zwei Mal in der Woche an, um die Frische zu gewährleisten. Mit einem Baukastensystem können Mahlzeiten immer neu zusammengestellt werden. Und damit kann man auch seine Kinder glücklich machen, wenn sie heute lieber doch Lust auf etwas anderes zum Mittagessen haben als eigentlich für diesen Tag vorgesehen. Da alle Zutaten einzeln aufbewahrt werden, lassen sie sich in jeder gewünschten Zusammenstellung jederzeit schnell auf den Tisch bringen.

Rezepte allein sind nicht genug

Dieses Buch möchte aber nicht nur für Meal Prep geeignete Rezepte im Baukastensystem für jede Jahreszeit mit Blick auf regionale Verfügbarkeit zur Verfügung stellen, sondern allen Eltern auch die Grundzüge gesunder, ausgewogener Ernährung näherbringen. So reicht es nicht, den Kaloriengehalt von Lebensmitteln zu kennen, wenn man gar nicht weiß, wie viele Kalorien etwa ein zehnjähriges Mädchen benötigt. Was ist der BMI? Wann ist ein Kind übergewichtig? Welche Nährstoffe braucht ein Kind täglich und in welchen Nahrungsmitteln sind sie enthalten? Was hat es mit der Ernährungspyramide auf sich und warum ist sie so wichtig? All diese Fragen will dieses Buch beantworten und so das Gespür für gesunde Ernährung schärfen. Zudem sollen regionale und saisonale Lebensmittel in den Mittelpunkt gerückt werden. Unsere Kinder brauchen keine exotischen Früchte, die oft von weit her noch unreif in die Supermärkte gelangen und vielleicht mit Pestiziden und anderen Giftstoffen belastet sind. Unser heimisches Obst und Gemüse ist gesund und lecker und kommt ohne lange Wege frisch und ausgereift auf den Tisch.

„Gesundheit geht durch den Magen"

Übergewicht – Untergewicht Normalgewicht

Die Zahl übergewichtiger Kinder ist in den letzten 20 Jahren in Deutschland stark angestiegen. Ein Grund dafür ist das geänderte Freizeitverhalten. Saßen Kinder früher nur den halben Tag in der Schule still auf ihrem Stuhl und waren den Rest des Tages mit ihren Freunden draußen unterwegs, verbringen sie heute einen Großteil ihrer Freizeit zusätzlich am Computer oder vor dem Fernseher. Und wie das Freizeitverhalten hat sich auch das Ernährungsverhalten verändert. Wurde früher einmal am Tag frisch gekocht, stehen heute hauptsächlich Gerichte aus bereits verarbeiteten Lebensmitteln oder Fertiggerichte auf dem Tisch. Hinzukommen Fast Food, Süßigkeiten und Softdrinks, die jederzeit verfügbar sind. Falsche Ernährung und mangelnde Bewegung aber sind die Hauptgründe für Übergewicht bei unseren Kindern. Zwar spielt auch die genetische Veranlagung eine Rolle, aber zumindest teilweise lässt sich Übergewicht beeinflussen. Mit einer gesunden, ausgewogenen Ernährung wird aber nicht nur Übergewicht positiv beeinflusst. Auch Untergewicht wird ausgeglichen und so auf Dauer Normalgewicht erreicht.

Body-Mass-Index nicht allein betrachten

Doch wann ist ein Kind zu dick? Eine Tabelle des Robert-Koch-Instituts gibt für zehnjährige Jungen und Mädchen bei einer Körpergröße von 144 Zentimetern 38 Kilogramm als Normalgewicht an. Mit jedem Lebensjahr steigen Größe und Gewicht bis zum Alter von 15 Jahren auf 66 Kilogramm bei Jungen und 60 Kilogramm bei Mädchen bei 175 Zentimeter Körpergröße bei Jungen und 165 Zentimetern bei Mädchen.

Tabelle des Robert-Koch-Instituts

Alter	Gewicht/ Jungen	Mädchen	Größe/ Jungen	Mädchen
10 Jahre	38 kg	38 kg	144 cm	144 cm
11 Jahre	43 kg	44 kg	150 cm	151 cm
12 Jahre	47 kg	50 kg	155 cm	157 cm
13 Jahre	54 kg	54 kg	163 cm	161 cm
14 Jahre	61 kg	58 kg	170 cm	164 cm
15 Jahre	66 kg	60 kg	175 cm	165 cm

Hierbei handelt es sich um Durchschnittswerte, die auf etwa 95 Prozent aller Kinder und Jugendlichen in Deutschland zutreffen. Ob ein Kind über- oder vielleicht auch untergewichtig ist, verrät ein Blick auf den BMI-Wert, den sogenannten Body-Mass-Index. Er errechnet sich aus dem Körpergewicht in Kilogramm geteilt durch die Körpergröße in Metern hoch 2. Kinder mit einem Körpergewicht von 38 Kilogramm und einer Körpergröße von 144 Zentimeter haben einen BMI von: 38 durch 1,44 mal 1,44 gleich 18,33. Anders als bei Erwachsenen wird bei der Beurteilung des Gewichts von Kindern aber Alter, Geschlecht und Entwicklungsstand berücksichtigt. Die sogenannte „Perzentilkurve" zeigt an, ob sich ein Kind mit Blick auf Größe und Gewicht normal entwickelt. Die meisten Eltern kennen diese Kurve aus den Vorsorgeuntersuchungen. Um Übergewicht festzustellen, muss man deshalb die Durchschnittswerte Gleichaltriger heranziehen. Auch hierfür hat das Robert-Koch-Institut Tabellen getrennt für Jungen und Mädchen zusammengestellt (www.rki.de, Stichwort: Referenzperzentile). Die Perzentile 50 bezeichnet den Durchschnitt. Alle Werte zwischen 5 und 95 gelten als innerhalb der Norm liegend. Natürlich kommt es durch Wachstumsschübe zu Abweichungen von der Norm. Liegt der BMI aber deutlich über der Norm, besteht Handlungsbedarf. Das gilt auch, wenn der BMI unter der Norm liegt.

Zur Orientierung: Der Energiebedarf eines Kindes ab 10 Jahren

Der täglich benötigte Energiebedarf, besser bekannt als die Kalorienmenge, ist abhängig vom Alter, dem Geschlecht und den Aktivitäten der Kinder. Mädchen ab zehn Jahren benötigen etwa 1.700 Kalorien pro Tag, Jungen 1.900. Grundsätzlich haben Jungen einen höheren Kalorienbedarf als Mädchen. Zwischen 12 und 15 Jahren benötigen sie 2.300 bis 2.900 Kalorien am Tag, Mädchen dagegen nur 1.900 bis 2.500. Untergewichtige Jugendliche müssen natürlich mehr Kalorien zu sich nehmen. Sie benötigen durchschnittlich 500 bis 1000 Kalorien mehr pro Tag.

Dies sind aber nur Orientierungswerte, die einen Anhaltspunkt für Mengen geben können. Kinder, die viel Sport treiben oder den ganzen Tag durch die Gegend toben, haben einen entsprechend höheren Bedarf, für Stubenhocker reicht der Grundbedarf.

Die gesamte Kalorienmenge sollte am besten auf drei Haupt- und zwei Zwischenmahlzeiten verteilt werden. Eine Zwischenmahlzeit ist in der Regel das Pausenbrot am Morgen in der Schule. Es muss besonders sorgfältig zubereitet sein, sonst landet es im Papierkorb. War das Frühstück reichhaltig, darf der Pausensnack etwas kleiner ausfallen. Aufgabe der Zwischenmahlzeiten ist es, die Energiespeicher wieder aufzufüllen und so einem Leistungstief vorzubeugen. Dazu sind Gemüse, Obst oder auch Nüsse empfehlenswert. Kleine Tricks helfen beim Einhalten der Mengenempfehlungen. Wie wäre es zum Beispiel, die tägliche Menge Süßes in ein hübsches Glas oder eine besondere Schale – eine Schatztruhe - zu legen, aus der das Kind sich nach Lust und Laune bedienen darf? So lernt es schon früh, sich die Leckereien einzuteilen und nicht mehr zu essen als gut für es ist. Außerdem werden Selbstdisziplin und Eigenverantwortung gefördert. Denn wenn die Schale leer ist, gibt es an diesem Tag nichts mehr. Aufgefüllt wird erst am nächsten Morgen. Für Obstverweigerer kann man Obst mit Joghurt oder Milch zu einem pfiffigen Getränk mixen. Auch in Verbindung mit Gries- oder Reisbrei findet es eher Zuspruch. Und Gemüse schmeckt den meisten Kindern roh in feine Streifen geschnitten besser als gekocht.

Wie sieht ein gesundes Pausenbrot aus?

Ob wir das wollen oder nicht, das gesündeste Pausenbrot ist und bleibt ein Vollkornbrot. Es muss ja nicht gleich Pumpernickel sein, auch ein dunkles Brot mit Sonnenblumen- oder Kürbiskernen schmeckt gut und ist gesund. Belegt wird es mit fettarmem Käse und fein geschnittenen Gemüsestreifen. Dazu legt man Apfelspalten, Birnenstückchen oder Weintrauben, je nach dem was gerade Saison hat. Abwechslung in die Brotbox bringen Joghurt, Nüsse und Müsliriegel. Hier ist die Kreativität der Eltern gefragt.

Tagesbedarf an Kalorien verputzt und trotzdem hungrig

Die Deutsche Gesellschaft für Ernährung (www.dge.de) rät dringend davon ab, bei Kindern und Jugendlichen Kalorien zu zählen oder sie nach Diätplänen zu ernähren. Tatsächlich sind Kalorien keine Nährwerte. Wir können unseren Kindern und Jugendlichen die täglich empfohlene Menge Kalorien vorsetzen, sie bleiben aber dennoch hungrig, weil die Nahrung schlicht zu wenig Nährstoffe enthielt. Das gilt beispielsweise für Zucker, er liefert zwar rasch Energie, doch die ist ebenso rasch wieder verflogen. Beim Verzehr von einfach verdaulichen Kohlenhydraten wie Zucker oder auch Weißbrot schnellt der Blutzuckerspiegel förmlich in die Höhe. Der Körper produziert Insulin, um die Energie in die Zellen zu transportieren. Muskeln und Organe können diese Energie aber gar nicht so schnell verarbeiten – folglich wandert sie in Fettzellen und wir sind wieder hungrig. Lebensmittel wie Gemüse oder auch Nüsse lassen den Blutzuckerspiegel dagegen nur langsam ansteigen, es wird weniger Insulin ausgeschüttet, Organe und Muskeln haben Zeit, die Energie zu verarbeiten. Und solange diese Verarbeitung andauert, haben wir keinen Hunger.

Wenn wir also unseren Kindern eine Pizza, dazu ein Glas Cola und als Nachtisch vielleicht noch einen Schokoladenpudding servieren, haben wir den Tagesbedarf an Kalorien auf einen Schlag gedeckt, aber sie werden schon bald wieder hungrig vor dem Kühlschrank stehen. Wir haben sie zwar mit ausreichend Kalorien, aber mit nur wenigen Nährstoffen gefüttert:

1 Pizza Salami (350 g): 865 kcal. Keinerlei Vitamine, minimal Ballaststoffe.

1 Glas Cola (250 ml): 105 kcal. Keinerlei Nährwerte.

1 Schale Pudding (150 g): 174 kcal. Nährstoffe und Vitamine aufgrund der Milch – wenn vorhanden und auch nur in geringer Menge.

Hier besteht keinerlei Unterstützung des Körpers im Wachstum, Immunsystem, Abwehrkräfte, Wundheilung, Zellerneuerung, Sauerstofftransport im Blut usw. Im Gegenteil, der Körper des Kindes ist damit beschäftigt, das Ganze zu verarbeiten und in Richtung Ausgang zu manövrieren. Es ist somit mehr eine Schwächung als eine Stärkung des Körpers. Anbei wird zur Verdeutlichung aufgelistet, wie man die dabei verwendeten Kalorien nährstoffreich zu sich nehmen kann.

Wir reden bei dem oben genannten Gericht von insgesamt 1144 kcal und dies entspricht:

* 10 mittelgroße Äpfel à 130 g (enthält mehr als das 3-fache an Vitamin C des Tagesbedarfs, reich an Kalium, Kalzium, Magnesium, Phosphor, Vitamin E, Vitamin B3) oder

* 2 kg Karotten (reich an Vitamin C, A, B3, E, Kalium, Chlor, Phosphor, Kalzium, Magnesium) oder

* 2,2 kg Erdbeeren (reich an Vitamin C, B3, B5, E, Kalium, Phosphor, Kalzium, Magnesium, Chlor) oder

* 4 kg Tomaten (reich an Vitamin C, E, Kalium, Chlor, Phosphor, Kalzium)

Selbstverständlich darf bei allen Tipps und Ratschlägen das Vorbild der Eltern nicht außer Acht gelassen werden. Man kann einem Kind nicht nachvollziehbar erklären, warum es sich mit einer Handmitte Süßigkeiten am Tag begnügen soll, wenn Papa sich beim Fernsehen am Abend aus unerschöpflichen Chips-Vorräten bedient!

Die Ernährungspyramide

Eine abwechslungsreiche Ernährung mit allen wichtigen Nährstoffen lässt sich anhand der Ernährungspyramide problemlos zusammenstellen. Sie garantiert in Verbindung mit ausreichend Bewegung im Alltag ein gesundes Heranwachsen unserer Kinder und Jugendlichen. Seit den 1970-er Jahren werden Ernährungsempfehlungen grafisch in Pyramidenform dargestellt. Auch für Kinder und Jugendliche gibt es eine Ernährungspyramide, die speziell auf deren Bedürfnisse ausgerichtet ist. (Quelle: https://www.bzfe.de/ernaehrung/die-ernaehrungspyramide/die-ernaehrungspyramide-eine-fuer-alle/)

Jeder Baustein der Pyramide symbolisiert eine Portion, die sich wiederum an der Größe der Hand bemisst. Je kleiner die Hand, umso kleiner ist die Portion, die sie fassen kann. Auch die Farben der Pyramidenbausteine geben Hinweise auf die Menge, grün für reichlich, gelb für in Maßen und rot für sparsam. Wasser oder Flüssigkeit in Form von ungesüßtem Tee zum Beispiel darf es reichlich geben. Drei Portionen – oder Hände voll - Gemüse und zwei Portionen Obst am Tag decken den Bedarf an Vitaminen und Mineralstoffen. Kohlenhydrate beispielsweise in Form von Brot liefern Energie, Milch und Milchprodukte Calcium. Fleisch, Fisch und Eier versorgen den Körper mit Eiweiß, Fette und Öle mit wertvollen Fettsäuren. Süßigkeiten sind durchaus erlaubt, aber eben nur in Maßen. Hält man sich an diese einfachen Empfehlungen der Ernährungspyramide, wird der Körper optimal mit allen notwendigen Nährstoffen versorgt. Eine ausgewogene Ernährung bildet die Basis für gesundes Wachstum, körperliche und geistige Leistungsfähigkeit und Wohlbefinden.

Aber nicht alle Lebensmittel enthalten alle notwendigen Nährstoffe. Deshalb ist es wichtig, die Lebensmittel richtig zusammenzustellen. Als Orientierung sollte folgende Grundregel beherzigt werden: Zuckerfreie Getränke und bunt gemischte (z.B. grüner Salat mit roten Tomaten und gelber Paprika) pflanzliche Lebensmittel sollten regelmäßig konsumiert werden, tierische Lebensmittel dagegen nur mäßig oft und mit Fetten, Ölen und Süßigkeiten sollte man sparsam umgehen.

Die drei Grundelemente: Kohlenhydrate, Fette, Eiweiß

Kohlenhydrate, Fette und Eiweiß liefern zusammen die Energie, die der Körper täglich braucht. Gemessen werden sie in Kalorien, wobei ein Gramm Kohlenhydrate oder Eiweiß vier Kalorien ausmachen und ein Gramm Fett mit 9 Kalorien zu Buche schlagen. Unterschiedlich ist auch die Geschwindigkeit, mit der die Nährstoffe dem Körper Energie zuführen. Die Energie aus Kohlenhydraten steht am schnellsten zur Verfügung, die aus Fetten dagegen am langsamsten. Im Darm werden Kohlenhydrate in Zucker, Eiweiß in Aminosäuren und Fette in Fettsäuren und Glyzerin umgewandelt. Aus diesen Bausteinen stellt der Körper die Stoffe her, die er für den Erhalt der Körpersubstanz, Wachstum und Bewegung braucht.

Schnelle Energie aus Kohlenhydraten

Kohlenhydrate gibt es in einfacher und komplexer Form. Zucker gehört zu den einfachen Kohlenhydraten. Der Körper kann die Zuckermoleküle schnell zerlegen und aufnehmen. Deshalb steht die Energie aus Zucker dem Körper auch schnell zu Verfügung, das heißt, der Blutzucker steigt schnell an. Einfache Kohlenhydrate finden sich in verschiedenen Zuckerarten, aber auch in Früchten, Honig und Milchprodukten. Komplexe Kohlenhydrate hingegen sind aus Ketten einfacher Kohlenhydrate zusammengesetzt. Sie bestehen aus größeren Molekülen, die der Körper abbauen muss. Deshalb steht die Energie erst nach einer gewissen Zeit zur Verfügung, aber immer noch schneller als aus Eiweiß und Fetten. Entsprechend langsamer steigt der Blutzuckerspiegel. Komplexe Kohlenhydrate finden sich in Stärke und Ballaststoffen wie Getreide, Wurzelgemüse und Bohnen. Ernährungsexperten empfehlen, dass etwa die Hälfte der täglichen Kalorienaufnahme aus Kohlenhydraten stammen sollte, aus Zuckerzusätzen aber höchstens zehn Prozent der gesamten Kalorien pro Tag.

So viel Eiweiß braucht der Körper

Eiweiße, auch Proteine genannt, bestehen aus komplex verketteten Aminosäuren. Der Körper braucht einige Zeit, um sie abzubauen. Deshalb spricht man bei Eiweißen von einer nur langsam verfügbaren Energiequelle. Von den 20 verschiedenen Aminosäuren kann der Körper neun nicht selbst herstellen. Sie müssen mit der Nahrung aufgenommen werden. Das Protein von Hühnereiern kann der Körper zu 100 Prozent verwenden, bei Milch und Fleisch ist es immer noch ein hoher Anteil, bei Gemüse und Getreide aber nur noch rund die Hälfte. Erwachsene brauchen etwa 60 Gramm Eiweiß pro Tag, Kinder benötigen etwas mehr, denn die Proteine sind maßgeblich am Wachstum beteiligt. Die Deutsche Gesellschaft für Ernährung empfiehlt für Kinder zwischen zehn und 15 Jahren eine tägliche Eiweißaufnahme von 0,9 Gramm pro Kilogramm Körpergewicht.

Eiweiß dient nicht der Energiegewinnung, sondern dem Erhalt des Gewebes. Bekommt der Körper jedoch nicht genügend Kalorien und ist nicht ausreichend Fett gespeichert, greift er auch auf Proteine als Energiequelle zu, was dann aber zu Lasten der Muskelmasse geht.

Auch Fett ist wichtig

Zum Wachstum und zur Energiegewinnung wird auch Fett gebraucht. Die komplexen Fett-Moleküle bestehen aus Fettsäuren und Glycerin, die zum Erhalt der Körperfunktionen verwendet werden. Fette stellen die langsamste, dafür aber die effizienteste Energiequelle dar. Einige Fettsäuren kann der Körper selbst herstellen, andere müssen mit der Nahrung aufgenommen werden. Diese sogenannten essentiellen Fettsäuren finden sich in bestimmten pflanzlichen Ölen und Meeresfischen. Es gibt drei Arten von Fetten: Einfach ungesättigt, mehrfach ungesättigt und gesättigt. Lebensmittel aus tierischen Produkten enthalten gewöhnlich gesättigte Fettsäuren. Einfach ungesättigte oder mehrfach ungesättigte Fettsäuren werden aus Pflanzen gewonnen. Sie sind bei Zimmertemperatur meist flüssig.

Kinder bis zehn Jahre sollten nicht mehr als 60 bis 70 Gramm Fett pro Tag zu sich nehmen, bis 15 Jahre sollten 80 bis 95 Gramm Fett nicht überschritten werden. Bevorzugt sollten einfach und mehrfach ungesättigte Fettsäuren aufgenommen werden. Sie haben eine positive Wirkung auf die Blutfettwerte. Zu empfehlen sind Raps-, Distel-, Sonnenblumen-, Leinsamen- und Olivenöl. Sie enthalten große Mengen einfacher und mehrfach ungesättigter Fettsäuren, die sich aber auch in Fisch und Nüssen finden. Keinesfalls sollte auf Fett verzichtet werden, denn der Körper kann beispielsweise die Vitamine aus Karotten nur bei gleichzeitiger Zufuhr von Fett verwerten. Das alte Rezept unserer Großmütter, Karotten vor dem Servieren in flüssiger Butter zu schwenken, hatte also durchaus einen tieferen Sinn!

Eltern müssen für die Ernährung ihrer Kinder das richtige Maß zwischen Kohlenhydrate (etwa 50 Prozent der Gesamtkalorienmenge), Eiweiß (0,9 Gramm pro Kilogramm Körpergewicht) und Fett (je nach Alter zwischen 60 bis 95 Gramm) finden. Man sollte bei verarbeiteten Lebensmitteln und Fertiggerichten deshalb sehr genau auf die angegebenen Nährwerte schauen. Wer selbst kocht, kann mehr Einfluss auf die Zusammensetzung der Nahrung nehmen und bei Bedarf auf zucker- und fettarme Produkte zurückgreifen.

Vitamine, Mineralstoffe und Spurenelemente

Aus den täglich zugeführten Kalorien entnimmt der Körper aber nicht nur Kohlenhydrate, Eiweiß und Fette, sondern auch Vitamine, Mineralstoffe und Spurenelemente, die genauso wichtig für eine gesunde Entwicklung sind. Kinder brauchen zum Beispiel zwingend Calcium für die Knochen, Eisen für das Wachstum, Jod für die Schilddrüse, Vitamin A für die Augen und Vitamin C für das Immunsystem, um nur einige der wichtigsten Nährstoffe zu nennen. Kinder von zehn bis 13 Jahren brauchen täglich 90 Milligramm Vitamin C und 900 Milligramm Calcium, Mädchen 15 und Jungen 12 Milligramm Eisen. Gerade Eisenmangel ist bei den Zehnjährigen weit verbreitet. Er macht sich etwa durch mangelnde Konzentrationsfähigkeit bemerkbar. Deshalb sollte man bei der Ernährung auf Vollkornprodukte achten, die einen hohen Eisengehalt aufweisen. Auch Petersilie enthält viel Eisen und lässt sich problemlos in den täglichen Speiseplan integrieren. Sie enthält neben Eisen noch zahlreiche weitere wichtige Nährstoffe wie die Vitamine A, C und K. Und das grüne Wundergewürzkraut entfaltet bereits in geringen Mengen seine gesunde Wirkung, man kann es über jedes Essen streuen. Eisen sollte ohnehin am besten in Kombination mit Vitamin C aufgenommen werden, das in Petersilie aber auch in zahlreichen Gemüsesorten wie Paprika, Rosenkohl oder Sauerkraut enthalten ist.

Es ist also wichtig zu wissen, welche Nährstoffe in welchen Lebensmitteln enthalten sind. Denn nur so kann man eine gesunde Mischung zusammenstellen, die unsere Kinder sicher mit allem versorgt, was der Körper täglich braucht. Wer sich einmal mit den Nährstoffen von Lebensmitteln vertraut gemacht und den täglichen Bedarf seiner Kinder ermittelt hat, kann sicher sein, dass es seinem Kind an nichts fehlt. Durch das Baukastenprinzip lassen sich so schnell und einfach ausgewogene Mahlzeiten zusammenstellen und als Meal Prep für einige Tage vorbereiten.

Abwechslung bei der Auswahl der Nahrungsmittel macht den Ernährungsplan attraktiver. Kinder lieben es, Neues auszuprobieren, das gilt auch beim Essen. Diese natürliche Neugier sollte man für eine abwechslungsreiche Ernährung nutzen und dabei schon früh regionale und saisonale Lebensmittel in den Speiseplan integrieren.

Ballaststoffe sind wichtig

Ballast klingt erst einmal nach etwas Überflüssigem und tatsächlich kann der Körper Ballaststoffe nicht verwerten. Sie werden wieder ausgeschieden. Unnütz sind sie aber nicht, denn Ballaststoffe dienen als Nahrung für Darmbakterien und sorgen für eine problemlose Darmentleerung. Lösliche Ballaststoffe, wie sie hauptsächlich in Obst und Gemüse vorkommen, fungieren als Quellstoffe. Sie binden Wasser und machen den Stuhl weicher. Getreide und Hülsenfrüchte enthalten unlösliche Ballaststoffe, die die Darmbewegungen anregen und damit den Weitertransport der Nahrungsreste beschleunigen. In tierischen Nahrungsmitteln kommen keine Ballaststoffe vor.

Die unverdaulichen Füllstoffe fördern aber auch das Sättigungsgefühl. Außerdem muss ballaststoffreiche Nahrung länger gekaut werden. Dadurch steigt der Blutzucker langsamer an. Wer schlank werden und bleiben möchte, kommt deshalb um Ballaststoffe nicht herum. Lösliche Ballaststoffe spielen außerdem für den Stoffwechsel eine wichtige Rolle, sie senken unter anderem die Blutfettwerte. Wenig bekannt ist die Tatsache, dass Ballaststoffe auch gut für die Zähne sind. Durch das längere Kauen werden die Zahnoberflächen gereinigt und das Zahnfleisch massiert. Speichel hält schädliche Säuren davon ab, den Zahnschmelz anzugreifen. Damit die Ballaststoffe ihre positiven Wirkungen entfalten können, muss auf ausreichend Flüssigkeitszufuhr geachtet werden.

Die Gesellschaften für Ernährung in Deutschland, Österreich und der Schweiz empfehlen einen Richtwert von 10 Gramm Ballaststoffe je 1000 Kalorien für Kinder und Jugendliche, für Erwachsene werden 30 Gramm am Tag empfohlen. Mädchen ab zehn Jahre benötigen also rund 15 Gramm Ballaststoffe, Jungen 17 Gramm. Ein Apfel versorgt den Körper beispielsweise mit drei Gramm Ballaststoffen, eine Scheibe Roggenvollkornbrot liefert rund vier Gramm. Eine Scheibe Vollkornbrot, ein Apfel, eine Portion Kartoffeln und Gemüse decken den größten Teil des Tagesbedarfs ab.

Studien haben ergeben, dass Menschen, die Vollkorn-Produkte bevorzugen, weniger Körperfett mit sich herumschleppen, selbst wenn sie keinen Sport treiben. Die Forscher vermuten, dass Vollkorngetreide sich günstig auf das Gewicht auswirkt und einen positiven Einfluss auf Insulin- und Hormonspiegel hat.

Bunte Nahrung für die gesunde Entwicklung

Damit unsere Kinder groß und stark werden, benötigen sie jeden Tag eine Reihe wichtiger Nährstoffe. Viele Vitamine, Spurenelemente und Mineralstoffe kann der Organismus nicht selbst herstellen, sie müssen über die Nahrung aufgenommen werden. Optimal versorgt wird der Körper mit einer bunten Mischung aus natürlichen, frischen Nahrungsmitteln. Kinder brauchen sogar mehr Nährstoffe als Erwachsene, weil der Körper ganz auf Wachstum eingestellt ist. Die wichtigsten Nährstoffe sind Calcium, Magnesium, Jod, Eisen, Folsäure, Vitamin C, Vitamine B6 und B12, Vitamin A und D.

Alter bis	**Jungen 10**	**Mädchen 10**	**Jungen 13**	**Mädchen 13**	**Jungen 15**	**Mädchen 15**
Calcium	900 mg	900 mg	1100 mg	1100 mg	1200 mg	1200 mg
Magnesium	170 mg	170 mg	230 mg	250 mg	310 mg	310 mg
Jod	140 µg	140 µg	180 µg	180 µg	200 µg	200 µg
Eisen	10 mg	10 mg	12 mg	15 mg	12 mg	15 mg
Folsäure	180 µg	180 µg	240 µg	240 µg	300 µg	300 µg
Vitamin C	45 mg	45 mg	65 mg	65 mg	85 mg	85 mg
Vitamin B6	1,0 mg	1,0 mg	1,2 mg	1,2 mg	1,5 mg	1,4 mg
Vitamin B12	2,5 µg	2,5 µg	3,5 µg	3,5 µg	4,0 µg	4,0 µg
Vitamin A	450 µg	450 µg	600 µg	600 µg	800 µg	700 µg
Vitamin D	20 µg	20 µg	20 µg	20 µg	20 µg	20 µg

Es handelt sich hier lediglich um Richtwerte der Deutschen Gesellschaft für Ernährung. Um den Bedarf abzudecken, sollten Kinder bis zehn Jahren jeweils 250 Gramm Obst und Gemüse sowie 270 Gramm Kartoffeln, Reis oder Nudeln, 250 Gramm Brot oder Getreide, 420 Milliliter Milchprodukte, 60 Gramm Fleisch oder Wurst, 35 Gramm Butter oder Öl pro Tag sowie 2 bis 3 Eier und 90 Gramm Fisch pro Woche zu sich nehmen. Die Menge erhöht sich danach moderat. Insgesamt sollten Getreide und Getreideerzeugnisse und Kartoffeln etwa 30 Prozent, Gemüse und Salate 26 Prozent, Obst 17 Prozent, Milch und Milchprodukte 18 Prozent, Fleisch, Wurst, Eier und Fisch 7 Prozent und Fette und Öle 2 Prozent der Gesamternährung eines Tages ausmachen. Die Gesamtnahrung wird aufgeteilt auf drei Haupt- und zwei Zwischenmahlzeiten, wobei die drei Hauptmahlzeiten jeweils etwa 25 Prozent der Gesamtenergiezufuhr, die Zwischenmahlzeiten jeweils 12,5 Prozent ausmachen sollten. Die Nährstoffe werden durch die unterschiedliche Zusammensetzung der Lebensmittel abgedeckt. So liefert beispielsweise die warme Hauptmahlzeit am Mittag oder Abend viel Eisen (Spinat), die kalte Hauptmahlzeit am Morgen dafür mehr Calcium (Milch).

Was passiert, wenn Nährstoffe fehlen?

Der Körper braucht täglich lebensnotwendige Nährstoffe, wobei viele Nährstoffe sich gegenseitig bedingen, das eine Vitamin ohne ein bestimmtes Spurenelement vom Körper nicht aufgenommen oder verwertet werden kann. Eine ausgewogene Ernährung versorgt den Körper mit allen wichtigen Vitaminen, Mineralstoffen und Spurenelementen. Jeder Nährstoff erfüllt eine wichtige Aufgabe im Körper. Falsche oder einseitige Ernährung erzeugt auf lange Sicht einen Nährstoffmangel mit zum Teil gravierenden Folgen.

Vorsicht vor Calcium-Räubern!

Calcium ist nicht nur wichtig für Zähne und Knochen, es sorgt auch für das Funktionieren von Muskeln und Nerven. Milch und Milchprodukte sind die besten Calciumlieferanten. 120 Milligramm Calcium stecken in 100 Gramm Milch oder Joghurt, in Käse sind es je nach Sorte sogar 400 bis 900 Milligramm. Aber auch in einigen Gemüsearten ist Calcium zu finden, beispielsweise in Brokkoli, Grünkohl und Rucola. Sie enthalten rund 80 Milligramm pro 100 Gramm. Reich an Calcium sind auch Nüsse und manches Mineralwasser. Im Darm wird mehr Calcium aufgenommen, wenn die Menge über mehrere Mahlzeiten verteilt wird. Ist die Calciumzufuhr über einen längeren Zeitraum zu niedrig, holt es sich der Körper aus der Knochenmasse. Bei Kindern kann es dann zu Rachitis, einer Knochenerweichung kommen. Calcium kann aber nur dann seine Funktion im Körper erfüllen, wenn unter anderem auch die Vitamin D-Versorgung stimmt. Vitamin D fördert die Calcium-Aufnahme ins Blut und den Einbau in die Knochen. Phosphat, wie es hauptsächlich in Fleisch und Wurst, aber auch in vielen Fertiggerichten, Chips und Cola vorkommt, bindet Calcium im Darm und gilt deshalb als „Calcium-Räuber". Das gilt auch für Oxalsäuren, wie sie in Rhabarber, Spinat, Mangold, Rote Bete, Nüssen und Kakao vorkommen. Oxalsäuren gehen mit Calcium, Magnesium und Eisen Verbindungen ein und verhindern dadurch deren Aufnahme in den Körper. Kochen reduziert den Gehalt an Oxalsäuren in den Lebensmitteln. Das Kochwasser sollte aber nicht weiterverwendet werden.

Magnesium ist wichtig fürs Gehirn

Auch Magnesium ist am Aufbau von Knochen und Zähnen beteiligt. Es ist aber auch für Muskeln und Nervenzellen sowie die Herztätigkeit wichtig. Magnesium ist an mehr als 300 Stoffwechselprozessen beteiligt. Unter anderem ist es für die Bereitstellung von Energie nötig. Und ohne Magnesium funktioniert der Abbau von Proteinen nicht. Es spielt aber auch eine wichtige Rolle für das Gehirn und damit für Konzentration und Leistungsfähigkeit.

Unser Körper kann das lebenswichtige Mineral nicht selbst herstellen. Es muss mit der Nahrung aufgenommen werden und findet sich unter anderem in Vollkornprodukten, Milch und Milchprodukten, vielen Gemüsearten, Kartoffeln, in Beerenobst, Bananen sowie in Geflügel und Fisch. Auch magnesiumreiches Mineralwasser kann helfen, den Tagesbedarf zu decken. Durch langes Garen geht ein Teil des Magnesiums verloren. Deshalb ist der Magnesiumgehalt etwa auch in stark verarbeiteten Lebensmitteln oder Fertigprodukten reduziert. Bei sportlicher Betätigung braucht der Körper mehr Magnesium, weil der Mineralstoff durch Schwitzen verloren geht. Auch Belastungssituationen lassen den Magnesiumbedarf ansteigen.

Wird der Körper nicht mit ausreichend Magnesium versorgt, greift er zunächst auf die Magnesiumspeicher in Knochengewebe, Organen und Muskulatur zu. Weil Magnesium an so vielen Prozessen im Körper beteiligt ist, sind auch die Symptome bei Magnesiummangel entsprechend vielfältig. Am bekanntesten sind sicher Wadenkrämpfe, aber auch andere Muskelkrämpfe wie das Zucken eines Augenlides deuten auf einen Mangel hin. Weitere Anzeichen können Kribbeln in den Händen, Nervosität, diffuse Ängste, Kopfschmerzen und Schlafstörungen sein. Ein ausgeprägter Magnesiummangel kann zu schwerwiegenden Erkrankungen führen. Bei einer ausgewogenen Ernährung kommt es aber eher selten zu Mangelerscheinungen.

Jod für die körperliche und geistige Entwicklung

Der Bedarf an Jod nimmt mit jedem Wachstumsschub zu. Jod ist sowohl an der körperlichen als auch der geistigen Entwicklung beteiligt. Es beeinflusst den Energieverbrauch, den Stoffwechsel, die Temperaturregulierung und Muskelarbeit. Das Spurenelement ist wichtiger Bestandteil der Schilddrüsenhormone. Besonders viel Jod ist in Seefisch und Meerestieren enthalten. Aber auch Milch und Eier können Jod liefern. Die wichtigste Quelle ist aber jodiertes Speisesalz und Lebensmittel, die damit hergestellt wurden wie Brot- und Wurstwaren.

Bei Jodmangel leidet das Gehirn. Deshalb sollten gerade Schulkinder ausreichend mit Jod versorgt werden. In einer Studie wurde nachgewiesen, dass Kinder, die ausreichend mit Jod versorgt sind, in Intelligenztests besser abschneiden. Jodmangel hat darüber hinaus Einfluss auf das Gewicht. Allerdings sollte man auch nicht mehr Jod als erforderlich zu sich nehmen. Denn ein Jodüberschuss kann zu einer Schilddrüsenunterfunktion führen.

Die Versorgung mit Eisen ist vergleichsweise gut

Auch Eisen kann der Körper nicht selbst herstellen und muss mit der Nahrung aufgenommen werden. Eisen transportiert den Sauerstoff im Blut, um Immunsystem und auch das Gehirn zu versorgen. Der eingeatmete Sauerstoff wird im Blut an das Eisen gebunden und so in die Organe transportiert. In Deutschland ist die Versorgung der Kinder und Jugendlichen mit Eisen vergleichsweise gut. Das liegt nicht zuletzt am hohen Fleischanteil der täglichen Nahrung. Nach einer Ernährungsstudie des Robert-Koch-Instituts werden die Zufuhrempfehlungen für Eisen in nahezu allen Altersgruppen erreicht oder sogar überschritten. Außer bei den Zehn- bis Elfjährigen und hier insbesondere den Mädchen. Sie erreichen den Referenzwert nicht, was der einsetzenden Menstruation zugeschrieben wird. Bei Jungen nimmt die Muskelmasse zu. Der Eisenmangel bei beiden Geschlechtern dieser Altersklasse entsteht aber auch durch den Hang zu fleischloser Kost, der in diesem Alter sehr verbreitet ist. Eisen – und auch Folsäure – sind in den Wachstumsschüben besonders wichtig. Sie werden dann zum Aufbau etwa des Blutvolumens sowie zur Muskel- und Hirnentwicklung gebraucht. Fehlt Eisen, kann es zu Verzögerungen im geistigen und körperlichen Wachstum kommen. Eisenmangel macht sich durch Müdigkeit, verminderte Leistungsfähigkeit, Appetitlosigkeit und blasse Haut bemerkbar.

Eisenquellen sind hauptsächlich Fleisch aber auch Haferflocken, Spinat, Linsen, Hirse und Eigelb. Eisen aus Fleisch kann der Körper wegen seiner speziellen Form sehr gut aufnehmen. Eisen aus pflanzlichen Lebensmitteln muss der Körper hingegen erst umwandeln. Dabei wird die Aufnahme von Eisen durch Vitamin C-haltige Lebensmittel gefördert. Deshalb sollte man zum Beispiel ein Glas Orangensaft zu den Mahlzeiten trinken, frisches Obst ins Müsli mischen oder dem Salatdressing Zitronensaft zugeben. Andere Stoffe in Lebensmitteln behindern die Aufnahme von Eisen. Wie bereits bei Calcium beschrieben, handelt es sich dabei um Phosphate und Oxalsäure sowie Phytat in Getreide und Hülsenfrüchten. Deshalb sollten Getreide und Hülsenfrüchte eingeweicht werden, dadurch verliert Phytat seine hemmende Wirkung. Spinat galt lange Zeit als guter Eisenlieferant. Inzwischen ist man von der Einschätzung abgekommen, denn Spinat enthält Oxalsäure, die wiederum die Aufnahme des Eisens hemmt. Erwachsenen sei an dieser Stelle gesagt, dass Kaffee und Schwarztee ebenfalls die Aufnahme von Eisen hemmen. Deshalb sollte zwischen einer eisenhaltigen Speise und der Tasse Kaffee oder Tee mindestens eine Stunde liegen.

Folsäure brauchen nicht nur Schwangere

Wie bei Jod und Vitamin D so ist auch die Versorgung mit Folsäure, als natürliches Vitamin „Folat" genannt, nicht immer ausreichend. Folsäure ist nur die Bezeichnung für diese Vitaminform, wenn sie Lebensmitteln zugesetzt wird, während Folat direkt in der Nahrung vorkommt. Folat aus der Nahrung kann der Körper nicht so gut verwerten und es wird beim

Kochen leicht zerstört. Folsäure hingegen kann der Körper vollständig verwerten. In mit Folsäure angereicherten Lebensmitteln bleibt das Vitamin beim Kochen und Backen weitgehend erhalten.

Oft wird Folsäure nur in Verbindung mit Schwangerschaft genannt, sie ist unter anderem aber auch an der Zellneubildung und am Zellwachstum beteiligt und hat damit eine wichtige Funktion für Wachstum und Blutbildung. Außerdem ist sie am Abbauprozess von Homocystein beteiligt, ein Zwischenprodukt des Stoffwechsels, das die Gefäße schädigt und für Herz-Kreislauf-Erkrankungen verantwortlich gemacht wird. Folat ist deshalb in jedem Alter wichtig. Besonders Kinder und Jugendliche brauchen für eine gesunde Entwicklung ausreichend Folat. Die Deutschen nehmen im Durchschnitt nur etwa 60 bis 70 Prozent der empfohlenen Tagesdosis dieses lebenswichtigen Vitamins zu sich, das zu den wasserlöslichen B-Vitaminen gehört. Vermutlich ist Unwissenheit ein Grund dafür.

Natürliches Folat kommt in Spinat, Salaten, Weißkohl, Tomaten, Orangen, Leber, Getreide und den daraus produzierten Vollkornprodukten vor. Besonders hoch ist der Gehalt von Folat in Brokkoli, Endiviensalat, Spinat und Hühnerleber. So enthalten beispielsweise 150 Gramm gegarter Blattspinat 158 µg des lebenswichtigen Vitamins. Folat gehört aber zu den empfindlichsten Vitaminen und wird durch Licht und Luft zerstört. Falsche Lagerung und Hitze mindert den Folatgehalt von Lebensmitteln um bis zu 90 Prozent. Deshalb sollte man Salate, Gemüse und Obst nicht lange lagern und wenn möglich roh verzehren.

Vitamin C kennt jeder

Über die Bedeutung von Vitamin C – der chemische Name ist Ascorbinsäure - gibt es keine Zweifel. Es ist vor allem für seine positive Wirkung auf das Immunsystem bekannt. Wenn wir uns im Winter einen Schnupfen oder eine Erkältung eingefangen haben, greifen wir alle gerne zu einer Extraportion Vitamin C. Dabei streitet die Wissenschaft noch darüber, ob hochdosiertes Vitamin C vor Erkältungen schützen oder sie therapieren kann. Doch Vitamin C hat noch andere Aufgaben im Körper. So sorgt es dafür, dass der Körper Eisen aus pflanzlichen Lebensmitteln aufnehmen und verwerten kann und fängt zellschädigende Sauerstoffverbindungen im Körper ab, die sogenannten freien Radikale. Außerdem verhindert es die Bildung von Nitrosaminen, die bei der Verdauung entstehen und in einigen Lebensmitteln enthalten sind. Und Vitamin C ist wichtig für das Bindegewebe und die Wundheilung. Es fällt nicht schwer sich vorzustellen, welche Probleme ohne eine ausreichende Vitamin C-Zufuhr entstehen können. Vitamin C kommt vor allem in Zitrusfrüchten und frischem Gemüse vor. Auch Vitamin C mag keine Hitze. Deshalb sollte Gemüse nur vorsichtig erwärmt werden. Mit Blick auf die bei einer Erkältung so beliebte „heiße Zitrone" muss man sich dann schon fragen, was nach dem Aufguss mit heißem Wasser überhaupt noch an Vitamin C übrigbleibt.

Nicht nur Zitrusfrüchte enthalten viel Vitamin C, auch einige Kräuter können helfen, den Tagesbedarf zu decken. Petersilie, Bärlauch und Sauerampfer bringen rund 150 Milligramm Vitamin C in 100 Gramm mit.

Spitzenreiter ist aber die Brennnessel, die mit 330 Milligramm eine Orange mit ihren gerade einmal 50 Milligramm um Längen schlägt. Mit den Gewürzkräutern lässt sich jede Mahlzeit problemlos anreichern. Man muss auch nicht unbedingt zu Zitrusfrüchten aus fernen Ländern greifen, schwarze Johannisbeeren haben mit 289 Milligramm in 100 Gramm einen hohen Vitamin C-Gehalt. Und auch heimisches Gemüse wie Brokkoli, Rosen- und Grünkohl enthalten mehr Vitamin C als Zitrusfrüchte.

B-Vitamine für einen funktionierenden Stoffwechsel

Sicher hat sich schon so mancher gefragt, warum die Gruppe der B-Vitamine nicht durchnummeriert ist. Im Laufe der Zeit wurden einige ursprünglich zu den B-Vitaminen gezählte Stoffe gestrichen, weil man festgestellt hat, dass sie keinen Vitamincharakter haben. So gibt es heute acht B-Vitamine: B1 – Thiamin, B2 – Riboflavin, B3 – Nicotinsäure, B5 – Pantothensäure, B6 – Pyridoxin, Pyridoxamin und Pyridoxal, B7 – auch als Vitamin H oder Biotin bekannt, B9 – Folsäure oder Vitamin B11 sowie B12 – Cobalamin.

B-Vitamine sind wichtig für die Hormonbildung, sie beeinflussen die Durchblutung, tragen zur Blutbildung und zur Funktion der Nerven bei. Außerdem sind sie am Kohlenhydrat-, Protein- und Fettstoffwechsel beteiligt. B2 liefert zum Beispiel den Ausgangsstoff für Enzyme, um aus der Nahrung Energie zu gewinnen und andere Vitamine für den Körper verwertbar zu machen. B1 sorgt für starke Nerven, B2 für die Entgiftung, B3 für gute Fett- und Cholesterinwerte, B5 trägt zur Wundheilung bei, B6 stärkt das Nerven- und Immunsystem, B7 sorgt für gesunde Haare, Haut und Nägel, B9 ist das als Folsäure bekannte Zellvitamin und damit Folsäure überhaupt seine Wirkung entfalten kann, braucht es Vitamin B12, das darüber hinaus ebenfalls die Zellerneuerung unterstützt und für gesunde Nerven sorgt. Die B-Vitamine gehören ebenfalls zu den wasserlöslichen Vitaminen, sie können nicht gespeichert werden, müssen also regelmäßig mit der Nahrung aufgenommen werden.

B-Vitamine erfüllen eine ganze Reihe wichtiger Aufgaben im Körper, entsprechend vielfältig sind auch ihre Mangelerscheinungen. Dazu zählen unter anderem Müdigkeit, Erschöpfung, Appetitlosigkeit und verminderte Leistungsfähigkeit. Um den Tagesbedarf der B-Vitamine zu decken, empfiehlt die Deutsche Gesellschaft für Ernährung mindestens fünf Portionen Obst und Gemüse am Tag. Ein Sonderfall ist Vitamin B12, es ist nur in tierischen Lebensmitteln enthalten, also in Fleisch, Fisch, Eiern und Milchprodukten. Experten raten deshalb von einer rein veganen Ernährung von Kindern ab. Alle anderen B-Vitamine sind unter anderem auch in Hülsenfrüchten, Getreide und Pilzen vorhanden.

Für eine gesunde Entwicklung unserer Kinder und Jugendlichen ist eine ausreichende Versorgung mit allen B-Vitaminen zwingend erforderlich. Untersuchungen haben gezeigt, dass B-Vitamine, hauptsächlich B6, 12 und Folsäure, wichtig für Konzentration und Gedächtnis sind. Eine erhöhte Aufnahme steigert die geistige Leistungsfähigkeit. Allerdings bekommen Kinder in Deutschland nur zwischen 50 und 70 Prozent der empfohlenen Tagesdosis. Das wurde bei einer Studie an Kindergartenkindern festgestellt.

Vitamin A nicht nur für die Augen

Bei Vitamin A denkt man sofort an die Augen und Karotten. Es ist aber gerade bei Kindern auch wichtig für den Aufbau der Haut und Schleimhäute. Tatsächlich kommt es in Karotten, aber auch in Kohl und Leber vor. Vitamin A gehört zu den fettlöslichen Vitaminen, das heißt, der Körper kann sie nur dann aufnehmen, wenn sie zusammen mit Fetten gegessen werden. Im Gegensatz zu den wasserlöslichen Vitaminen kann der Körper fettlösliche Vitamine speichern. Und er kann die in pflanzlichen Nahrungsmitteln vorkommenden Provitamine zu Vitamin A umwandeln. Das Provitamin A, als Beta-Carotin bekannt, findet sich in gelbem und orangefarbenem Obst und Gemüse. Ein Mangel an Vitamin A zeigt sich unter anderem an trockenen Augen und trockener, schuppiger Haut. Er ist aber eher selten, weil der Körper nur geringe Mengen benötigt und der Tagesbedarf gut durch eine abwechslungsreiche Ernährung aufgenommen werden kann. Die empfohlene Tagesdosis sollte aber auch nicht auf Dauer überschritten werden, sonst drohen gesundheitliche Beeinträchtigungen wie Schlafstörungen, Appetitlosigkeit und Haarausfall.

Vitamin A ist empfindlich gegenüber Sauerstoff und Hitze. Beides reduziert den Vitamingehalt. Deshalb sollten Lebensmittel wie Karotten, Kohl und Co. kühl, trocken und dunkel gelagert werden. Außer durch die Zugabe von Fett kann man die Aufnahme von Vitamin A durch Lebensmittel auch mit der Vorstufe Beta-Carotin durch Zerkleinern verbessern. Je feiner das Obst und Gemüse geschnitten, geraspelt oder gar püriert wird umso besser. Gründlich kauen erfüllt aber denselben Zweck!

Vitamin D – Knochengesundheit durch Sonnenlicht

Vitamin D ist zuständig für gesunde Knochen und Zähne. Es regelt den Calcium- und Phosphathaushalt. Es wird sowohl durch die Nahrung aufgenommen als auch durch Sonnenlicht vom Körper selbst gebildet. Deshalb sollte man sich täglich mindestens 15 Minuten im Freien aufhalten. Wird die Haut nicht genügend mit UV-Licht versorgt, muss Vitamin D über die Nahrung zugeführt werden. Es findet sich hauptsächlich in Fisch und Eigelb. Das macht deutlich, dass der Tagesbedarf an Vitamin D nur schwerlich über die Ernährung zu decken ist. Entsprechend häufig ist ein Vitamin D-Mangel, zumal das geänderte Freizeitverhalten unserer Kinder den täglichen Aufenthalt im Freien massiv eingeschränkt hat. Mögliche Auswirkungen sind erhöhte Infektanfälligkeit, Muskelkrämpfe, Missempfindungen, aber auch Knochenschmerzen. Zudem führt ein Vitamin D-Mangel auch zu Calciummangel. Kinder befinden sich ständig im Wachstum. Ohne ausreichende Vitamin D-Versorgung sind die Knochen nicht in der Lage, Mineralstoffe aus dem Blut in die Knochen einzubauen. Die Folge sind weiche und verformte Knochen, es kommt zur gefürchteten Rachitis. Der regelmäßige Aufenthalt in der Sonne kann schon helfen, diese schlimmen Folgen zu verhindern. Die Dauer der Sonneneinstrahlung ist dabei abhängig von der Jahreszeit und dem Hauttyp. Für unsere Breiten empfiehlt die

Deutsche Gesellschaft für Ernährung eine Sonneneinstrahlung von März bis Mai von zehn bis zwanzig Minuten, von Juni bis August von fünf bis zehn Minuten und von September bis Februar wieder von zehn bis zwanzig Minuten, um eine gute Vitamin D-Produktion zu gewährleisten. Künstliche UV-Bestrahlung ist kein Ersatz!

Die richtige Menge ist wichtig

Insgesamt gibt es 13 Vitamine, davon vier fett- und neun wasserlösliche. Zu den fettlöslichen Vitaminen gehören neben A und D auch die Vitamine K und E. Vitamin E hilft die Körperzellen gegen äußere Einflüsse wie das Sonnenlicht zu schützen. Es findet sich vor allem in pflanzlichen Ölen, Getreide, Nüssen, Obst und Gemüse. Vitamin K unterstützt die Blutgerinnung und sorgt für den Erhalt der Knochen. Es kommt vor allem in grünen Gemüsesorten wie Blattsalate, Kohl, aber auch in Kräutern wie Schnittlauch vor. Für Vitamin K wurde keine Höchstgrenze festgelegt, das heißt, dass eine Überdosierung nicht möglich ist. In der Regel sind es die fettlöslichen Vitamine A, D und E, bei denen es zu einer Überversorgung kommen kann, eben weil der Körper sie anders als bei den wasserlöslichen Vitaminen speichert. Bei einer ausgewogenen Ernährung ist das über selten der Fall. Vitamin A kommt beispielsweise in den meisten Lebensmitteln nur in Form des Provitamins Beta-Carotin vor, welches der Körper nur dann in Vitamin A umwandelt, wenn er es tatsächlich benötigt. Und die meisten überschüssigen Vitamine werden vom Körper einfach wieder ausgeschieden.

Neben den Mineralstoffen Calcium und Magnesium braucht der Körper Kalium, Natrium und Phosphor, um nur die wichtigsten zu nennen. Sie kommen in den unterschiedlichsten Lebensmitteln vor und sind an verschiedenen Prozessen beteiligt. Natrium regelt beispielsweise den Wasserhaushalt, Phosphor ist am Aufbau von Knochen und Zähnen, Kalium an der Funktion der Zellen beteiligt. Auch die Spurenelemente gehören zur Gruppe der Mineralstoffe. Sie werden in essenzielle und nicht-essenzielle Spurenelemente unterteilt. Die essenziellen Spurenelemente sind für die Leistungsfähigkeit notwendig. Die wichtigsten neben Eisen und Jod sind Chrom, Fluor, Kupfer, Mangan, Molybdän, Selen und Zink. Bei einer ausgewogenen Ernährung wird der Tagesbedarf von unter 50 Milligramm pro Kilogramm Körpergewicht hinreichend gedeckt.

Tipps und Tricks

Cheat Day

Sechs Tage Disziplin und am siebten Tag wird so richtig geschlemmt. „Cheat Day“ heißt das Konzept, das trotz Pizza, Burger, Süßigkeiten und Co. beim Abnehmen helfen soll. Man kann sich leicht vorstellen, dass die Aussicht auf einen Schlemmertag zum Durchhalten motiviert und die Disziplin fördert. Der Verzicht ist nicht auf Dauer angelegt, nach ein paar Tagen schon folgt die Belohnung. Soweit die positiven Aspekte eines solchen Tages. Allerdings ist bei Ernährungsexperten umstritten, ob die geballte Macht ungesunder Nahrungsmittel innerhalb weniger Stunden nicht zu viele negative Auswirkungen auf den Körper hat. Denn die überschüssigen Kalorien werden sofort als Fett abgelagert und sie erhöhen zudem den Grundumsatz. Einen ausufernden Cheat Day sollte man sich also besser nicht gönnen. Hin und wieder aber über die Strenge schlagen muss besonders bei Kindern und Jugendlichen erlaubt sein. Man muss ja nicht gleich einen ganzen Tag lang ununterbrochen Ungesundes in sich hineinstopfen, sondern sich zum Beispiel nach dem Mittag- oder Abendessen einen süßen Lieblingsnachtisch wie Schokoladenpudding, Eis oder Pfannkuchen gönnen. Der Fantasie sind keine Grenzen gesetzt.

Die Schatztruhe macht vieles leichter

Kinder tun sich leichter, wenn sie auf ihre Portion Süßigkeiten nicht lange warten müssen. Sinnvoll ist es, die tägliche oder wöchentliche Menge Süßes in ein hübsches Glas oder eine besondere Schale – eine Schatztruhe - zu legen, aus der das Kind sich nach Lust und Laune bedienen darf. So lernt es schon früh, sich die Leckereien einzuteilen und nicht mehr zu essen als gut für es ist. Außerdem werden Selbstdisziplin und Eigenverantwortung gefördert. Denn wenn die Schale leer ist, gibt es nichts mehr. Aufgefüllt wird erst am nächsten Morgen oder an dem wöchentlich festgelegten Tag. Hierbei ist es wichtig, jüngere Kinder nicht zu überfordern – hier sollte die Truhe täglich gefüllt werden, bei älteren Kindern kann man die Truhe 2 Mal pro Woche oder wöchentlich füllen und die Verantwortung übergeben. Denn kommt das Kind dennoch und fragt um mehr, bleibt der innere Kampf aus, um nachzugeben. Für Eltern, welche auch gerne naschen, ist dies eine gute Übung, um mitzumachen und als Vorbild zu agieren. Außerdem macht es zusammen mehr Spaß. Um den Aspekt gesunder Ernährung nicht aus dem Auge zu verlieren, kann man den Verzehr von Süßigkeiten auch an bestimmte Voraussetzungen knüpfen: etwa eine Portion Gemüse vor dem Schokoriegel oder Süßes erst nach der Hauptmahlzeit. Sehr wichtig: die als eine Schale geformte Innenfläche der Hand ist eine Portion, wobei es die Innenfläche knapp abdeckt – also keinen „Haufen" Süßigkeiten Ihrem Kind geben.

Süßigkeiten selbst herstellen

Auffüllen muss man die Schatztruhe aber nicht unbedingt nur mit ungesunden Süßigkeiten aus dem Supermarkt. Manche Leckerei lässt sich weniger zucker- und farbstofflastig ganz einfach auch selbst herstellen, Müsliriegel beispielsweise oder mit Vollmilchschokolade überzogenes Obst. Auch Beerenfruchtgummis und Karamell-Nüsse sind schnell gemacht. Schließlich werden Kinder die selbstfabrizierten Süßigkeiten lieben, wenn sie im Rahmen der Meal Prep-Vorbereitungen auch für ihre wöchentliche Ration an Süßigkeiten sorgen können. Danach werden die Leckereien zusammen mit den gekauften Lieblingsköstlichkeiten für die Woche eingeteilt und sicher bis zu ihrem Einsatz verwahrt.

Auf Essenspausen und Essensorte achten

Wie auch immer man seinen persönlichen Cheat Day gestalten mag, auch am Schlemmertag sollte man auf Essenspausen achten. Zwei bis drei Stunden dürfen das für Kinder ruhig sein. Nur so können Kinder ein gutes Gefühl für Hunger und Satt sein entwickeln. Durch eine klare Trennung von Essens- und Spielzeiten lernt das Kind, dass die Lust auf etwas zu Essen auch aufgeschoben werden kann und nicht immer gleich befriedigt werden muss.

Fasten, wie es sich für Erwachsene als sinnvoll erwiesen hat, ist für Kinder gänzlich ungeeignet. Das gilt auch für Intervallfasten, obwohl man die achtstündige Essenspause über Nacht durchaus als Intervall des Fastens werten kann. Der Berufsverband der Kinder- und Jugendärzte hält Fasten darüber hinaus für ungesund und sogar schädlich. Kinder befinden sich im Wachstum und sind auf eine regelmäßige Versorgung mit allen erforderlichen Nährstoffen angewiesen.

Auch die Essensorte sind von Bedeutung. Nie im Laufen und nicht nebenbei essen, besonders wenn es um Süßigkeiten geht. Am besten immer am Esstisch und gemeinsam essen. Eine Ausnahme gäbe es: wenn man zusammen einen Film anschaut oder doch eine Spielrunde auf Handy und Co hat, Gemüse bzw. Gemüsesticks reichen. Gewöhnen sich alle daran, ist dies ein Ritual, welches die Kinder ihr Leben lang beibehalten und sich damit etwas Gutes tun.

Früh mit Geschmackserfahrungen beginnen

Um Kinder früh an eine gesunde, ausgewogene Ernährung zu gewöhnen, sollten Kinder schon im Kleinkindalter neue Geschmackserfahrungen machen. Bekommen sie immer nur süßen Brei, werden sie auch später Süßes bevorzugen. Schon Kleinkinder kann man langsam an den Geschmack von gesunden Lebensmitteln gewöhnen. Zudem kann man die Kinder dazu ermutigen, neue Speisen auszuprobieren. Dazu muss die Neugier der Kinder geweckt werden, indem man beispielsweise mit ihnen zusammen erkundet, wie das neue Lebensmittel aussieht, wie es riecht und wie es sich anfühlt. Auch appetitliches Anrichten der Mahlzeiten trägt dazu bei, die Lust auf Neues zu fördern. Nicht unterschätzt werden darf das Vorbild der Eltern. Wenigstens einmal am Tag sollte gemeinsam gegessen werden und wenn es den Eltern schmeckt, schmeckt es auch den Kindern. Feste Essenszeiten geben dem Tag Struktur, insbesondere wenn Kinder an den Arbeiten wie Tisch decken oder Abräumen beteiligt werden. Gemeinsame Mahlzeiten sind von großer Bedeutung für die Entwicklung der Kinder. Sie sind eine gute Gelegenheit für entspannte Gespräche. Das sorgt für Vorfreude und positive Erlebnisse. Am Tisch sitzen zu bleiben und sich für die Mahlzeiten Zeit zu nehmen ist eine wichtige Lernerfahrung, mit der schon früh begonnen werden sollte. Länger als 30 Minuten sollte die Mahlzeit aber nicht dauern.

Essen ist keine Leistung

Manche Kinder essen viel, andere weniger. Ist ein Kind zufrieden und aktiv, gibt es keinen Grund zur Sorge. Die Angst, dass das Kind vielleicht zu wenig isst, ist meist unbegründet. Außerdem überfordern große Portionen auf dem Teller, lieber weniger auflegen und einen Nachschlag anbieten. Essen sollte auch nicht als Belohnung eingesetzt werden, es ist schließlich keine besondere Leistung. Für einen leer gegessenen Teller gibt es keine Süßigkeit. Und als Trostpflaster sollten Lebensmittel niemals dienen – man denke nur an den Kummerspeck, den so mancher Erwachsener beklagt. Mit älteren Kindern kann man Kompromisse schließen. An zwei oder drei Tagen in der Woche bestimmen sie den Speiseplan, dafür wird an den übrigen Tagen ohne Gemecker gegessen, was auf den Tisch kommt.

Bitter ist gesund

Dem Appetit auf Süßes kann man durch eine nahrhafte Mahlzeit gut vorbeugen, vor allem dann, wenn sie Bitterstoffe enthält. Sie waren früher viel stärker in Obst und Gemüse vertreten, wurden inzwischen aber weitgehend herausgezüchtet, weil die Natur den bitteren Geschmack auch als Warnung versteht. Giftiges schmeckt meistens bitter. Das gilt aber nicht für die Bitterstoffe in manchen Salaten und den meisten Heilkräutern. Der bittere Geschmack steigert die Speichelproduktion, regt damit Leber, Galle und Bauchspeicheldrüse an und erleichtert damit die Fettverdauung. Gleichzeitig sorgen die Bitterstoffe für mehr Magensäure und dämpfen so den Heißhunger auf Süßes. Zu finden sind natürliche Bitterstoffe noch in Endiviensalat, Rucola, Radicchio, Chicorée und Grapefruit.

Keine Angst vor Neuem

Wissenschaftler fanden heraus, dass das Erbgut zu über 70 Prozent bestimmt, ob Kinder neue Nahrungsmittel mögen oder ablehnen. Diese Präferenz ändert sich meist im Alter zwischen acht und zwölf Jahren. Deshalb ist Geduld gefragt, wenn man die Ernährung schrittweise weg von Fertiggerichten und Fast Food hin zu einer gesunden, ausgewogenen Mischkost ändern will. Es ist also einfach Geduld gefragt. Dabei sollte man den Kindern ruhig immer wieder neue Lebensmittel anbieten. Untersuchungen haben gezeigt, dass die Kinder nach acht bis zehn Mal doch zugreifen, wohingegen Überzeugungsarbeit das Gegenteil bewirken kann. Wer möchte, dass sein Kind gesund isst, sollte Überzeugungsarbeit ohnehin besser unterlassen. Experten raten gar nicht über Essen zu reden. Das ständige Betteln und Bitten verdirbt den Kindern nämlich wortwörtlich den Appetit. Außerdem verlieren Kinder, die ständig zum Essen ermahnt werden, das natürliche Gefühl für Hunger und Satt sein und können im schlimmsten Fall sogar Essstörungen entwickeln.

Eine Lektion fürs Leben

Zuhause können wir den Süßigkeitenkonsum unserer Kinder kontrollieren, mit der Schatztruhe zum Beispiel, durch selbstgemachte Leckereien, die weniger Zucker dafür aber Obst enthalten oder durch den gezielten Einkauf weniger zuckerhaltiger Süßigkeiten wie Müsli-Riegel, Butterkekse und Wassereis. Was aber tut unser Kind, wenn es bei Freunden aus dem Vollen schöpfen kann, wenn Chips und Schokolade in Reichweite stehen? Es wird zugreifen, da können wir ziemlich sicher sein. Das ist aber auch gar nicht so schlimm. Solange es ansonsten gesund und ausgewogen ernährt wird, darf zwischendurch auch einmal gesündigt werden. Warum denn nicht? Das tun wir Erwachsene schließlich auch. Oder wie ist das mit dem Stück Sahnetorte beim Treffen mit der besten Freundin im Café? Ein Kind wird nicht dick, nur weil es hin und wieder mit Freunden mehr Süßes isst, als eigentlich gut für es ist. Außerdem bietet das uns Eltern die Gelegenheit, dem Kind zu erklären, dass es ganz alleine entscheidet, was es isst und was nicht. Es lernt selbstbestimmt „Nein“ zu sagen, für sich selbst zu entscheiden, ob es verzichtet oder nicht. Eine wichtige Lektion, die das Leben nachhaltig beeinflusst.

Wenn das Stück Schokolade schon zu viel ist

Doch wie ist das bei ohnehin schon übergewichtigen Kindern, bei denen das Verlangen nach Süßem inzwischen schon zur Sucht wurde? Für sie ist schließlich jedes Stück Schokolade ein Stück zu viel. Experten sind sich einig, dass diese Kinder sehr wohl wissen, dass sie zu dick sind. Wenn sie es nicht zuhause hören, ihre Klassenkameraden werden es ihnen garantiert sagen. Und Kinder können bekanntlich grausam, in diesem Fall besser ehrlich sein. Übergewicht lässt sich nicht verstecken, jeder kann es sehen. Zunächst wollen es weder Eltern noch die Kinder selbst wahrhaben. Und schließlich fühlen sich die Kinder durchaus wohl. Von den mit Übergewicht langfristig verbundenen Krankheiten wissen sie noch nichts. Sie hören aber die Hänseleien der anderen und das bereitet ihnen Schmerzen. In diesem Fall muss die ganze Familie mitziehen, Eltern und Geschwister müssen die gleichen Essensregeln einhalten, wie das übergewichtige Kind. Strenge Diäten sind ungeeignet, Abhilfe schafft nur eine behutsame Ernährungsumstellung, und zwar der gesamten Familie. Das Kind muss lernen, dass es sein Gewicht selbst in der Hand hat, Verzicht also eher gut für es ist. Süßigkeiten müssen nicht vollständig verboten werden, das macht sie nur noch interessanter. Die Schatztruhe mit der täglichen oder wöchentlichen Ration zur freien Verfügung hilft dabei, die Menge in vernünftigen Größen zu halten. Für uns Eltern gilt auch in diesem Fall: Mute deinem Kind nicht zu, was du nicht selbst mitmachen willst. Wenn wir ganz bewusst auf etwas verzichten, fällt es unserem Kind viel leichter, das Gleiche zu tun und zum Beispiel auf der Geburtstagsparty des Klassenkameraden nicht noch ein Stück Kuchen zu essen.

Ein paar Extraschritte jeden Tag

Gerade übergewichtige Kinder ziehen sich schnell zurück, wenn Freunde sich zum Sport treffen und der Schulsport ist ohnehin ein Albtraum. Dabei ist es gerade die Bewegung, die zielgerichtetes Abnehmen und Gewichthalten am besten unterstützt. Wir müssen deshalb unsere Kinder zur Bewegung motivieren. Dabei ist jetzt nicht unbedingt die aktive Mitgliedschaft in einem Verein gemeint, die das Problem der Hänselei nur verschärft. Schon der Alltag bietet viele Möglichkeiten, ein paar Schritte extra zu machen. Man muss seinen Kindern diese Möglichkeiten aber aufzeigen und natürlich wieder selbst mitmachen: Die Treppe nehmen, statt in den bequemen Fahrstuhl zu steigen, wann immer möglich Einkäufe zu Fuß erledigen und das Auto so oft es geht durch das Fahrrad zu ersetzen. Bekanntlich haben aktive Eltern auch aktive Kinder. Wichtig ist, dass die Bewegung zur Gewohnheit wird, also in Fleisch und Blut übergeht wie Zähneputzen.

Kleine Motivationshilfen

Kinder sollten täglich zwei Stunden sportlich aktiv sein. Das schaffen heute nur noch die wenigsten. Eine Studie hat ergeben, dass vier von zehn Kindern und Jugendlichen über zwei Stunden am Tag vor Fernseher, Computer oder Handy sitzen. Zu Fuß zur Schule gehen weniger als die Hälfte der deutschen Kinder. Andere europäische Länder weisen da weitaus positivere Zahlen aus.

Wir müssen unsere Kinder also zu mehr Bewegung motivieren und dafür gibt es viele kleine Motivationshelfer. Am besten motiviert man Kinder spielerisch. Es gibt einfache Spiele, die sich im heimischen Wohnzimmer spielen lassen, die viel Spaß machen und ganz nebenbei etwa auch noch die Koordination fördern. Zum Beispiel das Spiel mit einem kleinen Ball und einem Becher. Ein Kind oder Elternteil wirft einen kleinen Ball, das Kind muss ihn mit dem Becher auffangen. Für Gleichgewicht sorgt das berühmte Buch auf dem Kopf, das auf einen Parcours durch das Wohnzimmer getragen werden muss. Der Fantasie sind keine Grenzen gesetzt! Das gilt auch für den Aufenthalt im Freien. Alte Spiele wie „Himmel und Hölle“ können selbst moderne Kinder noch begeistern. Auch kleine Wettbewerbe in der Familie erhöhen den Spaß an der Bewegung. Wer schafft die meisten Klimmzüge oder Liegestütze? Oft reicht schon ein kleiner Anstoß, um Kinder zu mehr Bewegung zu motivieren.

Kinder und Jugendliche sollten zwischen 10.000 und 12.000 Schritte am Tag zurücklegen, mehr schaden natürlich nicht! Hier kann ein Schrittzähler hilfreich sein, der den Nachwuchs täglich aufs Neue dazu anspornt, die fehlenden Schritte für die Tagessumme doch noch zu gehen. Es muss nicht gleich die teure Fitnessuhr sein. Autonome kleine Schrittzähler sind für wenige Euro zu haben und werden unauffällig an der Hosentasche befestigt. Die Daten werden nicht aufgezeichnet und auch nicht irgendwohin übertragen! Ein solcher Schrittzähler oder auch ein komplexeres Fitnessarmband sind für Kinder in erster Linie eine nette Spielerei, sie helfen aber dabei, mehr Bewegung in den Alltag zu bringen und sind deshalb für übergewichtige Kinder durchaus einer Überlegung wert. Wichtig ist in diesem Zusammenhang, wie mit Blick auf die Bewegung insgesamt: es muss Spaß machen! Deshalb sollte es keine Vorwürfe geben, wenn das Tagesziel an Schritten einmal nicht erreicht wurde.

Eine weitere Motivationshilfe, um Stubenhocker zu mehr Bewegung zu motivieren, kann ein Belohnungssystem sein. Die Belohnung sollte aber nur in Ausnahmefällen aus Süßigkeiten bestehen, sondern etwa ein Lieblingscomicheft, ein Kinobesuch, eine Spielerunde oder ähnliches umfassen. Ist die Lust auf Süßes zu groß, können einfache „Hampelmänner" oder „Kniebeugen" vorgeschaltet werden. Also erst bewegen, dann genießen!

Die Bewegungspyramide für Kinder

Natürlich ist Bewegung nicht nur für übergewichtige Kinder nötig. Bewegung unterstützt die sensorische und motorische Entwicklung und bildet die Grundvoraussetzung für eine gesunde Gesamtentwicklung des jungen Menschen. Bewegung steigert außerdem Konzentration und Lernvermögen, macht leistungsfähiger und hilft Stress und Ängste abzubauen. Ausgewogene Ernährung und ausreichend Bewegung sind die Grundlagen für ein gesundes Leben in jedem Alter. Die Deutsche Sporthochschule Köln hat in Zusammenarbeit mit dem „aid Infodienst Bonn" eine Bewegungspyramide für Kinder entwickelt. Sie macht plastisch deutlich, wie viele Minuten ein Kind am Tag aktiv sein sollte. Sie fordert Kinder spielerisch zu mehr Bewegung auf und gliedert sich in drei Ebenen. Ebene 1 ist die Bewegung im Alltag, also Treppen steigen, Fahrrad fahren oder im Haushalt helfen. Sechs Mal fünf bis zehn Minuten aktiv im Alltag zu sein strengt nur wenig an und lässt sich immer irgendwo in den Tagesablauf einbauen. Ebene 2 umfasst Aktivitäten in der Freizeit. Sie sieht vier Mal 15 Minuten Spielen und Toben am Tag vor und gilt als mittelmäßig anstrengend. Ebene 3 schließlich verlangt richtigen Sport, bei dem man ruhig aus der Puste kommen kann, wobei zwei Mal 15 Minuten Auspowern am Tag als ausreichend angesehen werden.

Bewegungsmangel ist nicht nur Ursache für Übergewicht. Wie in einer Untersuchung festgestellt wurde, können die meisten Kinder kaum noch rückwärtslaufen. Sie haben keine Kraft und Ausdauer mehr. Aber gerade dadurch verlieren sie wiederum die Freude an Bewegung. Ein Teufelskreis, denn Kinder, die mit anderen nicht mithalten können, ziehen sich zurück und trösten sich nicht selten mit ungesundem Essen.

Rezepte für den Alltag

Alle Eltern wollen ihre Kinder gesund und ausgewogen ernähren, daran besteht kein Zweifel. Der Alltag aber lässt nicht immer Zeit, um gesund und ausgewogen zu kochen. Vorkochen kann helfen, den Aufwand zu verringern und es birgt die Möglichkeit, zugleich für mehr Nachhaltigkeit durch den bevorzugten Einkauf regionaler und saisonaler Lebensmittel zu sorgen.

Regional angebautes Gemüse ist nur zu einer bestimmten Zeit, also saisonal, verfügbar. Kurze Transportwege vermeiden unnötige Umweltbelastungen. Außerdem kann man bei regionalem Obst und Gemüse sicher sein, dass es nicht unnötig mit Pestiziden belastet ist. Und es schmeckt besser, weil es nicht halbroh geerntet werden muss. Zu guter Letzt bietet die Konzentration auf saisonales Obst und Gemüse die Möglichkeit, den Wechsel der Jahreszeiten wiederzuentdecken.

Am größten ist die Auswahl an Gemüse von Juni bis Oktober. Doch auch der Winter hält noch ein breites Angebot bereit. Richtig gelagert kann man das ganze Jahr auf Kartoffeln, Zwiebel und Rotkohl zugreifen. Heimisches Obst reicht von Apfel bis Zwetschgen und ist bevorzugt in den Sommermonaten erntefrisch. Die Vielfalt ist dann so groß, dass man getrost auf exotische Früchte verzichten kann. Erdbeeren, Himbeeren, Kirschen und Weintrauben sind Vitaminbomben, die die konkurrierenden „Superfrüchte“ aus fernen Landen nicht zu scheuen brauchen.

Die Rezepte in diesem Buch wurden deshalb nach zwei Kriterien zusammengestellt. Zum einen lassen sich alle Gerichte gut vorkochen und im Kühlschrank oder der Gefriertruhe aufbewahren. Zum anderen kommen bevorzugt heimisches Obst und Gemüse entsprechend der Jahreszeit zum Einsatz.

Die Mengenangaben beziehen sich meist auf vier erwachsene Portionen, wobei kleinere Kinder natürlich eher weniger, größere dagegen mehr essen dürften. Wer es genau wissen will, muss die Portionen abwiegen und die Werte entsprechend umrechnen.

Um der Meal Prep-Küche gerecht zu werden, wurden nur Gerichte ausgesucht, die sich gut vorkochen lassen und mit weiteren Zutaten oder in anderer Zusammensetzung zu eigenständigen Gerichten umgewandelt werden können. Dabei wurde der Geschmack der Kinder berücksichtigt und auf scharfe Gewürze, exotische Zutaten und ungewöhnliche Zusammensetzungen verzichtet. Somit sei auch hingewiesen, dass bei Zwiebeln und Knoblauch die Freiheit besteht, diese zu ersetzen, wegzulassen oder zu reduzieren. Das gleiche gilt für Gewürze, wie z.B. Pfeffer. Die meisten Zutaten ähneln sich und dienen der Tatsache, auch aufgebraucht zu werden.

Die Zutatenliste dient als Einkaufshilfe, wobei bei der Angabe von Anzahl an Gemüsesorten auf eine durchschnittliche Größe Bezug genommen wird. Die Gewichtsangaben des Gemüses bezieht sich immer auf ungeputztes und ungeschältes Gemüse, damit beim Einkauf das Wiegen erleichtert wird. Die Kalorienangaben sind – wie bereits oben beschrieben – nicht empfehlenswert, jedoch heutzutage gewünscht. Deshalb sollen sie als Orientierung dienen, denn ein Zuviel an gutem Essen gibt es nicht. Auch ein Zuviel an Obst und Gemüse auch nicht. Deshalb: ein Mehr an Gemüse ist immer vorteilhaft – ein Weniger an Gemüse nicht empfehlenswert. Lieber die Süßigkeiten, Kräcker, Chips und Fertigprodukte reduzieren und ganz genau nach Portionsgröße (siehe „Die Ernährungspyramide“ Seite 25 und „Die Schatztruhe“ Seite 37) einteilen.

„Ich mache keine Diät, ich esse ausgewogen!“

Verstecktes Gemüse

Neben diesen generellen Voraussetzungen hängt es auch von der Zusammenstellung der Speisen selbst ab, ob ein Kind gerne zu Obst und Gemüse greift oder doch nur Spaghetti mit Tomatensoße bevorzugt. Gemüse muss nicht nur schmecken, es muss interessant sein. Kinder bevorzugen Gemüsesticks statt gegartem Gemüse. In Verbindung mit einem raffinierten Kräuterdip werden die Karottenstäbchen zu einer willkommenen Zwischenmahlzeit. Interessant wird Gemüse auch, wenn Kinder an der Zubereitung beteiligt werden. Die selbstgeschälte Karotte schmeckt so viel besser als alles andere. Und bei diesen Vorbereitungen darf das Kind natürlich so viel Gemüse naschen, wie es möchte. Hat das Kind keine Lust auf Kohl, versucht man es mit leicht süßlichen Varianten wie Karotten, Erbsen und Pastinaken. Wenn Kinder überhaupt keine Lust auf Gemüse haben, kann man es auch püriert unter das Essen geben. Kartoffel-Karotten-Stampf kommt besser an, als weich gekochte Karottenscheiben – in jedem Fall an das Stückchen Butter denken! Überhaupt kann man Gemüse gut in anderen Gerichten verstecken oder durch leckere Soßen richtig lecker machen. Eine Auswahl an nahrhaften Gemüsekugeln, die Gemüse und Beilagen zu einem besonderen Genuss machen, befindet sich im Rezeptteil des Buches.

Bei übergewichtigen Kindern und Jugendlichen kann man die Gerichte durch Gemüse strecken, bei untergewichtigen dagegen erhöht man den Anteil hochkalorischer Beilagen. Jedoch sollte man auf keinen Fall Druck auf die Kinder ausüben. Wer seinem Kind immer wieder klar macht, dass es zu dick oder zu dünn ist, schadet letztlich seinem Selbstwertgefühl. Besser ist es den Speiseplan anzupassen, also bei Übergewicht fettärmer zu kochen. Und immer mit gutem Beispiel vorangehen!

Gemüsebrühe – selbst gemacht als Brühgemüse

Gemüsebrühwürfel sind sehr einfach handzuhaben, aber mit vielen Zusatzstoffen versehen. Fonds sind auch sehr schmackhaft, verursachen aber viel Müll und sind nicht günstig. Außerdem entspricht es nicht dem Sinn und Zweck, sich ausgewogen zu ernähren. Brühgemüse ist schnell gemacht und kann nach eigenen Gemüsevorlieben in eine bestimmte Geschmacksrichtung intensiviert werden.

1. Das Gemüse waschen, schälen und in einer Küchenmaschine klein schneiden.
2. Steht eine Maschine nicht zur Verfügung, das Gemüse klein raspeln und mit einem Schwingmesser zusätzlich klein hacken oder mit dem Messer so klein wie möglich schneiden.
3. Für je 100 g Gemüse 15 g Salz hinzufügen und durchmischen.

Zutaten:
2 Bund Suppengrün
2 Pastinaken (ca. 100 g)
Oder
1 Knollensellerie oder
1 Bund Staudensellerie (ca. 1 kg)
6 Karotten (ca. 400 g)
3 Petersilienwurzel (ca. 200 g)
2 Pastinaken (ca. 200 g)
1 Lauch (ca. 250 g)
1 Bund frische Petersilie (ca. 50 g)

Variante 1: In einem Schraubglas hält sich das Brühgemüse bis zu 3 Monaten im Kühlschrank.
Variante 2: In einer verschließbaren Eiswürfelform füllen und einfrieren – hält bis zu 6 Monate im Gefrierfach.
Variante 3: Mit 2 Teelöffel Nockerl formen, auf ein Tablett platzieren und im Gefrierfach anfrieren. Danach in einem Behälter oder Gefrierbeutel umschichten und einfrieren. Somit kleben die Nockerl nicht aneinander und sind einfach zu portionieren. 1 Nockerl entspricht ungefähr 2 Teelöffel Brühgemüse.

1 Teelöffel Brühgemüse reicht für 250 ml Wasser.

Kräuterwürfel – selbst gemacht

Wer kennt es nicht: man kauft ein schönes Bund Kräuter und es bleibt immer etwas übrig. Verbraucht man es nicht gleich, gerät es im Kühlschrank in Vergessenheit. Dabei ist es so einfach: Kräuterwürfel!

Jedes Kraut für sich oder gemischt mit einem anderen klein hacken, in die Eiswürfelform geben, mit Wasser bis zur Hälfte füllen und einfrieren. Danach aus der Form drücken und in einen Gefrierbeutel geben, damit man für neue Restkräuter die Eiswürfelform benutzen kann. Nach Bedarf entnehmen - gibt jedem Essen das besondere Etwas und durchströmt den Körper mit einer immensen Anzahl an Spurenelemente, Nähr- und Mineralstoffen.

Paniertes Gemüse

Meist geht es um das Mundgefühl, welches den Genuss am Gemüse kaputt macht. Nehmen wir als Beispiel den Rosenkohl: die wenigsten mögen ihn gekocht. Im Ofen angebacken erhält es ein gewisses Röstaroma. Wem dies nicht reicht: in Mehl, Ei und Paniermehl gewendet und in der Pfanne angebraten, verleiht es dem Gemüse den gewissen Biss.

In der Meal Prep Küche heißt dies:

1. Möhren, halbierten Rosenkohl, Pastinaken, Petersilienwurzel, Kürbis, Spargel, Zucchini, Aubergine – je nach Saison – in Würfel schneiden, mit Öl beträufeln und im Ofen bei 180°C Umluft für 20-30 Minuten backen.
2. In je eine verschließbare Schüssel Mehl, gesalzenes und verquirltes Ei und Paniermehl geben.
3. Für eine weitere Geschmacksnote kann man geriebenen Parmesan in das Paniermehl oder ein selbstgemachten Kräuterwürfel oder Gemüsebrühwürfel in das verquirlte Ei mischen.
4. Das Gemüse hintereinander erst in Mehl, dann im Ei und danach im Paniermehl wenden.
5. In einer Pfanne mit Öl anbraten.
6. Die Ölmenge kann reduziert werden, indem man in das Paniermehl 4-5 Esslöffel Öl mischt, bevor man das Gemüse darin wendet. Anstatt in der Pfanne anzubraten, wird das Gemüse auf ein mit Backpapier ausgelegtes Backblech gelegt und 10-15 Minuten im Ofen knusprig gebacken. Dabei die vorherige Backzeit des Gemüses um 10 Minuten reduzieren.

Bunte und leckere Gemüsekugeln

Püriertes Gemüse verfeinert alles und gibt eine extra Portion Nährstoffe weiter. Es ist schnell vorbereitet und eingefroren und somit für die Meal Prep Küche hervorragend geeignet. Immer zur Hand, verfeinert sie Soßen, Suppen, Teig, Eier, Kartoffelgerichte, Nudeln, selbstgemachte Panaden Puffer. Selbstgemachte Gnocchi und Nudeln können in verschiedene Farben getaucht werden, indem sie mit Gemüsekugeln verfeinert werden.

Beim Dünsten ist es wichtig, dass ein Topf oder eine Pfanne mit Deckel verwendet wird, damit das Gemüse im eigenen Saft dünstet. Das Gemüse auf niedriger bis mittlerer Stufe dünsten. Umso mehr Gemüse im Topf bzw. in der Pfanne ist, um so mehr Flüssigkeit am Anfang hinzufügen. Als ungefähre Richtlinie kann man 10 ml Wasser für 100 g Gemüse hinzufügen.

Bei wasserhaltigem Gemüse, wie z.B. Tomaten, benötigt man kein hinzugefügtes Wasser.

Als Geschmacksträger Butter oder Öl untermischen. Auch hier ist entscheidend, wieviel Gemüse man vorbereitet. Als Richtlinie reichen 5 g Butter oder Öl für 100 g Gemüse.

Je kleiner das Gemüse geschnitten ist, desto kürzer die Dünstphase.

Karotten / Pastinaken / Petersilienwurzeln

1. Mit einer Gemüsebürste gut waschen und abbürsten, die Enden abschneiden und den Rest in Stücke schneiden. Je nach Geschmack kann man es vorher schälen.
2. In einem Topf je nach Gemüsemenge Butter zerlassen und das Gemüse mit etwas Salz 3-4 Minuten andünsten.
3. Mit 50-100 ml Wasser – je nach Gemüsemenge - ablöschen und 10-20 Minuten unter gelegentlichem Wenden dünsten. Verkocht das Wasser, Kochstufe herunterregeln.
4. Das Gemüse absieben und die Kochbrühe auffangen. Das Gemüse mit etwas von der aufgefangenen Brühe sämig pürieren.

Staudensellerie

1. Die Stange von der Staude abbrechen, die Enden abschneiden, die Fäden längs mit dem Messer abziehen und in Stücke schneiden.
2. In einem Topf die Butter zerlassen und das Gemüse mit etwas Salz 3-4 Minuten andünsten.
3. Mit 50-100 ml – je nach Gemüsemenge – Wasser ablöschen und 10-20 Minuten unter gelegentlichem Wenden dünsten.
4. Absieben und das Wasser auffangen. Das Gemüse mit etwas der aufgefangenen Brühe sämig pürieren.
5. Das Püree in ein feines Sieb geben und mit einem Esslöffel durchdrücken.
6. Das feine Püree, welches unterhalb am Sieb klebt, abschaben und einfrieren.

Knollensellerie

1. Den Knollen gründlich waschen, schälen und in Stücke schneiden.
2. In einem Topf die Butter – je nach Gemüsemenge – zerlassen und das Gemüse mit etwas Salz 3-4 Minuten andünsten.
3. Mit 50-100 ml – je nach Gemüsemenge – Wasser ablöschen und 10-20 Minuten unter gelegentlichem Wenden dünsten.
4. Absieben und das Wasser auffangen. Das Gemüse mit etwas der aufgefangenen Brühe sämig pürieren.

Kürbis

1. Den Kürbis waschen, halbieren, aushöhlen und die Kerne entfernen, schälen und in Stücke schneiden. Die Kürbissorte Butternut kann mit der Schale verzehrt und muss nicht geschält werden.
2. Den Kürbis in eine Schüssel mit 1 EL Öl geben, verschließen und schütteln.
3. Auf einem mit Backpapier ausgelegten Backblech die Kürbisstücke verteilen und bei 200°C backen.
4. Nach 20-30 Minuten abkühlen lassen und pürieren.

Fenchel

1. Den Fenchel waschen, halbieren, den Strunk und die Stiele entfernen und in Würfel schneiden.
2. In einem mittelgroßen Topf die Butter – je nach Gemüsemenge – zerlassen und das Gemüse mit etwas Salz 3-4 Minuten andünsten.
3. Mit 50-100 ml – je nach Gemüsemenge – Wasser ablöschen und 10-20 Minuten unter gelegentlichem Wenden dünsten.
4. Absieben und das Wasser auffangen. Das Gemüse mit etwas der aufgefangenen Brühe sämig pürieren.

Tipp: Anstatt zu dünsten, kann man den Fenchel auf ein mit Backpapier ausgelegtem Backblech verteilen, mit Öl beträufeln und im Backofen auf 200°C Ober-/Unterhitze 30-40 Minuten backen.

Rote Beete

1. Rote Beete gründlich waschen und am Stück in einem großen Topf mit Wasser weichkochen.
2. Abkühlen lassen, schälen und danach pürieren.

Einfriermöglichkeiten der Gemüsekugeln

Variante 1: Backpapier in 10 x 10 cm große Stücke schneiden. In einer leeren Eierschachtel das Backpapier eindrücken. Darin das Püree geben und im Gefrierfach kurz anfrieren. Danach in einem verschließbaren Behälter oder Gefriertüte geben und durchfrieren. Somit kleben die Gemüsekugeln nicht aneinander.

Variante 2: Püree in eine Eiswürfelform geben und einfrieren.

Variante 3: Püree in kleine Papiermuffinformen geben und anfrieren. Danach in einen Behälter oder Gefrierbeutel legen und durchfrieren.

Gemüsekugelgerichte

„MÖGE DAS GEMÜSE MIT DIR SEIN!“

Kartoffelnudeln in Gemüsekugeln

Zutaten für 4 Portionen:

100 g trockene Bandnudeln
4 mehligkochende Kartoffel (ca. 300 g)
3 festkochende Kartoffel (ca. 200 g)
1 mittelgroße weiße Zwiebel (ca. 80 g)
1 EL Öl (ca. 10 g)
1 TL Paprikapulver (ca. 5 g)
Salz und Pfeffer
Gemüsekugeln nach Wahl

Zubereitung:

1. Die Nudeln nach Packungsanleitung kochen.
2. Die Kartoffeln waschen, schälen und in mundgerechte Würfel schneiden. Die Zwiebel schälen und in feine Würfel schneiden. Beides bereitstellen.
3. In einer Pfanne das Öl erhitzen, das Paprikapulver darin anschwitzen und die Zwiebel andünsten.
4. Die Kartoffeln hinzufügen, kurz anschwitzen und mit ausreichend Wasser ablöschen, sodass die Kartoffeln knapp mit Wasser abgedeckt sind.
5. Solange köcheln, bis das Wasser verkocht ist und die Kartoffeln gar sind. Danach salzen und pfeffern.
6. Gemüsekugeln und Nudeln hinzufügen, gut vermischen und auf einem Teller servieren.

Meal Prep:

* Die Kartoffelnudeln in Behälter portionieren und die gewünschten Gemüsekugeln hinzufügen. Beides zusammen aufwärmen und vermischen.

Risotto in Gemüsekugeln

Zutaten für 4 Portionen:
1,25 l selbstgemachte Gemüsebrühe
1 mittelgroße Zwiebel (ca. 80 g)
3 EL Butter (ca. 45 g)
300 g Risottoreis
Gemüsekugeln nach Wahl
Salz und Pfeffer

1. In einem Topf 1,25 Liter Wasser zum Kochen bringen und 5 Teelöffel des selbstgemachten Brühgemüses hinzufügen.
2. Die Gemüsebrühe kurz aufkochen und bei kleiner Hitze bereitstellen.
3. Die Zwiebel klein schneiden und in einer Pfanne in Butter glasig dünsten.
4. Den Reis hinzufügen und unter Rühren eine Portion Gemüsebrühe hinzufügen. So lange köcheln und wenden, bis die Flüssigkeit fast verkocht ist – dann die nächste Portion Gemüsebrühe eingießen.
5. Bei der letzten Portion Gemüsebrühe die Gemüsekugeln untermischen. Salzen, pfeffern und auf einem Teller servieren.

Variante 1: Dem Risottoreis geriebenen Parmesankäse unterheben oder damit bestreuen.
Variante 2: Würstchen klein schneiden, anbraten und untermischen.
Variante 3: Zusätzliches Gemüse oder Gemüsereste klein schneiden und zusammen mit den Zwiebeln andünsten und mitkochen. Bereits gedünstetes Gemüse am Ende unterheben.

Meal Prep:

* Risotto (-reste) zu Kugeln formen und in Paniermehl wenden. Im Kühlschrank bereitstellen und am benötigten Tag im Backofen bei 180°C Umluft backen. Mit einem Salat als Hauptgericht servieren.
* Gemüse (-reste) können in die Mitte der Risottokugeln gedrückt werden.

Gnocchi in Gemüsekugeln

Zubereitung:

1. Kartoffeln waschen, in einen Topf legen, mit kaltem Wasser bedecken und in 25-30 Minuten garkochen. Abschrecken, pellen und mit einer Kartoffelpresse in eine Schüssel pressen.
2. Mehl, Grieß, Eigelb, Gemüsekugeln, Muskatnuss, Salz und Pfeffer hinzufügen und durchkneten. Falls der Teig zu weich sein sollte, mit Mehl und Grieß verdicken.
3. Arbeitsfläche mit Mehl bestreuen und den Teig in einer 1,5 cm dicken Rolle ausrollen.
4. 1,5 cm lange Gnocchi-Stücke abschneiden und mit der Gabel eindrücken. Die Rillen dienen dazu, mehr Soße auffangen zu können.
5. In kochendem Salzwasser garkochen. Wenn sie an der Oberfläche schwimmen, sind sie fertig.
6. Mit einer Siebkelle abschöpfen und auf einem Teller servieren.

Zutaten für 4 Portionen:

800 g mehligkochende Kartoffeln
250 g Mehl
6 EL Grieß (ca. 80 g)
1 Eigelb
Gemüsekugeln nach Wahl
1 TL gemahlene Muskatnuss (ca. 2 g)
Salz und Pfeffer

Beilagenvarianten:

Variante 1: Mit einer selbstgemachten Tomatensoße servieren.
Variante 2: Farbenspiel – aus Gemüsekugeln Kürbisgnocchi mit Erbsensoße zubereiten.

Meal Prep:

* Gnocchi lassen sich sehr gut einfrieren. Dabei unbedingt beachten, dass sie zuerst mit Abstand zueinander auf einem Tablett gut angefroren werden. Danach kann man sie mit Leichtigkeit in einem Behälter oder Gefrierbeutel legen und in das Gefrierfach legen, ohne dass sie aneinander kleben bleiben. Bei der Zubereitung gefroren in das kochende Salzwasser geben.

Gemüsekugeln in Pfannkuchen

Zutaten für 4 Portionen:

250 g Mehl
2 mittelgroße Eier (ca. 180 g)
200 ml Milch 3,5 %
Gemüsekugeln nach Wahl
Salz und Zucker
60 ml Sprudel
Sonnenblumenöl, Butter oder Margarine zum Ausbacken

Zubereitung:

1. Mehl, Eier und 100 ml der Milch in eine Schüssel geben und so lange verrühren, bis ein glatter Teig entsteht.
2. Anschließend mit der restlichen Milch und den Gemüsekugeln zu einem dünnen Teig verrühren. Mit etwas Salz und Zucker abschmecken und im Kühlschrank 15-20 Minuten quellen lassen.
3. Den Teig aus dem Kühlschrank nehmen und den Sprudel untermischen.
4. Etwas Öl, Butter oder Margarine in einer Pfanne zerlassen und die Pfannkuchen darin ausbacken.

Zubereitungsmöglichkeiten der Pfannkuchen

* Samtige Pfannkuchen: die Eiermenge erhöhen und die Mehlmenge etwas reduzieren.
* Luftige Pfannkuchen: Milch ganz oder teilweise durch Mineralwasser ersetzen.
* Flädlesuppe: klein gehackte Kräuter in den Teig untermischen, Pfannkuchen ausbacken, in Streifen schneiden und in die Gemüsebrühe geben.
* Mehlsorten: feines Weizen- oder Dinkelmehl verwenden. Vollkornmehl macht die Pfannkuchen spröde.
* Backfett: Schmalz, Margarine, Butter oder Öl. In Schmalz angebackene Pfannkuchen sind knuspriger und vom Geschmack herzafter.
* Wenn der Teig Blasen wirft, wenden und goldgelb backen.
* Größere Portionen können im Ofen oder abgedeckt warm gehalten werden.

Meal Prep:

* Pfannkuchen schmecken auch kalt mit leckerem Belag.
* Pfannkuchen lassen sich sehr gut einfrieren. Zwischen den Pfannkuchen Backpapier legen, in einen Gefrierbeutel geben und einfrieren. Nach Bedarf in einer Pfanne kurz ohne Fett bei mittlerer Hitze auftauen.

Gemüsekugeln in Waffeln

Zubereitung:

1. Die weiche Butter in einer Schüssel schaumig schlagen, danach die Eier unterschlagen.
2. Die Eimasse mit den Gemüsekugeln und der Milch verrühren.
3. Das Mehl und das Backpulver in die Schüssel sieben und alles zu einem glatten Teig verarbeiten. Mit Muskatnuss, Salz und Pfeffer würzen.
4. Aus dem Teig 8 Waffeln ausbacken. Je nach Geschmack pur, mit geriebenem Käse oder Kräuterfrischkäse servieren.

Zutaten für 4 Portionen:

100 g weiche Butter
3 mittelgroße Eier (ca. 180 g)
Gemüsekugeln nach Wahl
150 ml Milch 1,5 %
300 g Mehl
2 TL Backpulver (ca. 10 g)
½ TL gemahlene Muskatnuss (ca. 1 g)
Salz und Pfeffer

Meal Prep:

* Waffeln lassen sich warm und kalt genießen und können somit gut für mehrere Tage portioniert werden.
* Waffeln ausbacken und abkühlen lassen. Backpapier zwischen die Waffeln legen und in einem luftdichten Gefrierbeutel einfrieren. Entweder im Backofen bei 120°C Umluft aufwärmen oder toasten.

Nudeln in Gemüsekugeln

Zubereitung:

1. Nudeln nach Packungsanleitung kochen.
2. Eine geschälte und klein gewürfelte Zwiebel in einer Pfanne mit Butter andünsten.
3. Gemüsekugeln zusammen mit den Nudeln hinzufügen und so lange wenden, bis das Püree verteilt ist.
4. Mit einem selbst gemachten Kräuterwürfel, Salz und Pfeffer würzen und servieren.

Zutaten für 4 Portionen:

200 g trockene Nudeln
1 mittelgroße Zwiebel (ca. 80 g)
1 TL Butter (ca. 5 g)
Gemüsekugeln nach Wahl
Kräuterwürfel
Salz und Pfeffer

Gemüsekugeln im Biskuitteig

Zubereitung:

1. Backofen auf 210°C Umluft vorheizen.
2. Die Eier trennen und das Eiweiß mit etwas Salz in einer Schüssel steif schlagen.
3. In einer zweiten Schüssel das Eigelb mit dem Zucker schaumig schlagen. Die Gemüsekugeln hinzufügen und vermischen. Das Eiweiß vorsichtig unterheben.
4. Mehl und Backpulver in die Schüssel sieben und gut vermengen.
5. Ein Backblech mit einem Bogen Backpapier belegen und die Biskuitmasse darauf verteilen.
6. Den Teig in 6-8 Minuten fertig backen.

Zutaten für 4 Portionen:

4 mittelgroße Eier (ca. 240 g)
1 Prise Salz (ca. 2 g)
4 EL Zucker (ca. 60 g)
Gemüsekugeln nach Wahl
10 EL Mehl (ca. 150 g)
2 TL Backpulver (ca. 10 g)

Tipp:
* Aus den verschiedenen Gemüsekugelsorten lässt sich ein Regenbogenkuchen backen. Den Biskuitkuchen mit Joghurt beschichten und Früchten belegen - eine leckere Alternative zum herkömmlichen Kuchen.

Meal Prep:

* Biskuitkuchen kann vorgebacken und als gesunder Snack in die Schule mitgenommen werden.
* Mit frisch gemachtem Obstsalat, welcher im Kühlschrank auf seinen Einsatz wartet, entsteht ein gesundes, leckeres und süßes Mittagessen.

„DIE KÜCHE SIEHT AUS WIE SAU.

Hab' das Licht ausgemacht – jetzt geht's."

Fisch und Fleisch

Fleisch hat einen hohen Nährwert. Jedoch muss eine nährstoffreiche Ernährung nicht vorwiegend mit Fleisch abgedeckt werden, da viele Nährstoffe auch in anderen Lebensmitteln vorkommen. Beim Fleisch gilt: auf das Maß kommt es an. Der Verzehr von rotem Fleisch sollte mäßig und der Griff zu hellem Fleisch vom Huhn und Fisch öfter sein.

Fleisch enthält hauptsächlich B-Vitamine, Eisen, Zink und hochwertiges, vom Körper leicht verwertbares Eiweiß. Eisen trägt besonders zum Sauerstofftransport über das Blut, zur Blutbildung und zum Wachstum bei. Zink unterstützt das Zellwachstum, die Wundheilung und die Abwehrkräfte. Auch das Bindegewebe wird über die Zellen gestärkt. Eiweiß wird in Energie für die Muskeln umgewandelt und der Blutzuckerspiegel bleibt konstant auf einem Niveau – soll heißen, dass der Heißhunger ausbleibt. Die B-Vitamine dienen einigen Funktionen im Körper: dem Nervensystem, Energiestoffwechsel, Immunsystem und Bildung von roten Blutkörperchen.

Fisch zählt zu den wertvollen Lebensmitteln und ist unverzichtbar, 2 Mal pro Woche sollte er mindestens verzehrt werden. Neben wichtigen Mineralstoffen enthält er Vitamin D und Jod, Omega-3-Fettsäuren – besonders in Fettfischen wie Lachs, Makrele, Heilbutt, Thunfisch, Hering und Sardine - und ist ein ausgezeichneter Eiweißlieferant. Omega-3-Fettsäuren sind essenziell und wichtig für die Gesundheit von Gehirn, Herz und Augen. In jungen Jahren sind sie in besonderem Maße die Entwicklungshelfer für ein gesundes Wachstum. Ausschlaggebend ist die Beteiligung an den Phasen der rasch ablaufenden Vorgänge im Körper und Geist. Ein regelmäßiger Verzehr von Fisch begünstigt danach im Erwachsenenalter die Blutfettwerte – somit erreichen wir eine WIN-WIN-Situation.

Frikadellen

Zubereitung:

1. Das Brötchen in eine Schüssel geben und mit 100 ml lauwarmem Wasser begießen und einweichen lassen.
2. In einer weiteren Schüssel das Hackfleisch, die geschälte und fein geschnittene Zwiebel, das Ei und den Senf geben. Mit Salz und Pfeffer gut würzen.
3. Das eingeweichte Brötchen ausdrücken und zum Rest geben. Mit den Händen gut durchkneten und gleich große Frikadellen formen.
4. In einer Pfanne die Butter zerlassen und die Frikadellen braun anbraten.

Zutaten für 6 Portionen:

1 altbackenes Brötchen
500 g gemischtes Hackfleisch
1 mittelgroße weiße Zwiebel (ca. 80 g)
1 mittelgroßes Ei (ca. 60 g)
1 EL mittelscharfen Senf (ca. 15 g)
Salz und Pfeffer
1 EL Butter (ca. 15 g)

Kalorien- und Nährwerte pro Portion:

Kcal: 263; Kohlenhydrate: 7 g; Eiweiß: 17 g; Fett: 19 g.

Meal Prep:

* Frikadellen lassen sich sehr gut einfrieren. In rohem Zustand einfrieren und bei Bedarf auftauen und zubereiten.
* Im gebratenen Zustand in Scheiben schneiden und einfrieren. Ohne Auftauen in der Pfanne anbraten.

Überraschungsbällchen

Zutaten für 30 Bällchen:

15 Rosenkohlköpfchen
500 g Rinderhackfleisch
4 EL Paniermehl (ca. 60 g)
1 TL Paprikapulver edelsüß (ca. 2 g)
3 EL Olivenöl (ca. 30 g)
Salz und Pfeffer

Zubereitung:

1. In einem Topf Wasser zum Kochen bringen und 1 Teelöffel Salz (ca. 4 g) darin auflösen.
2. Rosenkohl waschen, die äußeren Blätter entfernen und halbieren, im Salzwasser garkochen, absieben und gut abtropfen lassen.
3. In einer Schüssel das Hackfleisch mit dem Paniermehl, Paprikapulver, 1 Esslöffel Olivenöl, Salz und Pfeffer vermengen und in 30 gleich große Stücke teilen, plattdrücken und jeweils 1 halben Rosenkohl darauf platzieren. Eine Kugel daraus formen, in etwas Öl anbraten und zum Gericht servieren.

Kalorien- und Nährwerte pro Bällchen:

Kcal: 62; Kohlenhydrate: 2 g; Eiweiß: 4 g; Fett: 4 g.

Meal Prep:

* Die Überraschungsbällchen lassen sich in größeren Mengen und mit verschiedenem Gemüse vorbereiten und einfrieren.

Ummanteltes Hackfleisch

Zubereitung:

1. Hackfleisch mit Paniermehl und Gewürzen verkneten. 4 gleich große Würste formen und mit dem Speck ummanteln.
2. In einer beschichteten Pfanne oder im Ofen anbraten und zum Gemüse servieren.

Kalorien- und Nährwerte pro Portion:

Kcal: 367; Kohlenhydrate: 15 g; Eiweiß: 23 g; Fett: 22 g.

Zutaten für 4 Portionen:

400 g gemischtes Hackfleisch
80 g Paniermehl
½ TL Thymian (ca. 1 g)
½ TL gemahlene Muskatnuss (ca. 1 g)
4 Scheiben Frühstücksspeck (ca. 80 g)

Meal Prep:

* Auch dieses Gericht lässt sich gut vorbereiten und einfrieren.

Hühnerfrikassee für Schnelle

Zutaten für 4 Portionen:

500 g Hühnerbrust
Salz und Pfeffer
1 EL Mehl (ca. 20 g)
1 mittelgroße Zwiebel (ca. 80 g)
1 EL Öl (ca. 10 g)
2 TL Butter (ca. 10 g)
500 ml Gemüsebrühe
½ Bund frischen Dill, Petersilie oder Koriander oder Kräuterwürfel aus dem Tiefkühlfach (ca. 20–25 g)
250 ml Kochsahne
1 Zitrone

Zubereitung:

1. Hühnerbrust unter kaltem Wasser kurz abwaschen, mit einem Papiertuch trocken tupfen, in mundgerechte Stücke schneiden, in eine Schüssel geben, salzen, pfeffern, mit Mehl bestäuben, vermischen und einziehen lassen.
2. Die Zwiebel schälen, klein würfeln und in einer Pfanne mit erhitztem Öl und zerlassener Butter anschwitzen. Die Hühnerbrust darin durchbraten, mit der Gemüsebrühe ablöschen und 20 Minuten bei schwacher Hitze köcheln lassen.
3. Kräuter waschen, trocken schütteln, vom Stiel abzupfen und klein hacken.
4. Das Fleisch aus der Brühe nehmen, Kochsahne und Kräuter hinzufügen, mit 2 Esslöffel Zitronensaft, Salz und Pfeffer abschmecken und kurz sanft aufkochen.
5. Das Fleisch zurück in die Pfanne geben und zu Kartoffeln, Nudeln, Gnocchi, Gemüseschnitzel oder Risotto servieren.

Kalorien- und Nährwerte pro Portion:

Kcal: 292; Kohlenhydrate: 8 g; Eiweiß: 32 g; Fett: 13 g.

Meal Prep:

* Dieses Rezept ist gut portionierbar und hält im Kühlschrank für ungefähr 1-2 Tage. Langsam aufwärmen.

Hackfleischbällchen aus dem Ofen

Zubereitung:

1. Den Ofen auf 175°C Umluft vorheizen.
2. In einer Schüssel das Hackfleisch mit 2 Esslöffel Zitronensaft, ausgepressten Knoblauchzehen, Ei, Paniermehl, Kümmel, Salz und Pfeffer vermengen und pflaumengroße Bällchen formen.
3. In eine Auflaufform geben, mit Öl beträufeln und 30-35 Minuten backen.

Kalorien- und Nährwerte pro Portion:

Kcal: 327; Kohlenhydrate: 9 g; Eiweiß: 22 g; Fett: 23 g.

Zutaten für 4 Portionen:

400 g Hackfleisch
1 Zitrone
2 Knoblauchzehen (ca. 15 g)
1 mittelgroßes Ei (ca. 60 g)
4 EL Paniermehl (ca. 40 g)
1 TL gemahlenen Kümmel (ca. 1 g)
Salz und Pfeffer
2 EL Olivenöl (ca. 20 g)

Meal Prep:

* Hackfleischbällchen lassen sich immer gut vorbereiten und einfrieren.
* Kurz angebraten hält es im Kühlschrank ein paar Tage. Danach fertig backen und servieren.

Fischfrikadellen

Zubereitung:

1. Den Rotbarsch kurz unter fließend Wasser halten, mit einem Papiertuch trocken tupfen, in kleine Würfel schneiden und in einen Schneidebehälter geben.
2. Aus der Zitrone 3 Esslöffel Saft pressen und zum Fisch geben, mit Salz und Pfeffer gut würzen und in der Küchenmaschine fein häckseln.
3. Die Petersilie waschen, trocken rütteln, vom Stiel zupfen und klein hacken.
4. In einer Schüssel die Petersilie mit Ei und Semmelbrösel verquirlen und unter die Fischmasse heben, 30 Minuten abgedeckt kaltstellen.
5. Frühlingszwiebel waschen, putzen und in feine Ringe schneiden.
6. Nach der Ruhezeit die Zwiebeln in die Fischmasse verarbeiten und Frikadellen formen. In etwas Öl von beiden Seiten anbraten und zum Essen servieren.

Zutaten für 4 Portionen:

600 g Rotbarschfilet
1 Zitrone
Salz und Pfeffer
1 Bund frische Petersilie (ca. 50 g)
1 mittelgroßes Ei (ca. 60 g)
50 g Semmelbrösel
2 Stangen Frühlingszwiebeln (ca. 50 g)
2 EL Öl (ca. 20 g)

Kalorien- und Nährwerte pro Portion:

Kcal: 243; Kohlenhydrate: 13 g; Eiweiß: 30 g; Fett: 8 g.

Meal Prep:

* Die Frikadellen lassen sich gut in einem gefriersicheren, luftdichten Behälter einfrieren. Zwischen den Frikadellen Backpapier legen, damit sie nicht aneinander kleben bleiben.

Regenbogenforelle aus dem Backofen

Zubereitung:

1. Regenbogenforellen tiefgefroren in eine Auflaufform geben, die Zitrone in Scheiben schneiden, in die Bauchfalte der Forelle legen und mit Olivenöl beträufeln.
2. Bei 160°C Umluft mit Alufolie abgedeckt 20–30 Minuten garen.

Zutaten für 4 Portionen:

2 Regenbogenforellen TK

1 Biozitrone

2 EL Olivenöl (ca. 20 g)

Kalorien- und Nährwerte pro Portion:

Kcal: 207; Kohlenhydrate: 1 g; Eiweiß: 24 g; Fett: 12 g.

Meal Prep:

* Die tiefgefrorene Regenbogenforelle ist bereits ein Meal Prep, weil es im Tiefkühlfach auf seinen Auftritt wartet.

Rezepte für den Frühling (März / April / Mai)

Im Frühling gibt es regional naturgemäß nur wenig frisches Obst und Gemüse. Erst im März/April werden Spargel, Rhabarber und erste Erdbeeren geerntet. Auch Spitzkohl, Feldsalat und Rucola haben Saison, etwas später kommen Spinat, Kohlrabi, Radieschen und Bärlauch hinzu. Wie beim Spargel ist auch die Erntezeit für Spitzkohl sehr begrenzt. Er wird nur im Mai und Juni frisch angeboten. Aus der Herbsternte stammen Karotten, Kartoffeln, rote Beete und einige Kohlsorten, die sich bis weit in den Frühling hinein gut lagern lassen. Das ganze Jahr über sind Lauch, auch Porree genannt, und Champignons erhältlich.

Pilze eignen sich eher nicht zum Vorkochen, da sie spätestens am nächsten Tag verzehrt werden sollten. Das gilt auch für Spinat, der für Erwachsene ungefährliches Nitrat enthält, das sich beim Aufwärmen in Nitrit umwandelt. Früher hat man deshalb ganz davon abgeraten, Spinat noch einmal aufzuwärmen. Heute raten Ernährungsexperten, Spinat gleich nach der Zubereitung abgedeckt im Kühlschrank aufzubewahren und spätestens am nächsten Tag bei 70 Grad wieder zu erwärmen. Mehrfach aufgewärmt werden sollte er aber nicht.

Besonders gut für die Meal Prep-Küche geeignet ist Spargel in Verbindung mit Pfannkuchen. Kinder lieben Pfannkuchen, sie schmecken mit Zimt und Zucker, Apfelmus, aber auch als herzhafte Variante zum Beispiel mit Spargelfüllung. Pfannkuchen kann man deshalb wunderbar in großer Menge vorbacken und im Kühlschrank aufbewahren. Ebenfalls gut geeignet sind Gerichte mit Kohlrabi, Karotten, Lauch und Kartoffeln. Fertige Salzkartoffeln halten sich gut im Kühlschrank und können als Bratkartoffeln, Kartoffelpüree und Puffer in zahlreichen Variationen im Laufe der Woche als neue Gerichte in Verbindung mit Fleisch, Geflügel und Fisch serviert werden.

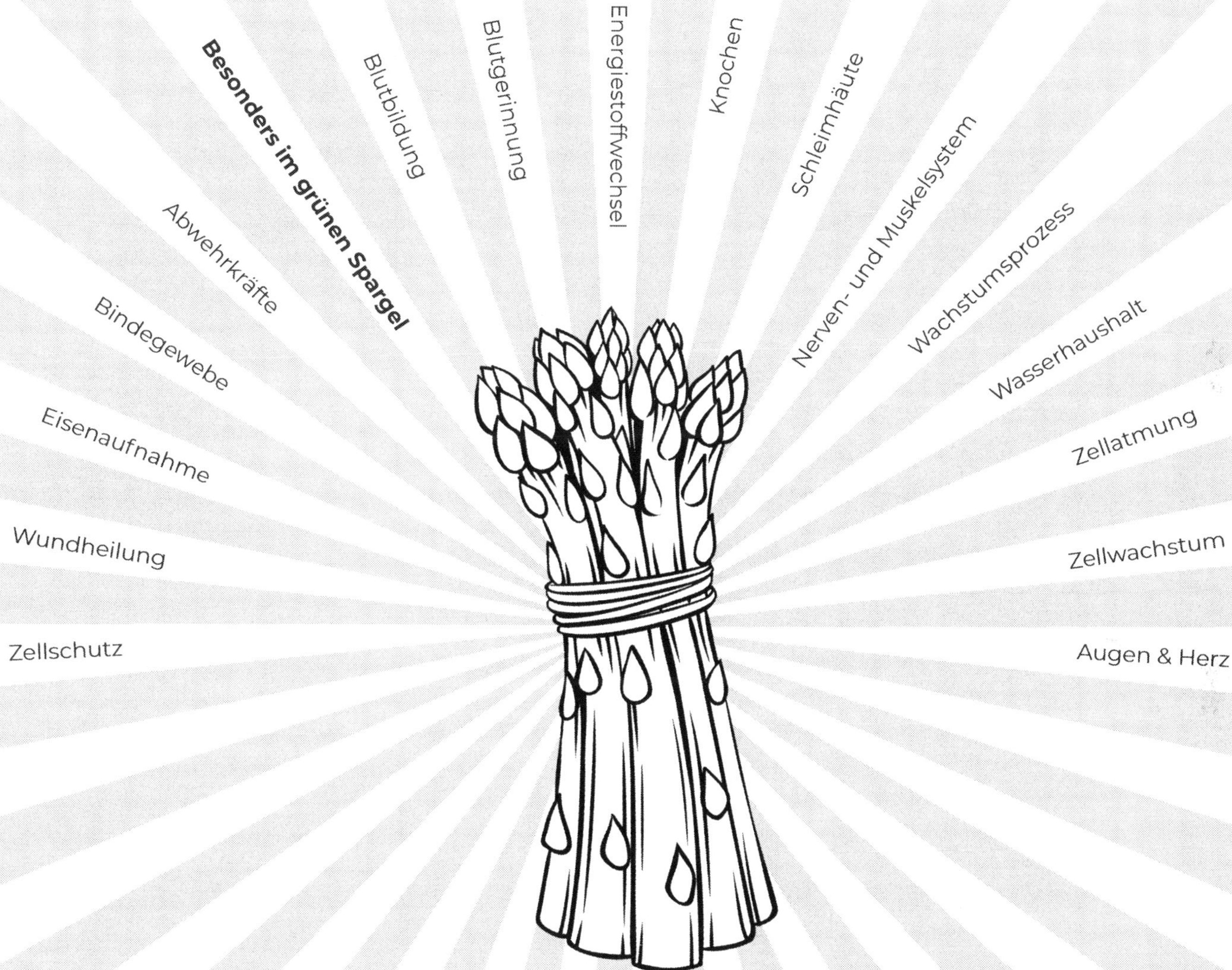

Grüner und weißer Spargel

Spargel – Radieschen – Salat

Zutaten für 4 Portionen:

1 Bund Radieschen (ca. 300 g)
1 Bund Spargel (ca. 500 g)
3 EL Apfelessig (ca. 30 ml)
2 EL Walnussöl (ca. 20 ml)
1 Prise Zucker
Salz und Pfeffer
1 Bund frischen Schnittlauch (ca. 30 g)

Zubereitung:

1. Radieschen putzen, waschen und in Scheiben schneiden.
2. In eine Schüssel mit ½ Teelöffel Salz geben, durchmischen und 10 Minuten ziehen lassen.
3. Den Spargel schälen und das trockene Ende abschneiden. 3 Spargelstangen nebeneinander legen und schräg in Scheiben schneiden.
4. Essig, Öl, Salz, Pfeffer und etwas Zucker in einer Salatschüssel vermischen.
5. Die Radieschenscheiben ausdrücken und in die Schüssel geben.
6. Den Spargel zu den Radieschen geben und alles gut durchmischen.
7. Den Schnittlauch waschen und mit einer Schere über den Salat klein schneiden und servieren.

Kalorien- und Nährwerte pro Portion:

Kcal: 85; Kohlenhydrate: 8 g; Eiweiß: 3 g; Fett: 5 g.

Meal Prep:

* Der Salat hält sich gut 2 Tage im Kühlschrank. Das Dressing separat in einem Behälter aufbewahren und kurz vor dem Essen übergießen.
* Reste oder Zubereitung der doppelten Menge können mit Frühlingsgemüse und angebratenen Speck- oder Schinkenwürfel verarbeitet werden.

Grüner Spargel mit Pasta im One – Pot

Zutaten für 4 Portionen:

1 Kohlrabi (ca. 300 g)
4 Karotten (ca. 200 g)
1 Bund grünen Spargel (ca. 500 g)
2 Schalotten (ca. 52 g)
2 EL Öl (ca. 20 g)
350 g Rinderhackfleisch
Salz und Pfeffer
750 ml Gemüsebrühe
150 g Makkaroni
½ Bund frischen Dill (ca. 20 g)

Zubereitung:

1. Kohlrabi und Karotten waschen, schälen, in mundgerechte Stücke schneiden und beiseitestellen.
2. Den Spargel waschen, das trockene Ende abschneiden, das untere Drittel schälen, den Rest klein schneiden und die Köpfe separieren.
3. Die Schalotte schälen und klein würfeln.
4. In einem Topf das Öl erhitzen, die Schalotte anschwitzen und das Hackfleisch darin krümelig braten, mit Salz und Pfeffer würzen.
5. Das Gemüse ohne die Spargelköpfchen zum Hackfleisch geben und 5 Minuten andünsten.
6. Mit der Gemüsebrühe ablöschen, die Makkaroni hinzufügen, durchmischen, bei offenem Topf 10 Minuten kochen, die Spargelköpfchen hinzufügen und fertigkochen.
7. Den Dill waschen, trocken rütteln, vom Stiel trennen und klein hacken.
8. Die One-Pot-Pasta servieren und mit Dill bestreuen.

Kalorien- und Nährwerte pro Portion:

Kcal: 461; Kohlenhydrate: 36 g; Eiweiß: 26 g; Fett: 22 g

Meal Prep:

* Die Makkaroni separat bissfest abkochen und für 2 Tage in einem Behälter auf dem One-Pot portionieren und im Kühlschrank aufbewahren. So werden die Makkaroni nicht matschig, da sie nicht mit der Flüssigkeit in Berührung kommen.
* Mit 100 ml Koch- oder flüssiger Schlagsahne und 1 Teelöffel Currypulver im Öl angeschwitzt erhält man eine cremige Konsistenz.

Grüner Spargel mit Parmesancrumble und Dip

Zutaten für 4 Portionen:
1,5 kg grüner Spargel
2 EL Sonnenblumenöl (ca. 20 g)
Salz und Pfeffer
½ TL Zucker (ca. 3 g)
60 g geriebener Parmesan
30 g gemahlene Haselnüsse
75 g Vollkornmehl
4 EL Butter (ca. 55 g)
Petersiliendip:
1 Bund frische Petersilie (ca. 50 g)
300 g Skyr
Salz und Pfeffer

Zubereitung:
1. Ein Backblech mit Backpapier belegen und den Ofen auf 180°C Umluft vorheizen.
2. Den Spargel waschen, das trockene Ende des Spargels abschneiden und das untere Drittel schälen.
3. Sonnenblumenöl, Salz, Pfeffer und Zucker in einer länglichen Schale verrühren, den Spargel darin schwenken und danach auf das Backblech legen.
4. Die Butter in einer Schüssel mit dem Parmesan, den Haselnüssen und dem Vollkornmehl verkneten.
5. Die daraus entstehenden Streusel über den Spargel streuen.
6. Im Ofen den Spargel in gute 20 Minuten fertig backen.

Kalorien- und Nährwerte pro Portion:

Kcal: 389; Kohlenhydrate: 20 g; Eiweiß: 16 g; Fett: 27 g.

Petersiliendip:
1. Die Petersilie waschen, trocken rütteln, vom Stiel trennen und klein hacken.
2. In einer Schale den Skyr mit der Petersilie vermischen, mit Salz und Pfeffer abschmecken und mit dem Spargel servieren.

Kalorien- und Nährwerte pro Portion:

Kcal: 54; Kohlenhydrate: 4 g; Eiweiß: 9 g; Fett: 0,2 g.

Meal Prep:
* Den Spargelcrumble kann man auf dem Backblech vorbereiten und am Folgetag backen.
* Reste können klein geschnitten und mit aufgewärmtem Dip, einem Gemüsewürfel und etwas Wasser zu einer Gemüsesoße verarbeitet und mit Nudeln serviert werden.

Grüner – Spargel – Erbsen – Suppe

Zutaten für 4 Portionen:

1 l Gemüsebrühe
Grüner Spargel (ca. 1 kg)
2 Petersilienwurzeln (ca. 200 g)
1 mittelgroße Zwiebel (ca. 80 g)
1 EL Butter (ca. 15 g)
TK-Erbsen (ca. 250 g)
250 g Kochcreme 15%
½ Bund frischen Kerbel oder Petersilie (ca. 25 g)
Salz und Pfeffer

Zubereitung:

1. Die Gemüsebrühe vorbereiten und warmhalten.
2. Das trockene Ende vom Spargel abschneiden und das untere Drittel schälen. Die Köpfchen abschneiden, längs halbieren und bereitstellen.
3. Die Petersilienwurzel waschen, schälen, in kleine Stücke schneiden und bereitstellen.
4. Die Zwiebel schälen, in feine Würfel schneiden und bereitstellen.
5. In einem Topf 10 g der Butter zerlassen, die Zwiebel anschwitzen, den Spargel und die Erbsen hinzufügen und 5 Minuten andünsten.
6. Mit der Gemüsebrühe ablöschen und 10-15 Minuten köcheln lassen.
7. Währenddessen die Spargelköpfchen in einer Pfanne in der restlichen Butter anbraten und mit Salz und Pfeffer würzen.
8. Das Gemüse im Topf mit einem Stabmixer je nach Geschmack von grob bis fein pürieren.
9. Die Kochcreme unterheben und mit Salz und Pfeffer abschmecken.
10. Die Suppe in einem Teller anrichten und die Spargelköpfchen darauf streuen.
11. Die Kräuter waschen, trocken rütteln, vom Stiel trennen, klein hacken und über die Spargelsuppe streuen.

Kalorien- und Nährwerte pro Portion:

Kcal: 246; Kohlenhydrate: 18 g; Eiweiß: 12 g; Fett: 12 g.

Meal Prep:

* Reste können püriert als Gemüsesoße zu Fleisch, Kartoffeln, Gemüse und Gemüseschnitzel gereicht werden. Mit etwas Kartoffelpüree oder Speisestärke die Suppe verdicken. Unbedingt beachten, dass man die Suppe langsam erwärmt, um den Geschmack beizubehalten.

Weißer Spargel – gratiniert

Zutaten für 4 Portionen:

1,5 kg weißer Spargel
½ TL Zucker (ca. 3 g)
1 EL Butter (ca. 10 g)
½ Bund frische Petersilie (ca. 25 g)
50 g jungen Gouda am Stück
40 g Parmesan am Stück
1 mittelgroßes Ei (ca. 60 g)
200 ml flüssige Schlagsahne
100 g Doppelrahmfrischkäse
Salz und Pfeffer

Zubereitung:

1. In einem Topf Wasser zum Kochen bringen und 1 Teelöffel Salz darin auflösen.
2. Den Spargel waschen, schälen und die trockenen Enden abschneiden.
3. Im kochenden Salzwasser den Zucker und die Butter auflösen, den Spargel hineinlegen und in 10-15 Minuten bissfest kochen.
4. Den Backofen auf 220°C Ober-/Unterhitze vorheizen.
5. Petersilie waschen, trocken rütteln, vom Stiel abbrechen und fein hacken.
6. Gouda und Parmesan in eine Schüssel reiben, miteinander vermischen und bereitstellen.
7. Das Ei trennen, die Sahne mit dem Frischkäse, dem Eigelb und der Petersilie in einer Schüssel verquirlen, gut salzen und pfeffern.
8. Den Spargel gut abtropfen lassen, in eine Auflaufform geben, mit Soße übergießen und dem Käse bestreuen.
9. Im Ofen maximal 15 Minuten gratinieren.

Kalorien- und Nährwerte pro Portion:

Kcal: 406; Kohlenhydrate: 13 g; Eiweiß: 17 g; Fett: 23 g.

Meal Prep:

* Kohlrabi und/oder Karotten schälen, klein schneiden und andünsten. Ersatzweise Gemüsekugeln nach Geschmack nehmen. Das restliche Spargelgericht mit 500 ml Gemüsebrühe pürieren und mit den Karotten und/oder Kohlrabi anreichern. Portioniert für den nächsten Tag bereitstellen.

Weißer Spargel mit klassischer Vinaigrette

Zutaten für 4 Portionen:

1,5 kg weißen Spargel
½ TL Zucker (ca. 3 g)
1 TL Butter (ca. 5 g)
1 Schalotte (ca. 26 g)
½ Bund frische Petersilie (ca. 25 g)
3 EL feiner Essig (ca. 30 g)
1 TL feiner Senf (ca. 5 g)
Salz und Pfeffer
50 ml hochwertiges Öl, z.B. Olivenöl oder Walnussöl

Zubereitung:

1. Den Spargel waschen, das trockene Ende abschneiden und bis auf das Köpfchen schälen.
2. In einem (Spargel-) Topf Wasser mit einem halben Teelöffel Salz, Zucker und der Butter zum Kochen bringen. Den Spargel 10-15 Minuten lang darin garen.
3. Für die Vinaigrette die Schalotte schälen und in sehr feine Würfel schneiden.
4. Die Petersilie waschen, trocken rütteln, vom Stiel trennen, klein hacken und bereitstellen.
5. In einer Schale Essig, Senf, Salz und Pfeffer zu einer einheitlichen Masse verrühren und das Öl in einem feinen Strahl unterschlagen.
6. Die Schalotte und die Petersilie unterheben.
7. Den Spargel absieben und in einer Schale anrichten, mit der Vinaigrette übergießen und servieren.

Kalorien- und Nährwerte pro Portion:

Kcal: 188; Kohlenhydrate: 8 g; Eiweiß: 6 g; Fett: 14 g.

Meal Prep:

* Den abgekühlten Spargel in mundgerechte Stücke schneiden und am Folgetag mit der restlichen Vinaigrette vermischen und als Beilage bzw. Salat servieren. Oder im Spargel-Radieschen-Salat verarbeiten. Wichtig: den Spargel bissfest kochen, damit er nicht matschig wird.

Weißer Spargel im Schinken – Käse – Pfannkuchen

Zutaten für 6 Portionen:

2 mittelgroße Eier (ca. 120 g)
250 g Mehl
500 ml Milch 1,5 %
1 kg weißen Spargel
Salz
½ TL Zucker (ca. 3 g)
1 TL Butter (ca. 5 g)
180 g Käse am Stück (Gouda, Emmentaler oder Mozzarella)
50 ml Sprudel / Mineralwasser
Sonnenblumenöl zum Backen
6 Scheiben Kochschinken (ca. 200 g)

Zubereitung:

1. In einer Schüssel die Eier mit etwas Salz verquirlen, das Mehl darüber sieben, mit der Milch zu einem Teig verrühren und mit einem Geschirrtuch abgedeckt 30 Minuten im Kühlschrank quellen lassen.
2. Den Spargel waschen und bis auf das Köpfchen schälen.
3. In einem (Spargel-) Topf Wasser mit einem halben Teelöffel Salz und Zucker und der Butter zum Kochen bringen. Den Spargel darin garen.
4. Den Käse fein reiben und bereitstellen.
5. Den Pfannkuchenteig nach 30 Minuten aus dem Kühlschrank nehmen, Sprudel hinzufügen und kurz durchrühren.
6. In einer heißen Pfanne 1 Esslöffel Sonnenblumenöl erhitzen, 1 Scheibe Kochschinken in die Pfanne legen und soviel Pfannkuchenteig darüber gießen, bis der Schinken dünn abgedeckt ist.
7. Wenn sich der Teig in der Pfanne löst, wenden, mit 30 g Käse bestreuen und schmelzen lassen.
8. Den Pfannkuchen aus der Pfanne lösen, auf einem Teller mit der Schinken-Käse-Seite nach oben anrichten und 3-5 Spargelstangen auf den Pfannkuchen legen.
9. Am Ende des Spargels den Pfannkuchen einschlagen und danach längs einrollen, damit eine Tasche entsteht. In eine Auflaufform legen und im Ofen bei 30°C Umluft warm halten.
10. Dies 3 weitere Male mit dem Pfannkuchenteig, dem Schinken, Käse und Spargel wiederholen und servieren.

Kalorien- und Nährwerte pro Portion:

Kcal: 388; Kohlenhydrate: 39 g; Eiweiß: 23 g; Fett: 13 g.

Meal Prep:

Die Menge an Spargel und Pfannkuchenteig verdoppeln, um für einige Tage ein Essen vorbereiten zu können:

* Aus den bissfest gekochten Spargelstangen kann man klein geschnitten mit einem Essig-Öl-Dressing einen leckeren Spargelsalat vorbereiten.
* Die Pfannkuchen können als süße Variante mit Apfelmus serviert werden.
* In der leckeren selbstgemachten Gemüsebrühe kann man die Pfannkuchen als Flädle verarbeiten. Am besten einen Kräuterwürfel in den für die Flädlesuppe bestimmten Pfannkuchenteig geben.
* Das alles lässt sich sehr gut an einem Tag vorbereiten und deckt somit 2-3 Tage ab.

Weißer Spargel in Kohlrabi

Zutaten für 4 Portionen:

2 Knollen Kohlrabi (ca. 500 g)
10 Stangen weißer Spargel (ca. 500 g)
2 TL Butter (ca. 10 g)
150 ml Gemüsebrühe
1 Prise Zucker (ca. 2 g)
Salz und Pfeffer

Zubereitung:

1. Kohlrabi und Spargel waschen, schälen und in mundgerechte Stücke schneiden. Die Köpfe des Spargels beiseitelegen.
2. In einer Pfanne die Butter zerlassen, das Gemüse ohne die Spargelköpfe darin 5 Minuten andünsten und danach mit der Gemüsebrühe ablöschen.
3. Mit etwas Zucker 8-10 Minuten bei geringer Hitze zugedeckt garen, wobei die Spargelköpfe nach 4 Minuten hinzugefügt werden.
4. Mit Salz und Pfeffer abschmecken und servieren.

Kalorien- und Nährwerte pro Portion:

Kcal: 59; Kohlenhydrate: 4 g; Eiweiß: 2 g; Fett: 2 g.

Meal Prep:

* Aus größeren Portionen kann man aus einer Hälfte eine Kohlrabi-Spargel-Suppe mit Frischkäse zubereiten.
* Kalt kann man den Salat damit anreichern.
* Beim Zubereiten von Pfannkuchen kann das Gemüse einfach mit Käse darüber gestreut und angebacken werden.

Hühnerbrust auf Spargel und Frühlingsgemüse

Zutaten für 4 Portionen:

1 Bund grünen oder weißen Spargel (ca. 500 g)
3 Karotten (ca. 200 g)
1 Knolle Kohlrabi (ca. 300 g)
3 Frühlingszwiebelstangen (ca. 90 g)
2 EL weiche Butter (ca. 30 g)
1 TL Currypulver (ca. 2 g)
1 TL Paprikapulver (ca. 2 g)
Salz und Pfeffer
500 g Hühnerbrust
4 Bögen Backpapier

Zubereitung:

1. Den Backofen auf 200°C Ober-/Unterhitze vorheizen.
2. Den Spargel waschen, das trockene Ende abschneiden, schälen, längs halbieren, in 5cm lange Stifte schneiden und bereitstellen.
3. Karotten und Kohlrabi waschen, schälen, in dünne Stifte schneiden und bereitstellen.
4. Frühlingszwiebel waschen, putzen, längs halbieren, in 5 cm lange Stifte schneiden und bereitstellen.
5. In einer Schale die Butter mit dem Curry- und Paprikapulver, Salz und Pfeffer vermischen.
6. Die Hühnerbrust unter laufendem Wasser abwaschen, mit einem Papiertuch trocken tupfen, in 1,5 cm breiten Scheiben schneiden und danach halbieren.
7. Die Backpapierbögen bereitlegen und das Gemüse zu gleichen Teilen darauf mittig verteilen.
8. Das Hühnerfleisch zu gleichen Teilen auf das Gemüse verteilen und mit der gewürzten Butter flockig belegen.
9. Das Päckchen erst längs zusammenfalten und danach am Ende durch Drehen verschließen, wie ein übergroßes Bonbonpapier.
10. Auf ein Backblech legen und im Ofen auf mittlerer Schiene 30-35 Minuten garbacken und servieren.

Kalorien- und Nährwerte pro Portion:

Kcal: 266; Kohlenhydrate: 12 g; Eiweiß: 34 g; Fett: 8 g.

Meal Prep:

* Die Päckchen lassen sich gut am Vortag vorbereiten und im Kühlschrank aufbewahren.
* Restliches Essen kann im Ofen kurz auf oberer Schiene auf 200°C Ober-/Unterhitze mit Käse überbacken werden.
* Mit vorgekochtem Reis kann man aus den Resten eine Gemüsepfanne zaubern.

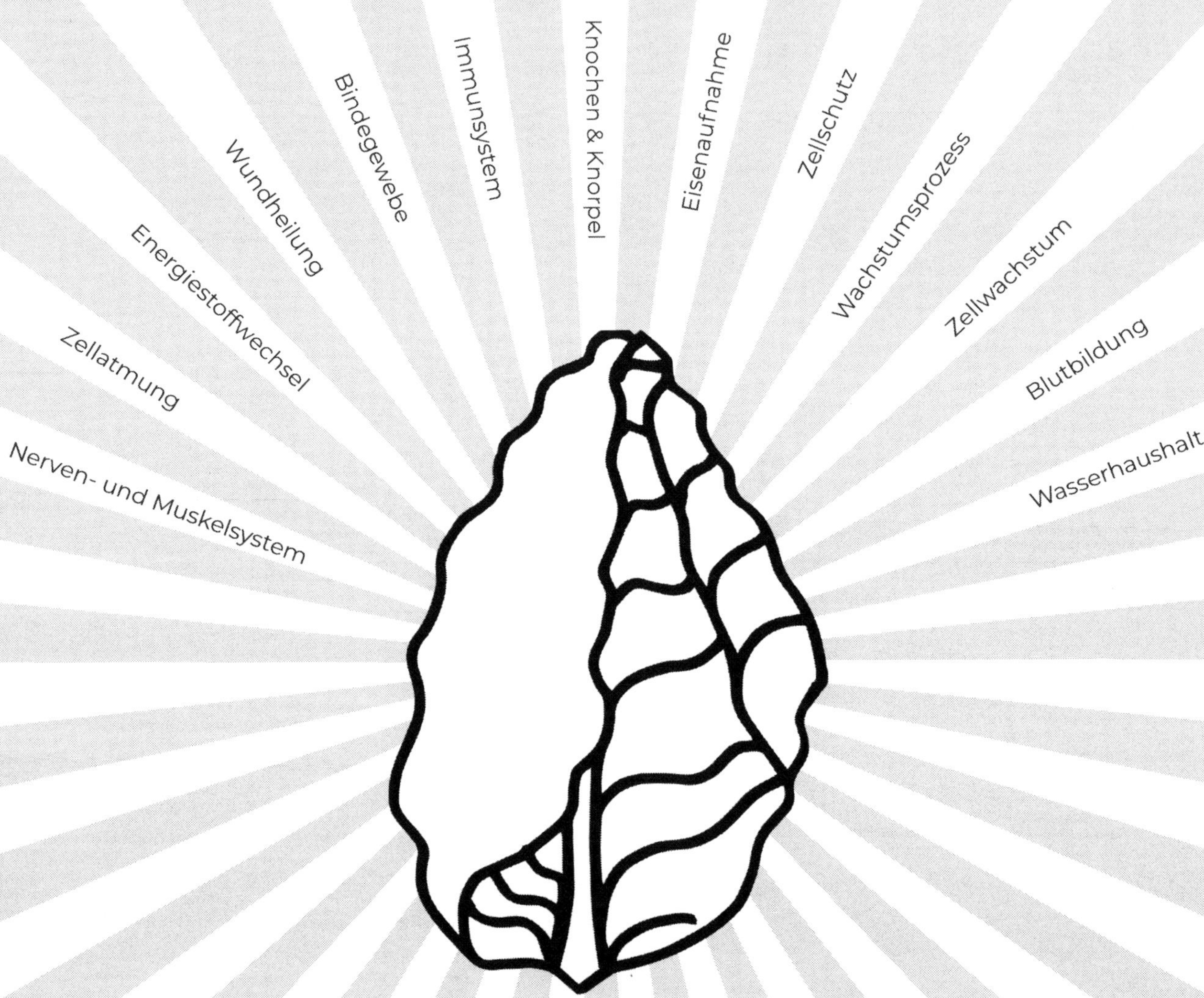
Nerven- und Muskelsystem
Zellatmung
Energiestoffwechsel
Wundheilung
Bindegewebe
Immunsystem
Knochen & Knorpel
Eisenaufnahme
Zellschutz
Wachstumsprozess
Zellwachstum
Blutbildung
Wasserhaushalt

Spitzkohl

Spitzkohl in Senfsoße

Zutaten für 4 Portionen:

1 Spitzkohl (ca. 1 kg)
2 EL Butter (ca. 30 g)
2 EL Mehl (ca. 30 g)
500 ml Milch 3,5 %
2 EL süßen Senf (ca. 30 g)
Salz und Pfeffer

Zubereitung:

1. In einem großen Topf Wasser mit ½ Teelöffel Salz (ca. 4 g) zum Kochen bringen.
2. Die äußeren Blätter des Spitzkohls entfernen und entsorgen, den Rest waschen, halbieren, den Strunk herausschneiden und in Streifen schneiden.
3. Den Spitzkohl ins Wasser legen und für 5-8 Minuten blanchieren.
4. Den Spitzkohl absieben, dabei 300 ml Gemüsewasser in einer Schüssel auffangen und beiseitestellen. Den Spitzkohl kalt abschrecken.
5. Die Butter im Topf zerlassen, das Mehl darin anschwitzen und mit dem Gemüsewasser und der Milch ablöschen. Unter Rühren aufkochen, bis sich eine sämige Soße entwickelt.
6. Den Senf unterrühren, mit Salz und Pfeffer abschmecken.
7. Den Kohl untermischen, für ein paar Minuten ziehen lassen und servieren.

Kalorien- und Nährwerte pro Portion:

Kcal: 238; Kohlenhydrate: 22 g; Eiweiß: 12 g; Fett: 19 g.

Meal Prep:

* Mit gekochtem Ei und Pellkartoffeln kann es für 2 Tage vorgekocht werden. Langsam aufwärmen.

Spitzkohleintopf mit Wurst

Zutaten für 4 Portionen:

1 Spitzkohl (ca. 1 kg)
7 Kartoffeln (ca. 500 g)
1 mittelgroße Zwiebel (ca. 80 g)
150 g Mettwürste oder Pfefferbeißer
100 g gewürfelten, durchwachsenen Speck
1 TL Butter (ca. 5 g)
Salz und Pfeffer

Zubereitung:

1. Die äußeren Blätter des Spitzkohls entfernen, waschen, vierteln, den Strunk herausschneiden und den Rest in mundgerechte Stücke schneiden.
2. Die Kartoffeln schälen und in mundgerechte Würfel schneiden.
3. Die Zwiebel schälen und klein schneiden, die Wurst in dünne Scheiben schneiden.
4. In einer Pfanne den gewürfelten Speck auslassen und darin die Zwiebel andünsten.
5. Den Spitzkohl, die Kartoffeln und die Wurst hinzufügen, kurz andünsten, mit 500 ml Wasser ablöschen und 20-30 Minuten köcheln lassen.
6. Die Butter untermischen und mit Salz und Pfeffer abschmecken – servieren.

Kalorien- und Nährwerte pro Portion:

Kcal: 341; Kohlenhydrate: 27 g; Eiweiß: 19 g; Fett: 17 g.

Meal Prep:

* Suppen lassen sich immer gut vorkochen und portioniert für ein paar Tage im Kühlschrank aufbewahren.

Spitzkohl – Rote Beetesuppe

Zutaten für 4 Portionen:

1 Knolle rote Beete (ca. 300 g)
½ Spitzkohl (ca. 500 g)
3 TL Butter (ca. 15 g)
750 ml Gemüsebrühe
4 Scheiben Brot oder 2 Brötchen (ca. 200 g)
1 EL Olivenöl (ca. 10 g)
100 g Frischkäse
3 TL Sahnemeerrettich (ca. 15 g)

Zubereitung:

1. Die rote Beete waschen und komplett mit Schale und Strunk in einen Topf mit Wasser geben, damit die Knolle nicht ausblutet. Mit geschlossenem Deckel das Wasser zum Kochen bringen, Hitze herunterschalten und ohne Deckel 30 Minuten köcheln lassen. Das Wasser erst 5 Minuten vor Ende der Garzeit salzen.
2. Die äußeren Blätter des Spitzkohls entfernen, waschen, halbieren, den Strunk herausschneiden und den Rest in Streifen schneiden.
3. In einem großen Topf die Butter zerlassen, den Spitzkohl hineinlegen und 5 Minuten dünsten. Die Gemüsebrühe hinzufügen und 10 Minuten köcheln lassen, danach pürieren.
4. Ofen auf 200°C Ober-/Unterhitze vorheizen.
5. Brotscheiben oder Brötchen in Würfel schneiden, auf ein mit Backpapier ausgelegtes Backblech verteilen und mit Öl beträufeln. Im Ofen 10 Minuten anrösten.
6. Den Frischkäse und Meerrettich unter die Suppe rühren.
7. Rote Beete kalt abschrecken, pellen, in mundgerechte Stücke schneiden und in eine Schüssel geben.
8. Die Croutons aus dem Ofen holen, die Suppe in Tellern schöpfen , eine Portion rote Beete auf die Suppe geben und mit Croutons garniert servieren.

Kalorien- und Nährwerte pro Portion:

Kcal: 289; Kohlenhydrate: 34 g; Eiweiß: 10 g; Fett: 11 g.

Meal Prep:

* Suppen lassen sich immer gut vorkochen und portioniert für ein paar Tage im Kühlschrank aufbewahren. Es kann an einem Tag vegetarisch, am nächsten Tag mit Fleischresten, Speckwürfel oder Hackfleisch serviert werden.
* Reste können mit Speisestärke, Maismehl oder Kartoffelpüreeresten verdickt und als Soße zu Fisch, Fleisch, Kartoffeln, Kohlrabi- oder Knollenselleriesschnitzel serviert werden.

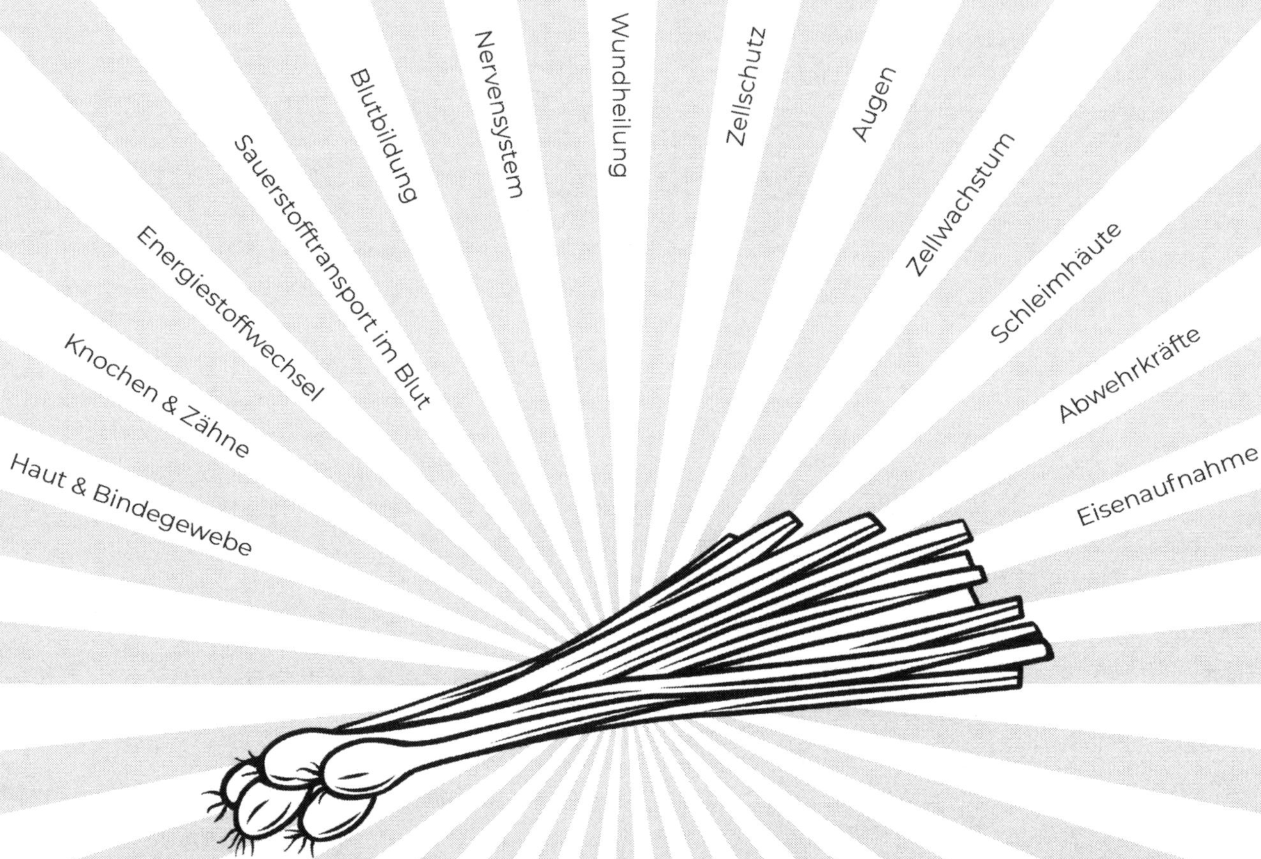

Frühlingszwiebel

Frühlingszwiebeln – Kartoffeln – Lauchsuppe

Zubereitung:

1. Die Kartoffeln waschen, schälen, klein schneiden und bereitstellen.
2. Lauch von den Enden befreien, längs halbieren, waschen, trocken tupfen und in 2 cm dicke Ringe schneiden.
3. Die Frühlingszwiebeln waschen, putzen und in 2 cm dicke Ringe schneiden.
4. In einem Topf die Butter zerlassen und das Gemüse samt Kartoffeln darin andünsten.
5. Mit der Gemüsebrühe ablöschen und 15-20 Minuten köcheln lassen.
6. Danach die Suppe pürieren, die Sahne untermischen, mit Salz und Pfeffer abschmecken und servieren.

Zutaten für 4 Portionen:

5 mehligkochende Kartoffeln (ca. 300 g)
2 Stangen Lauch (ca. 400 g)
1 Bund Frühlingszwiebel (ca. 175 g)
4 TL Butter (ca. 20 g)
750 ml Gemüsebrühe
150 ml flüssige Schlagsahne
Salz und Pfeffer

Kalorien- und Nährwerte pro Portion:

Kcal: 250; Kohlenhydrate: 19 g; Eiweiß: 5 g; Fett: 16 g.

Meal Prep:

* Suppen lassen sich immer gut vorkochen und portioniert für ein paar Tage im Kühlschrank aufbewahren.

Frühlingszwiebeln mit Linsenragout und Bratwurst

Zubereitung:

1. Die Linsen in einem Sieb gut abbrausen und in einem Topf mit 400 ml Wasser auf mittlerer Stufe garkochen.
2. Die Frühlingszwiebeln waschen, putzen und in feine Ringe schneiden.
3. Die Paprika waschen, putzen und in kleine Würfel schneiden.
4. Die Bratwurst in Scheiben schneiden.
5. In einer Pfanne die Butter zerlassen, das Tomatenmark anschwitzen und die Bratwurst darin anbraten.
6. Das Gemüse hinzufügen, 5 Minuten dünsten und mit der Gemüsebrühe übergießen. 10 Minuten unter ständigem Rühren köcheln lassen.
7. Die Linsen absieben, in die Pfanne geben, mit Essig, Salz und Pfeffer abschmecken und servieren.

Zutaten für 4 Portionen:

200 g rote ungeschälte Linsen
1 Bund Frühlingszwiebel (ca. 175 g)
1 Paprika (ca. 200 g)
2 grobe Bratwürste (ca. 160 g)
2 TL Butter (ca. 10 g)
3 EL Tomatenmark (ca. 45 g)
250 ml Gemüsebrühe
2 EL Apfelessig (ca. 20 g)
Salz und Pfeffer

Kalorien- und Nährwerte pro Portion:

Kcal: 349; Kohlenhydrate: 36 g; Eiweiß: 22 g; Fett: 11 g.

Meal Prep:

* Suppen lassen sich immer gut vorkochen und portioniert für ein paar Tage im Kühlschrank aufbewahren.

Frühlingszwiebeln auf Baguette mit Tomaten und Bohnen

Zutaten für 4 Portionen:

1 Bund Frühlingszwiebel (ca. 175 g)
4 Tomaten (ca. 300 g)
1 Knoblauchzehe
3 EL Olivenöl (ca. 30 g)
400 g weiße Bohnen (Abtropfgewicht: 250 g)
1 TL Bohnenkraut (ca. 1 g)
Salz und Pfeffer
1 Baguette
6 Scheiben Scheiblettenkäse

Zubereitung:

1. Backofen auf 240°C Ober-/Unterhitze vorheizen.
2. Frühlingszwiebel putzen, in Ringe schneiden und beiseitestellen.
3. Tomaten waschen, vom Strunk befreien, in kleine Würfel schneiden und bereitstellen.
4. Knoblauchzehe schälen und in feine Würfel schneiden.
5. In einer Pfanne 1 Esslöffel Öl erhitzen und den Knoblauch andünsten.
6. Frühlingszwiebel, Tomaten und die abgetropften Bohnen hinzufügen und 5 Minuten köcheln lassen. Mit dem Bohnenkraut, Salz und Pfeffer verfeinern.
7. Das Baguette in 12 gleich dicke Scheiben schneiden und auf einem mit Backpapier belegten Backblech verteilen.
8. Mit den restlichen 2 Esslöffeln Olivenöl beträufeln und die Gemüsemasse auf die Baguettescheiben verteilen.
9. Mit jeweils einer halben Scheibe Käse belegen und im Backofen 5 Minuten auf mittlerer Schiene gratinieren. Servieren.

Kalorien- und Nährwerte pro Portion:

Kcal: 418; Kohlenhydrate: 45 g; Eiweiß: 18 g; Fett: 16 g.

Meal Prep:

* Das Gericht lässt sich gut vorbereiten und sollte am Tag selbst erst gratiniert werden.
* Die Gemüse-Bohnen-Mischung ist auch als Salat sehr lecker und eine gute Beilage zu Kartoffeln, Fleisch und Gemüseschnitzel.

Frühlingszwiebeln im Graupenrisotto

Zubereitung:

1. Die Möhren waschen, schälen, klein schneiden und bereitstellen.
2. Die Frühlingszwiebeln waschen, putzen, von den Enden befreien und in feine Ringe schneiden.
3. Staudensellerie waschen, mit dem Messer längs des Staudenselleries die Fäden entfernen, halbieren und in feine Ringe schneiden.
4. In einer Pfanne die Butter zerlassen und das Gemüse darin andünsten.
5. Die Graupen hinzufügen und vermengen.
6. Die Gemüsebrühe separat kurz aufkochen und portionsweise über das Graupen-Gemüse-Gemisch gießen und verkochen lassen, bis die Gemüsebrühe verbraucht ist.
7. Die Sahne hinzufügen, mit Salz abschmecken und servieren.

Zutaten für 4 Portionen:

4 Möhren (ca. 250 g)
3 Frühlingszwiebeln (ca. 100 g)
4 Stange Staudensellerie (ca. 300 g)
3 TL Butter (ca. 15 g)
150 g Graupen
750 ml Gemüsebrühe
100 ml flüssige Schlagsahne
Salz

Kalorien- und Nährwerte pro Portion:

Kcal: 281; Kohlenhydrate: 35 g; Eiweiß: 7 g; Fett: 12 g.

Meal Prep:

* In größerer Menge zubereitet können Reste mit einem Eigelb und 50 g Parmesan vermischt zu Kugeln geformt werden. In verquirltem Ei und Paniermehl wenden und in Öl kurz anbraten.

Notizen

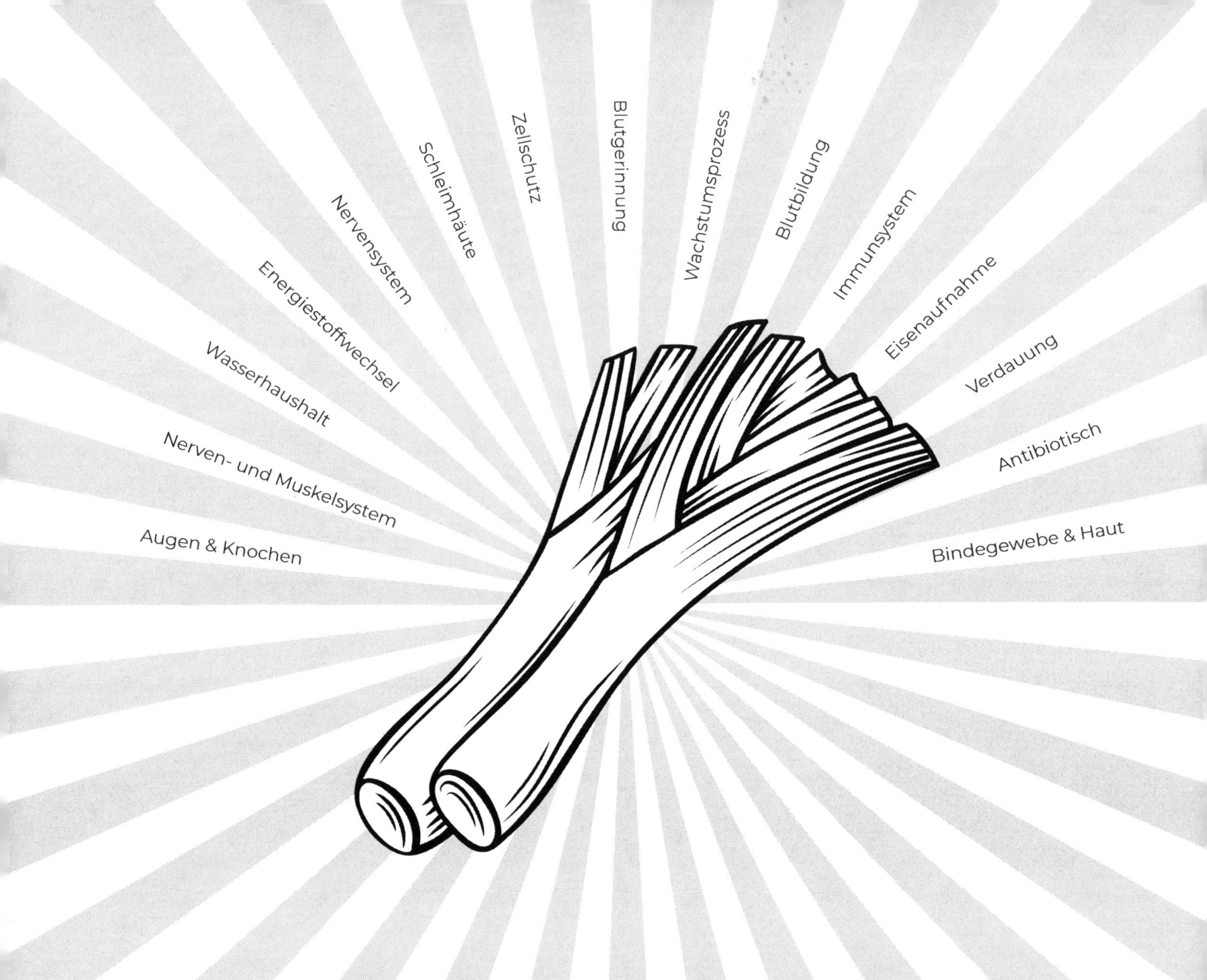

Lauch / Porree

Lauch – Gnocchi – Pfanne

Zutaten für 4 Portionen:

2 Stangen Lauch (ca. 500 g)
4 Möhren (ca. 300 g)
1 Knoblauchzehe
2 EL Öl (ca. 20 g)
250 ml Gemüsebrühe
500 g Gnocchi
200 ml flüssige Schlagsahne
½ TL getrocknete Kräuter oder einen selbstgemachten Kräuterwürfel
Salz und Pfeffer

Zubereitung:

1. Lauch von den Enden befreien, längs halbieren, waschen, trocken tupfen und in Ringe schneiden.
2. Möhren waschen, schälen und in dünne Scheiben schneiden.
3. Die Knoblauchzehe schälen und in kleine Würfel schneiden.
4. In einer Pfanne das Öl erhitzen und den Knoblauch darin andünsten.
5. Den Lauch und die Karotten hinzufügen und 5 Minuten andünsten.
6. Mit der Gemüsebrühe ablöschen und mit geschlossenem Deckel für 8-10 Minuten fertig dünsten.
7. Gnocchi nach Packungsanleitung zubereiten.
8. Die Sahne zu der Gemüsepfanne hinzufügen und mit Salz, Pfeffer und getrockneten Kräutern abschmecken.
9. Zusammen mit den Gnocchi servieren.

Kalorien- und Nährwerte pro Portion:

Kcal: 364; Kohlenhydrate: 31 g; Eiweiß: 7 g; Fett: 22 g.

Meal Prep:

* Eine doppelte Gemüsemenge kann am nächsten Tag zu einer – eventuell pürierten - Suppe verarbeitet werden.
* Mit 150 g Tiefkühlerbsen kann die Suppe vom Geschmack verändert werden.
* Mit selbstgemachtem Brühgemüse kann man die Konsistenz verändern.

Lauchpfanne mit Putenbrust

Zutaten für 4 Portionen:

400 g Putenbrust
2 EL Öl (ca. 20 g)
Salz und Pfeffer
1 TL Paprikapulver edelsüß (ca. 2 g)
2 Stangen Lauch (ca. 400 g)
200 g Spaghetti
250 ml Gemüsebrühe
100 ml flüssige Schlagsahne
1 Bund Rucola-Salat (ca. 50 g)
50 g Käse am Stück (Gouda, Emmentaler oder Mozzarella)

Zubereitung:

1. Putenbrust unter fließendem Wasser abwaschen und mit einem Papiertuch trocken tupfen. Das Papiertuch entsorgen. Die Putenbrust in Würfel schneiden und in eine Schüssel geben.
2. Das Fleisch mit Olivenöl, Salz, Pfeffer und Paprikapulver vermischen.
3. Lauch von den Enden befreien, längs halbieren, waschen, trocken tupfen und in feine Ringe schneiden.
4. Die Spaghetti nach Packungsanleitung zubereiten.
5. Eine Pfanne erhitzen und die Putenbrust scharf anbraten. Das Öl-Gewürzgemisch aus der Schüssel ausschaben und in die Pfanne geben.
6. Den Lauch hinzufügen, unter das Fleisch mischen, 5 Minuten andünsten, mit der Gemüsebrühe ablöschen und aufkochen lassen.
7. Die Sahne unterrühren und mit Salz und Pfeffer abschmecken.
8. Den Rucola klein schneiden und die Lauchpfanne mit Putenbrust, Rucola und geriebenen Käse servieren.

Kalorien- und Nährwerte pro Portion:

Kcal: 383; Kohlenhydrate: 20 g; Eiweiß: 31 g; Fett: 20 g.

Meal Prep:

* Gemüsereste (falls vorhanden) vom Vortag hinzufügen.
* Die Lauchpfanne kann gut vorgekocht und bereits portioniert mit Rucola und Käse bestreut im Kühlschrank aufbewahrt werden.

Lauch in weißer Bohnensuppe

Zutaten für 4 Portionen:

4 vorwiegend mehligkochende Kartoffeln (ca. 350 g)
2 Stangen Lauch (ca. 300 g)
400 g weiße Bohnen (250 g Abtropfgewicht)
2 Knoblauchzehen (ca. 10 g)
4 TL Butter (ca. 20 g)
1 EL Mehl (ca. 15 g)
500 ml kräftige Gemüsebrühe
Thymian und Rosmarin nach Geschmack
Salz und Pfeffer

Zubereitung:

1. Kartoffeln schälen und in kleine Stücke schneiden.
2. Lauch von den Enden befreien, längs halbieren, waschen, trocken tupfen und in feine Ringe schneiden.
3. Weiße Bohnen in ein Sieb kippen und abtropfen lassen.
4. Knoblauchzehen schälen und halbieren.
5. Die Butter in einem Topf zerlassen, die Knoblauchzehen darin andünsten und mit Mehl bestreuen, mit der Gemüsebrühe ablöschen und cremig rühren.
6. Die Kartoffeln hinzufügen und 10-15 Minuten köcheln lassen.
7. Danach die Lauchringe und die weißen Bohnen hinzufügen und alles garkochen.
8. Mit Thymian, Rosmarin, Salz und Pfeffer abschmecken.
9. Je nach Konsistenzwunsch mit Wasser oder Gemüsebrühe verdünnen und servieren.

Kalorien- und Nährwerte pro Portion:

Kcal: 244; Kohlenhydrate: 32 g; Eiweiß: 13 g; Fett: 5 g.

Meal Prep:

* Suppen lassen sich immer gut vorkochen und portioniert für ein paar Tage im Kühlschrank aufbewahren.

Lauch – Möhren – Käse – Schmarren

Zutaten für 6 Portionen:

2 Stangen Lauch (ca. 300 g)
6 Möhren (ca. 400 g)
6 Scheiben Frühstücksspeck (ca. 200 g)
1 EL Butter (15 g)
Salz und Pfeffer
½ TL gemahlene Muskatnuss (ca. 1 g)
½ Bund frische Petersilie (ca. 25 g)
4 mittelgroße Eier (ca. 240 g)
400 ml Milch 1,5 %
100 g Mehl
2 TL Sonnenblumenöl (ca. 10 g)
80 g geriebenen Bergkäse, Emmentaler oder Gouda

Zubereitung:

1. Lauch von den Enden befreien, längs halbieren, waschen, trocken tupfen, in feine Ringe schneiden und beiseitestellen.
2. Möhren waschen, schälen, klein raspeln und bereitstellen.
3. In einer Pfanne den Speck kross anbraten und auf Küchenpapier abtropfen lassen.
4. Die Butter in der gleichen Pfanne zerlassen und das Gemüse darin für 10 Minuten auf schwacher Stufe mit etwas Wasser andünsten. Mit Salz, Pfeffer und Muskatnuss würzen.
5. Die Petersilie waschen, trocken rütteln, vom Stiel trennen und klein hacken.
6. Die Eier trennen, das Eiweiß in einer Rührschüssel mit einer Prise Salz steif schlagen, das Eigelb in einer Schale mit der Milch verquirlen.
7. Das Mehl und die fein gehackte Petersilie dem Eigelb-Milch-Gemisch hinzufügen und mit Salz und Pfeffer würzen. Den Eischnee und das Gemüse aus der Pfanne unterheben.
8. 1 Teelöffel Sonnenblumenöl in der Pfanne erhitzen, mit Gemüseteig bedecken und stocken lassen.
9. Mit dem platten Kochlöffel in der Pfanne Stücke schneiden und wenden. So lange wiederholen, bis der Teig aufgebraucht ist.
10. Alles zusammen in die warme Pfanne geben, mit Käse bestreuen und schmelzen lassen.
11. Auf den Tellern anrichten und mit jeweils 1 Speckstreifen garniert servieren.

Kalorien- und Nährwerte pro Portion:

Kcal: 351; Kohlenhydrate: 21 g; Eiweiß: 19 g; Fett: 21 g.

Meal Prep:

* Der Schmarren schmeckt auch kalt sehr gut. Gibt es Suppen- oder Soßenreste aus diesem Kochbuch vom Vortag? Einfach miteinander kombinieren.
* Der Gemüseteig lässt sich gut vorbereiten und in verschlossenen Behältern im Kühlschrank aufbewahren.
* Reste in eine Gemüsebrühe geben und als eine Art Flädlesuppe servieren.

Lauchpfanne mit Kartoffeln und Hackfleisch

Zubereitung:

1. Die Kartoffeln waschen, schälen, vierteln und in 0,5 cm dicke Scheiben schneiden.
2. Die Zwiebel schälen, fein hacken und bereitstellen.
3. Lauch von den Enden befreien, längs halbieren, waschen, trocken tupfen und in Ringe schneiden.
4. In einer Pfanne das Öl erhitzen, Hackfleisch darin krümelig braten und mit Salz und Pfeffer würzen.
5. Kartoffeln zum Hackfleisch geben, mit der Gemüsebrühe ablöschen und aufkochen.
6. Den Lauch hinzufügen und bei mittlerer Hitze garen.
7. Creme fraîche unterheben und mit Salz und Pfeffer abschmecken.
8. Den Schnittlauch mit der Schere in feine Röllchen über die Pfanne schneiden und servieren.

Zutaten für 4 Portionen:

10 Kartoffeln (ca. 800 g)
1 mittelgroße Zwiebel (ca. 80 g)
3 Stangen Lauch (ca. 500 g)
1 TL Sonnenblumenöl (ca. 5 g)
250 g gemischtes Hackfleisch
Salz und Pfeffer
150 ml Gemüsebrühe
150 g Creme fraîche
½ Bund frischen Schnittlauch (ca. 15 g)

Kalorien- und Nährwerte pro Portion:

Kcal: 463; Kohlenhydrate: 38 g; Eiweiß: 19 g; Fett: 24 g.

Meal Prep:

* Reste der Kartoffelpfanne eventuell mit Gemüseresten aus dem Kühlschrank vermischen und mit Käse überbacken als Auflauf servieren.

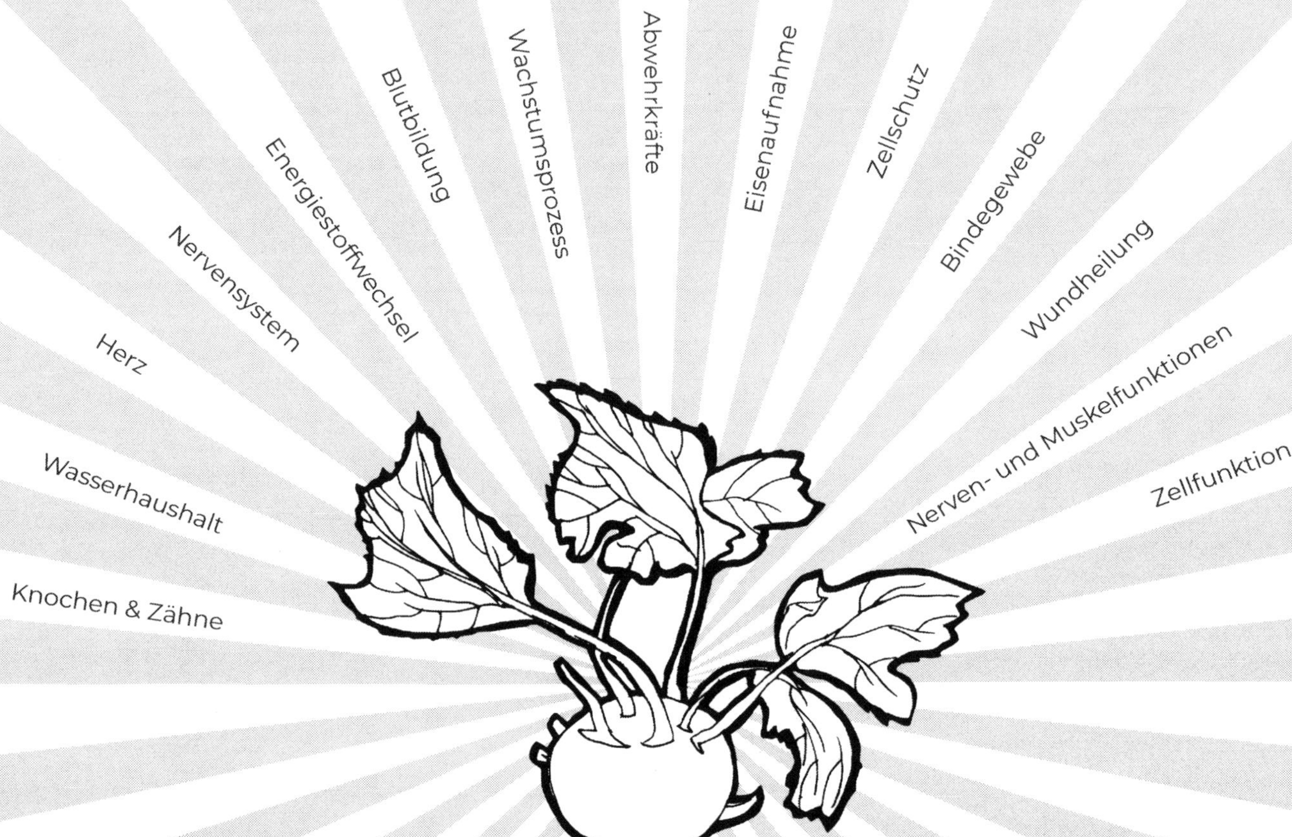
Knochen & Zähne
Wasserhaushalt
Herz
Nervensystem
Energiestoffwechsel
Blutbildung
Wachstumsprozess
Abwehrkräfte
Eisenaufnahme
Zellschutz
Bindegewebe
Wundheilung
Nerven- und Muskelfunktionen
Zellfunktion

Kohlrabi

Kohlrabipuffer

Zutaten für 4 Portionen:

2 Knollen Kohlrabi (ca. 400 g)
100 g Ricotta oder Schichtkäse
2 mittelgroße Eier (ca. 120 g)
50 g Mehl
Paniermehl (ca. 100 g)
Salz und Pfeffer
½ Bund frische Kräuter (Petersilie, Dill, Schnittlauch) (ca. 25 g)

Zubereitung:

1. Kohlrabi waschen, schälen und fein raspeln. In einer Schüssel mit ½ Teelöffel Salz (ca. 3 g) vermischen und 10 Minuten ziehen lassen.
2. In einer weiteren Schüssel den Ricotta bzw. Schichtkäse mit 1 Ei, 30 g Paniermehl, Salz, Pfeffer und den fein gehackten Kräutern vermischen.
3. Den Kohlrabi gut ausdrücken und unter dem Ricotta-Gemisch heben.
4. In einem Teller das Mehl, in einem weiteren Teller das Ei mit etwas Salz verquirlen und wieder in einem weiteren Teller das restliche Paniermehl geben.
5. Aus der Gemüsemasse Puffer formen, dann zuerst im Ei und danach im Paniermehl wenden.
6. Ein Backblech mit Backpapier auslegen, darauf die Puffer platzieren und 10 Minuten ruhen lassen.
7. Währenddessen den Ofen auf 175°C Ober-/Unterhitze vorheizen.
8. Nach der Ruhezeit die Puffer in 30 Minuten fertig backen, wobei nach 15 Minuten die Puffer gewendet werden dürfen.

Kalorien- und Nährwerte pro Portion:

Kcal: 250; Kohlenhydrate: 33 g; Eiweiß: 11 g; Fett: 7 g.

Meal Prep:

* Die Kohlrabipuffer können gut am Vortag vorbereitet und im Kühlschrank aufbewahrt werden.
* Ob roh oder gebacken – die Puffer lassen sich gut einfrieren. Dabei beachten, dass sie mit Abstand zueinander angefroren werden sollen. Danach kann man sie stapelnd in einer Dose oder Gefrierbeutel einfrieren, kleben nicht aneinander und können einzeln entnommen werden.
* Die Puffer lassen sich gut als Burger servieren – zusammen mit Tomatenscheiben und Salat.
* Die Puffer lassen sich durch Reste von Suppen aus diesem Rezeptebuch anreichern.

Kohlrabilasagne

Zubereitung:

1. Kohlrabi waschen, schälen und fein hobeln.
2. Die Zwiebel und die Knoblauchzehe schälen und fein schneiden.
3. In einer Pfanne die Butter zerlassen, Zwiebel und Knoblauchzehe andünsten, das Mehl hinzufügen und anschwitzen. Die Milch portionsweise hinzufügen und zu einer einheitlichen Soße verrühren.
4. Den Dill und die Petersilie waschen, trocken rütteln, Kräuter von den Stielen zupfen, fein hacken und zusammen mit dem Kohlrabi in die Pfanne geben, mit Salz und Pfeffer abschmecken und 5 Minuten auf mittlerer Stufe und ständigem Rühren aufkochen.
5. Den Backofen auf 180°C Umluft vorheizen.
6. Den Käse fein reiben, miteinander vermischen und bereitstellen.
7. In einer Auflaufform den Boden mit der Gemüse-Béchamelsoße bedecken, die Lasagneblätter darauflegen und wieder mit der Gemüsesoße beschichten. So lange wiederholen, bis alles aufgebraucht ist.
8. Am Ende Lasagneblätter mit Soße bedecken und mit dem Käse bestreuen.
9. Im Ofen 30 Minuten goldbraun backen und servieren.

Zutaten für 8 Portionen:

3 große Knollen Kohlrabi (ca. 1 kg)
1 mittelgroße Zwiebel (ca. 80 g)
1 Knoblauchzehe
3 EL Butter (ca. 50 g)
3 EL Mehl (ca. 50 g)
1 Liter Milch 1,5%
½ Bund frischen Dill (ca. 20 g)
½ Bund frische Petersilie (ca. 25 g)
Salz und Pfeffer
70 g Gouda am Stück
30 Parmesan am Stück
10 Lasagneblätter (ca. 150 g)

Kalorien- und Nährwerte pro Portion:

Kcal: 232; Kohlenhydrate: 19 g; Eiweiß: 10 g; Fett: 12 g.

Meal Prep:

* Reste können am folgenden Tag mit einer leckeren Gemüsesoße angerichtet werden.
* Pürierten Suppen aus diesem Rezeptebuch mit Kartoffeln oder Speisestärke verdicken und zu Resten servieren.

Kohlrabi aus dem Ofen

Zutaten für 4 Portionen:

4 Knollen Kohlrabi (ca. 1 kg)
2 EL Öl (ca. 20 g)
1 Zitrone
Salz und Pfeffer

Zubereitung:

1. Den Ofen auf 180°C Umluft vorheizen.
2. Kohlrabi waschen, schälen und klein schneiden.
3. In eine verschließbare Schüssel geben, Öl, den Saft einer halben Zitrone, Salz und Pfeffer hinzufügen und geschlossen durchrütteln, damit sich die Marinade überall verteilt.
4. Ein Backblech mit Backpapier auslegen, Kohlrabi darüber verteilen, im Backofen 20-30 Minuten backen und servieren.

Kalorien- und Nährwerte pro Portion:

Kcal: 114; Kohlenhydrate: 15 g; Eiweiß: 4 g; Fett: 5 g.

Meal Prep:

* In größeren Mengen zubereitet, kann es erst als Beilage oder als ganze Mahlzeit mit Kartoffeln, Fleisch oder einer Scheibe Brot serviert werden.
* Mit Fenchel gebacken bildet es eine gute Basis für Suppen und Soßen.
* Gebackener Kohlrabi verleiht der Gemüselasagne ein Röstaroma.

Kohlrabi – Möhren – Gemüse

Zutaten für 4 Portionen:

2 Kohlrabi (ca. 400 g)
4 Karotten (ca. 300 g)
4 TL Butter (ca. 20 g)
1 EL Mehl (ca. 15 g)
150 ml Milch 1,5 %
½ Bund frische Petersilie (ca. 25 g)
Salz und Pfeffer

Zubereitung:

1. Kohlrabi und Karotten waschen, schälen und in Stifte schneiden.
2. In einem Topf 5 g Butter zerlassen und das Gemüse darin andünsten.
3. Mit 150 ml Wasser und etwas Salz ablöschen und 10 Minuten dünsten.
4. Das Gemüse absieben und den Sud auffangen.
5. Die restliche Butter im Topf zerlassen und das Mehl anschwitzen. Mit der Milch verrühren und den Gemüsesud hinzufügen, bis es die gewünschte Konsistenz erreicht hat.
6. Die Petersilie waschen, trocken rütteln, vom Stiel trennen und klein hacken. Die Petersilie in die Béchamelsoße untermischen und mit Salz und Pfeffer abschmecken.
7. Das Gemüse mit der Soße vermischen und servieren.

Kalorien- und Nährwerte pro Portion:

Kcal: 128; Kohlenhydrate: 14 g; Eiweiß: 5 g; Fett: 5 g.

Meal Prep:

* Die Stifte lassen sich gut kalt als Salat servieren.
* Das Gericht passt sehr gut zu vorbereiteten Knödel, Fleisch und Gemüseschnitzel.

Kohlrabisuppe mit Frischkäse

Zutaten für 4 Portionen:

3 Knollen Kohlrabi (ca. 700 g)
6 Kartoffeln (ca. 500 g)
1 mittelgroße Zwiebel (ca. 80 g)
2 EL Öl (ca. 20 g)
750 ml Gemüsebrühe
Salz und Pfeffer
½ TL gemahlene Muskatnuss (ca. 1 g)
½ Bund frische Petersilie (ca. 25 g)
125 g naturbelassener Frischkäse

Zubereitung:

1. Kohlrabi und Kartoffeln waschen, schälen und in etwa gleich große Stücke schneiden, die Zwiebel schälen und fein würfeln.
2. In einem Topf das Öl erhitzen und die Zwiebel glasig dünsten.
3. Kohlrabi hinzugeben, kurz mit anbraten, mit der Gemüsebrühe ablöschen und die Kartoffeln untermischen.
4. Mit Salz, Pfeffer und Muskatnuss würzen und etwa 20 Minuten köcheln lassen.
5. Einige Kohlrabi- und Kartoffelstücke als Einlage beiseitelegen und den Rest fein pürieren.
6. Die Petersilie waschen, trocken rütteln, vom Stiel trennen und klein hacken
7. Den Frischkäse und die Petersilie unter die Suppe heben.
8. Kohlrabi- und Kartoffelstücke in eine Tasse geben, mit Suppe auffüllen und servieren.

Kalorien- und Nährwerte pro Portion:

Kcal: 257; Kohlenhydrate: 26 g; Eiweiß: 8 g; Fett: 13 g.

Meal Prep:

* Suppen kann man gut vorkochen. Für Abwechslung kann man Schinken- oder Speckwürfel kurz anbraten und in die Suppe geben.

Kohlrabi – Hackfleischfrikadellen aus dem Ofen

Zubereitung:

1. Kohlrabi waschen, schälen, klein raspeln, in eine Schüssel mit 1 Teelöffel Salz geben und 10 Minuten ziehen lassen.
2. Zwiebel und Knoblauchzehe schälen und klein schneiden, in einer Pfanne das Öl erhitzen, darin anschwitzen und abkühlen lassen.
3. Den Backofen auf 200°C Ober-/Unterhitze vorheizen.
4. In einer Schüssel das Hackfleisch mit Ei, Zwiebel, Knoblauch, Tomatenmark und Paniermehl vermischen.
5. Kohlrabi ausdrücken und zum Hackfleischgemisch geben, gut würzen und vermengen.
6. Ein Backblech mit Backpapier belegen.
7. Frikadellen formen, auf das Backblech mit jeweils einer dünnen Scheibe Mozzarella legen.
8. Im Ofen 30-40 Minuten garbacken und servieren.

Zutaten für 4 Portionen:

3 Knollen Kohlrabi (ca. 700 g)
1 mittelgroße Zwiebel (ca. 80 g)
1 Knoblauchzehe
2 EL Öl (ca. 20 g)
350 g gemischtes Hackfleisch
1 mittelgroßes Ei (ca. 60 g)
1 EL Tomatenmark (ca. 15 g)
100 g Paniermehl
Salz und Pfeffer
1 TL getrockneten Oregano (ca. 1 g)
1 Mozzarellakugel (ca. 125 g)

Kalorien- und Nährwerte pro Portion:

Kcal: 498; Kohlenhydrate: 28 g; Eiweiß: 30 g; Fett: 29 g.

Meal Prep:

* Reste können am Folgetag mit pasteurisierten Tomaten bzw. Tomatensoße angereichert und zu Spaghetti und frischem Salat serviert werden.

Notizen

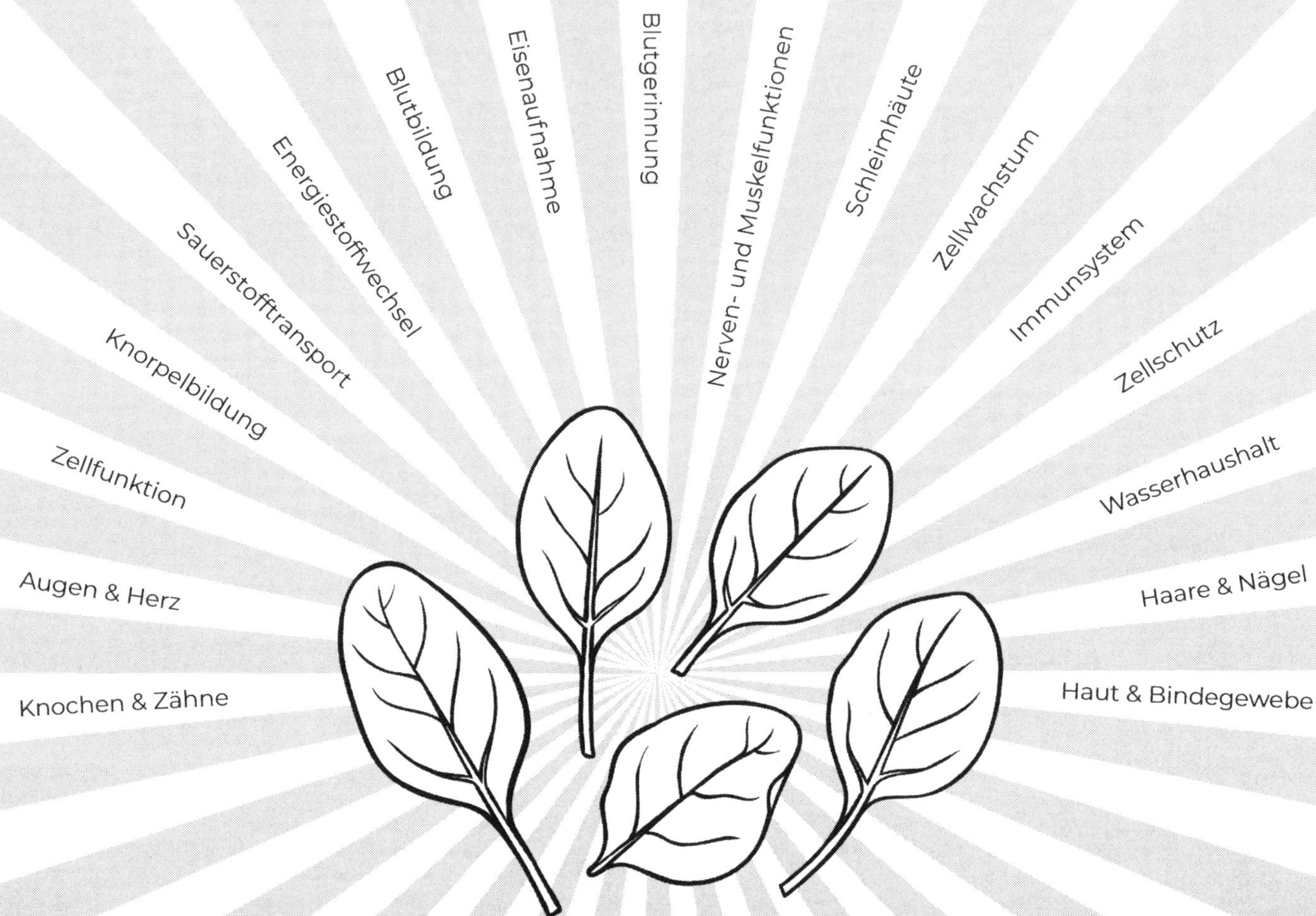
Knochen & Zähne
Augen & Herz
Zellfunktion
Knorpelbildung
Sauerstofftransport
Energiestoffwechsel
Blutbildung
Eisenaufnahme
Blutgerinnung
Nerven- und Muskelfunktionen
Schleimhäute
Zellwachstum
Immunsystem
Zellschutz
Wasserhaushalt
Haare & Nägel
Haut & Bindegewebe

Spinat

Spinatlasagne

Zutaten für 8 Portionen:

2 kg Spinat
2 Schalotten (ca. 52 g)
1 Knoblauchzehe
2 EL Olivenöl (ca. 20 g)
1 Becher Ricotta (ca. 250 g)
50 g geriebener Gouda
100 g geriebenen Parmesan
Salz und Pfeffer
2 EL Butter (ca. 30 g)
2 EL Mehl (ca. 30 g)
500 ml Milch 1,5 %
1 TL getrockneten Majoran (ca. 1 g)
1 TL getrockneten Oregano (ca. 1 g)
1 Fleischtomate (ca. 400 g)
10 Lasagneblätter (ca. 150 g)

Zubereitung:

1. In einer großen Schüssel 1 Esslöffel Salz in Wasser auflösen.
2. Die harten Stiele von den Spinatblättern abbrechen, die Blätter im Salzwasser eintauchen und mehrmals wenden und somit waschen. Absieben und gut abtropfen lassen.
3. Schalotten und Knoblauchzehe schälen und in feine Würfel schneiden.
4. In einer Pfanne das Öl erhitzen, Schalotten und Knoblauchzehe glasig dünsten und den Spinat darin andünsten.
5. Den Spinat gut ausdrücken, klein schneiden und in eine Schüssel geben.
6. Gouda und 50 g Parmesan mit dem Ricotta zum Spinat in die Schüssel geben, mit Salz und Pfeffer würzen und vermengen.
7. In einem Topf die Butter zerlassen, das Mehl darin anschwitzen und mit der Milch aufkochen. So lange rühren, bis es eine einheitliche (ohne Klümpchen) Béchamelsoße geworden ist, mit Salz, Pfeffer, Oregano und Majoran würzen.
8. Den Backofen auf 180°C Umluft vorheizen.
9. Die Tomaten in kleine Würfel schneiden und bereitstellen.
10. In einer Auflaufform den Boden mit Soße dünn bedecken, mit Lasagneblätter auslegen und diese mit der Spinatfüllung bedecken. Béchamelsoße darüber gießen und wieder von vorne anfangen.
11. Am Ende die restlichen Lasagneblätter hineinlegen, mit der restlichen Soße bestreichen, die Tomatenstücke darauf verteilen und mit 50 g geriebenen Parmesan abschließen.
12. Im Backofen in 20-30 Minuten fertig backen und servieren.

Kalorien- und Nährwerte pro Portion:

Kcal: 345; Kohlenhydrate: 23 g; Eiweiß: 20 g; Fett: 18 g.

Meal Prep:

* Nach der Zubereitung portionieren und in den Kühlschrank stellen. Vor dem Verzehr einmalig langsam im Ofen auf 50°C Umluft aufwärmen.

Spinatknödel auf Tomatensoße

Zutaten für 8 Portionen:

1 mittelgroße Zwiebel (ca. 80 g)
1 Knoblauchzehe
3 TL Butter (ca. 15 g)
170 ml Milch 1,5%
Salz und Pfeffer
½ TL gemahlene Muskatnuss (ca. 1 g)
3-4 Brötchen vom Vortag (ca. 300 g)
oder 300 g Knödelbrot
100 g Ricotta oder Schichtkäse
2 mittelgroße Eier (ca. 120 g)
500 g frischen Spinat
1 EL Öl (ca. 10 g)
Tomatensoße:
5 große Tomaten (ca. 600 g)
2 mittelgroße rote Zwiebeln (ca. 160 g)
2 EL Olivenöl (ca. 20 g)
4 EL Aceto Balsamico (ca. 40 g)
Salz und Pfeffer
1 TL getrockneten Oregano (ca. 1 g)

Zubereitung:

1. Die Zwiebel und Knoblauchzehe schälen und in feine Würfel schneiden, in einer Pfanne in zerlassener Butter anschwitzen.
2. In einem Topf die Milch mit Salz, Pfeffer und Muskatnuss würzen und erwärmen, nicht kochen.
3. Die Brötchen klein schneiden, in eine Schüssel geben und mit der Milch begießen.
4. Ricotta bzw. Schichtkäse, das Zwiebel-Knoblauch-Gemisch samt Butter und Eier verquirlen und über die Brötchen geben, gut vermischen und 20-30 Minuten ziehen lassen.
5. In einer großen Schüssel 1 Esslöffel Salz in Wasser auflösen.
6. Die harten Stiele von den Spinatblättern abbrechen und die Blätter im Salzwasser eintauchen und mehrmals wenden. Gut abtropfen lassen.
7. Die Tomaten waschen, vierteln und den Strunk entfernen.
8. Die roten Zwiebeln schälen und achteln.
9. In einem Topf das Öl erhitzen, die Zwiebeln kurz andünsten und mit Aceto Balsamico ablöschen.
10. Sobald der Essig verdunstet ist, die Tomaten hinzufügen, mit Salz, Pfeffer und Oregano gut würzen und 10 Minuten garen.
11. In einer Pfanne 1 Esslöffel Öl erhitzen und den Spinat dünsten. Aus der Pfanne nehmen, gut ausdrücken, klein schneiden und abkühlen lassen.
12. Den Spinat zur Brötchenmasse geben und untermischen. 8 Knödel formen. Falls sich keine Knödel formen lassen, weil die Masse zu weich ist, mit Paniermehl ausgleichen.
13. In einem Topf Salzwasser zum Kochen bringen. Die Knödel darin kurz aufkochen und 20-30 Minuten bei geschlossenem Deckel ziehen lassen.
14. Die Knödel absieben, die Tomatenmischung pürieren und zusammen auf einen Teller anrichten.

Kalorien- und Nährwerte pro Portion:

Knödel: Kcal: 249; Kohlenhydrate: 30 g; Eiweiß: 11 g; Fett: 11 g.

Tomatensoße: Kcal: 48; Kohlenhydrate: 5 g; Eiweiß: 1 g; Fett: 1 g.

Meal Prep:

* Übrig gebliebene Knödel in Scheiben geschnitten und mit geriebenem Käse kurz überbacken und mit Salat serviert hat man ein Essen für 2 Tage.
* Den Knödelteig kann man so ziemlich mit jedem Gemüse mischen und die fertig geformten Knödel einfrieren. Dabei ist es wichtig, dass die Knödel nicht aneinanderkleben. Ein Trick wäre, die Knödel auf einem Tablett mit Abstand zueinander anzufrieren und danach in eine Gefriertüte zu geben. Ein weiterer Trick: die Knödel in Muffinformen aus Papier legen und einfrieren.

Für die Zubereitung:

* Die Spinatknödel kurz antauen und im Salzwasser, wie oben beschrieben, garkochen.
* In Scheiben geschnitten separat eingefroren, kann man sie gefroren in der Pfanne anbraten.
* Gemüseknödel passen sehr gut zu Suppen und Soßen aus diesem Kochbuch, siehe Register.

Spinat mit paniertem Seelachs

Zutaten für 4 Portionen:

1 kg frischen Blattspinat
1 Knoblauchzehe
4 EL Öl (ca. 40 g)
4 Seelachsfilets (à 150 g)
Salz und Pfeffer
4 EL Mehl (ca. 50 g)
2 mittelgroße Eier (ca. 120 g)
4 EL Paniermehl (ca. 50 g)
200 ml Kochcreme
½ TL gemahlene Muskatnuss (ca. 1 g)

Zubereitung:

1. In einer großen Schüssel 1 Esslöffel Salz in Wasser auflösen.
2. Die harten Stiele von den Spinatblättern abbrechen und die Blätter im Salzwasser eintauchen und mehrmals wenden. Gut abtropfen lassen.
3. Knoblauchzehe schälen und in feine Würfel schneiden.
4. In einer Pfanne 1 Esslöffel Öl erhitzen, Knoblauch glasig dünsten, den Spinat hinzufügen und fertig dünsten.
5. Seelachsfilets waschen, trocken tupfen, salzen und pfeffern.
6. 3 Teller vorbereiten: 1 Mehlteller, 1 Teller mit gesalzenen, verquirlten Eiern und 1 Paniermehlteller.
7. Fischfilets zuerst in Mehl, dann in Ei und danach in Paniermehl wenden.
8. In einer beschichteten Pfanne 3 Esslöffel Öl erhitzen und den Fisch anbraten.
9. Die Kochcreme zum Spinat geben und kurz aufkochen und gut würzen.
10. Fisch mit Spinat auf einem Teller anrichten und servieren.

Kalorien- und Nährwerte pro Portion:

Kcal: 510; Kohlenhydrate: 24 g; Eiweiß: 43 g; Fett: 25 g.

Meal Prep:

* Bei der Zubereitung der doppelten Menge können die Filets bei 150°C Umluft aufgewärmt werden. Den Spinat langsam aufwärmen. Wichtig ist, den Spinat direkt nach der Zubereitung in einem verschlossenen Behälter in den Kühlschrank zu stellen.
* Verzichtet man beim Fisch auf die Panade und isst lieber Kartoffeln dazu, kann man den Fisch am nächsten Tag angereichert mit Essig und Öl (und etwas Mayonnaise) auf Brot servieren.

Spinat und Tomaten im Blätterteigkuchen

Zubereitung für 10 Stücke:

1 kg frischen Blattspinat
1 Knoblauchzehe
200 g Kochschinken
3 Tomaten (ca. 250 g)
1 EL Öl (ca. 10 g)
250 g Schichtkäse
3 mittelgroße Eier (ca. 180 g)
50 ml Milch 3,5 %
Salz und Pfeffer
5 rechteckige Blätterteigplatten TK (ca. 375 g)
1 Springform mit 26 cm Durchmesser

Zubereitung:

1. In einer großen Schüssel 1 Esslöffel Salz in Wasser auflösen.
2. Die harten Stiele von den Spinatblättern abbrechen und die Blätter im Salzwasser eintauchen und mehrmals wenden. Gut abtropfen lassen.
3. Knoblauchzehe schälen und in feine Würfel schneiden.
4. Den Kochschinken klein schneiden und bereitstellen.
5. Die Tomaten vierteln, den Strunk entfernen, aushöhlen, in kleine Stücke schneiden und bereitstellen.
6. In einer Pfanne 1 Esslöffel Öl erhitzen, Knoblauch glasig dünsten, den Spinat hinzufügen und 5-8 Minuten dünsten. Schinken und Tomaten hinzufügen und weitere 5-10 Minuten auf mittlerer Stufe dünsten. Danach Beiseite stellen und abkühlen lassen.
7. In einer Schüssel den Schichtkäse, die Eier und die Milch mit Salz und Pfeffer verquirlen und mit den restlichen Zutaten vermischen.
8. Den Ofen auf 200°C Umluft vorheizen.
9. Den Blätterteig übereinanderlegen, ausrollen und in die eingefettete Springform bis über den Rand hinein-legen.
10. Mit dem Spinat-Tomaten-Schinken-Gemisch füllen und die überlappenden Ränder umklappen.
11. Im Ofen 20-30 Minuten goldbraun backen und servieren.

Kalorien- und Nährwerte pro Portion:

Kcal: 242; Kohlenhydrate: 16 g; Eiweiß: 14 g; Fett: 12 g.

Meal Prep:

* Der Kuchen schmeckt warm und kalt.
* Ein Stück Kuchen lässt sich in der Mikrowelle oder dem Backofen bei 60 ° C aufwärmen.
* Einzelne Kuchenstücke können eingefroren werden. Wichtig dabei ist, dass er nach dem Zubereiten und der Mahlzeit gleich in den Kühlschrank kommt.

Spinat-Kartoffelküchlein auf Gemüse

Zutaten für 8 Portionen:

Kartoffelküchlein:
10 Kartoffeln (ca. 1 kg)
500 g frischen Spinat
1 EL Öl (ca. 10 g)
1 Bund frische Petersilie (ca. 50 g)
150 g Frischkäse naturbelassen
7 EL Mehl (ca. 100 g)
Salz und Pfeffer
½ TL gemahlene Muskatnuss (ca. 1 g)

Gemüsezubereitung:
4 Karotten (ca. 400 g)
1 Zucchini (ca. 300 g)
1 gelbe Paprika (ca. 100 g)
1 mittelgroße Zwiebel (ca. 80 g)
2 EL Olivenöl (ca. 20 g)
1 Dose passierte Tomaten (ca. 400 g)
Salz und Pfeffer
1 EL Essig (ca. 10 g)
½ TL Zucker (ca. 3 g)

Zubereitung:

1. Die Kartoffeln waschen, in einen Topf mit kaltem Wasser legen und zum Kochen bringen.
2. In einer großen Schüssel 1 Esslöffel Salz in Wasser auflösen.
3. Die harten Stiele von den Spinatblättern abbrechen und die Blätter im Salzwasser eintauchen und mehrmals wenden und gut waschen. Gut abtropfen lassen und Beiseite stellen.
4. In einer Pfanne 1 Esslöffel Öl erhitzen, den Spinat hineinlegen und dünsten.
5. Die Petersilie waschen, trocken rütteln, vom Stiel trennen und klein hacken.
6. Den Spinat aus der Pfanne nehmen, ausdrücken, auf einem Schneidebrett klein schneiden und in eine Schüssel mit dem Frischkäse und der Petersilie geben.
7. Die Kartoffeln absieben, kalt abschrecken und pellen. Die Kartoffeln pressen oder stampfen, mit gesiebtem Mehl, Salz, Pfeffer und Muskatnuss zu einem glatten Teig verarbeiten.
8. Den Kartoffelteig mit dem Spinatgemisch verkneten, 8 Küchlein formen, auf einen mit Backpapier ausgelegten Teller legen und 30 Minuten kühlen.
9. Währenddessen Karotten, Zucchini und Paprika waschen, putzen und in kleine Stückchen schneiden.
10. Die Zwiebel schälen, in feine Würfel schneiden und in einer Pfanne mit erhitztem Öl andünsten. Das Gemüse und die passierten Tomaten hinzufügen und 20 Minuten geschlossen garen.
11. In einer weiteren Pfanne 1 Esslöffel Öl erhitzen und die Spinat-Kartoffelküchlein darin vorsichtig ausbacken.
12. Bei Bedarf dem Gemüse etwas Wasser zufügen, mit Salz, Pfeffer, Essig und etwas Zucker abschmecken und mit den Küchlein servieren.

Kalorien- und Nährwerte pro Portion:

Küchlein: Kcal: 185; Kohlenhydrate: 30 g; Eiweiß: 8 g; Fett: 3 g.

Gemüse: Kcal: 72; Kohlenhydrate: 8 g; Eiweiß: 2 g; Fett: 3 g.

Meal Prep:

* Die fertigen Kartoffelküchlein mit flüssiger Butter bestreichen, zwischen Backpapier schichten und auf Vorrat im Gefrierbeutel oder - behälter einfrieren.
* Das Gericht hält bis zu 3 Tage im Kühlschrank.
* Bereitet man das Gemüse in doppelter Menge vor, hat man am nächsten Tag entweder püriert mit 100 ml flüssiger Sahne oder 250 ml Gemüsebrühe eine Suppe.
* Als Soße zu anderen Resten eignet sich das Gemüse hervorragend.

Spinatwaffeln mit Gemüsestiften und Skyr-Kräuterdip

Zutaten für 10 Portionen:

500 g Spinat
1 EL Öl (ca. 10 g)
100 g weiche Butter
3 mittelgroße Eier (ca. 180 g)
20 EL Mehl (ca. 300 g)
2 TL Backpulver (ca. 10 g)
50 ml Milch 3,5 %
100 g geriebener Käse
Salz und Pfeffer
½ TL gemahlene Muskatnuss (ca. 1 g)
2 Paprika (ca. 200 g)
2 Kohlrabi (ca. 500 g)
½ Bund frische Kräuter (ca. 25 g)
200 g mageren Frischkäse

Zubereitung:

1. In einer großen Schüssel 1 Esslöffel Salz in Wasser auflösen.
2. Die harten Stiele von den Spinatblättern abbrechen und die Blätter im Salzwasser eintauchen und mehrmals wenden und somit waschen. Den Spinat absieben und gut abtropfen lassen.
3. In einer Pfanne 1 Esslöffel Öl erhitzen und den Spinat darin dünsten.
4. In einer Schüssel die Butter schaumig rühren, Eier verquirlen und zur Butter geben.
5. Mehl und Backpulver in eine Schüssel sieben, gut mischen und in das Butter-Ei-Gemisch unterheben.
6. Spinat ausdrücken und klein schneiden, zusammen mit der Milch und dem Käse dem Teig zufügen und vermengen. Mit Salz, Pfeffer und Muskat würzen.
7. Das Waffeleisen erhitzen und aus dem Teig Waffeln ausbacken.
8. Die Paprika halbieren, von Strunk und Samen befreien und in Streifen schneiden. Den Kohlrabi schälen und in Stifte schneiden.
9. Die frischen Kräuter waschen, trocken rütteln, vom Stiel trennen und klein hacken.
10. Den Skyr mit Kräutern und etwas Salz vermischen. Das Gemüse zusammen mit den Waffeln und dem Kräuterdip servieren.

Kalorien- und Nährwerte pro Portion:

Kcal: 310; Kohlenhydrate: 28 g; Eiweiß: 13 g; Fett: 16 g.

Meal Prep:

* Die Waffeln schmecken warm und kalt.
* Gebackene Waffeln lassen sich in der Mikrowelle oder im Backofen aufwärmen.
* Waffeln können eingefroren werden. Vor dem Einfrieren Backpapier dazwischen legen.
* Verteilt man den Dip zwischen den Waffeln, erhält man ein Sandwich für unterwegs.

Notizen

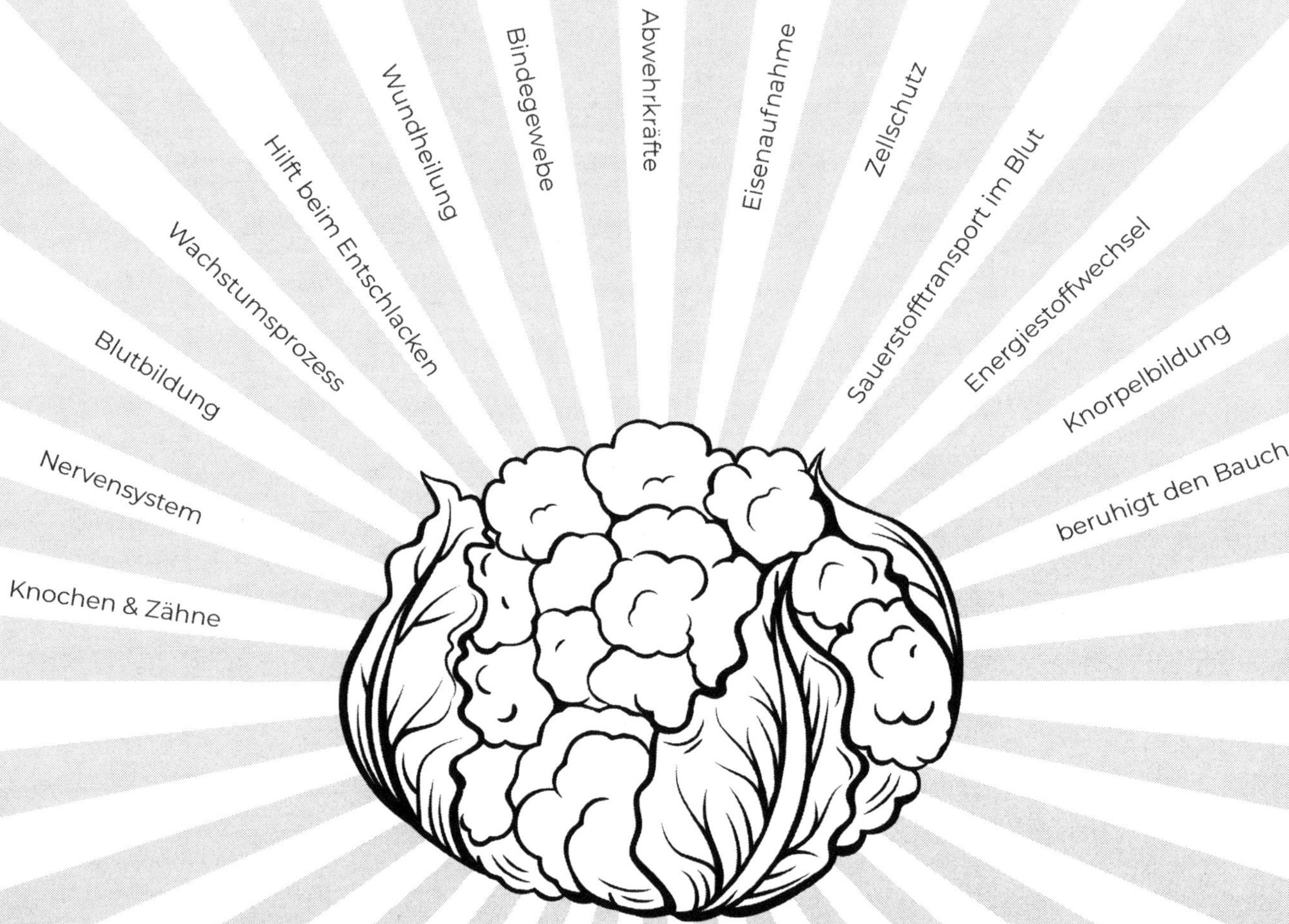
Knochen & Zähne
Nervensystem
Blutbildung
Wachstumsprozess
Hilft beim Entschlacken
Wundheilung
Bindegewebe
Abwehrkräfte
Eisenaufnahme
Zellschutz
Sauerstofftransport im Blut
Energiestoffwechsel
Knorpelbildung
beruhigt den Bauch

Blumenkohl

Blumenkohlsalat

Zutaten für 4 Portionen:

1 Zitrone
1 Blumenkohl (ca. 800 g)
½ Bund frische Petersilie (ca. 25 g)
2 EL Olivenöl (ca. 20 g)
1 TL Currypulver (ca. 2 g)
1 EL Honig (ca. 10 g)
Salz und Pfeffer

Zubereitung:

1. In einem Topf Wasser zum Kochen bringen, 1 Teelöffel Salz (ca. 5 g) und 2 Esslöffel Zitronensaft hinzufügen.
2. Den Blumenkohl von den äußeren Blättern befreien, kurz abwaschen, halbieren und den Strunk entfernen. In kleine Röschen teilen und im Salzwasser 8-10 Minuten blanchieren. Absieben, kalt abspülen und bereitstellen.
3. Die Petersilie waschen, trocken rütteln, vom Stiel trennen und klein hacken.
4. In einer Pfanne das Currypulver im Öl anschwitzen. Bei schwacher Hitze den Honig und die Petersilie hinzufügen und vermengen.
5. Den Blumenkohl in die Pfanne geben und in der Marinade schwenken, in eine Schüssel geben und ziehen lassen.
6. Am Ende mit etwas Zitronensaft beträufeln, mit Salz und Pfeffer abschmecken und servieren.

Kalorien- und Nährwerte pro Portion:

Kcal: 99; Kohlenhydrate: 7 g; Eiweiß: 4 g; Fett: 6 g.

Meal Prep:

* Blumenkohlsalat lässt sich gut vorbereiten und portionieren.
* Im Kühlschrank hält der Blumenkohlsalat für 2-3 Tage.
* Blumenkohlreste können bereits blanchiert im Kühlschrank auf ihren Auftritt im Blumenkohlkuchen oder Blumenkohlauflauf warten.

Blumenkohlbombe

Zutaten für 6 Portionen:

1 Zitrone
1 Blumenkohl (ca. 1 kg)
1 mittelgroße Zwiebel (ca. 80 g)
2 mittelgroße Eier (ca. 120 g)
600 g gemischtes Hackfleisch
Salz und Pfeffer
½ TL gemahlene Muskatnuss (ca. 1 g)
6 Streifen Frühstücksspeck / Bacon (à 15 g)

Zubereitung:

1. Den Backofen auf 180°C Ober-/Unterhitze vorheizen.
2. In einem Topf Wasser zum Kochen bringen, 1 Teelöffel Salz und 2 Esslöffel Zitronensaft hinzufügen.
3. Den Blumenkohl von den äußeren Blättern befreien, kurz abwaschen, halbieren und den Strunk entfernen. In kleine Röschen teilen und im Salzwasser 8-10 Minuten blanchieren. Absieben, kalt abschrecken und bereitstellen.
4. Die Zwiebel schälen und in kleine, feine Würfel schneiden.
5. In einer Tasse die Eier mit etwas Salz verquirlen.
6. In einer Schüssel das Hackfleisch, die Eier und die Zwiebeln miteinander vermengen. Mit Salz, Pfeffer und Muskatnuss würzen.
7. Backpapier auf ein Backblech auslegen und den Blumenkohl daraufsetzen.
8. Mit dem Hackfleischgemisch ummanteln und abschließend mit dem Speck abdecken. (Tipp: Anstatt Speck kann man geriebenen Käse mit einem Ei vermischen und als abschließende Schicht übergießen)
9. Im vorgeheizten Ofen für 35 Minuten auf unterster Schiene backen und danach servieren.

Kalorien- und Nährwerte pro Portion:

Kcal: 349; Kohlenhydrate: 6 g; Eiweiß: 27 g; Fett: 23 g.

Meal Prep:

* Reste können klein geschnitten, in eine Auflaufform gegeben und mit geriebenem Käse bestreut für den nächsten Tag vorbereitet werden, kurz im Ofen auf oberer Schiene bei 200°C Ober-/Unterhitze backen.
* In einem Topf Brühgemüse und Erbsen in flüssiger Schlagsahne aufkochen, Blumenkohlbombenreste hinzufügen und zu Nudeln oder Kartoffeln reichen.
* Eine Béchamelsoße vorbereiten, Reis vorkochen und für den nächsten Tag portionieren.

Blumenkohlkuchen

Zubereitung:

1. Das Mehl in eine Schüssel sieben, 1 Ei in einer Tasse verquirlen, hinzufügen und zusammen mit der Butter schnell zu einem glatten Teig verkneten. Den Teig 1 Stunde abgedeckt im Kühlschrank kalt stellen.
2. In einem Topf Wasser zum Kochen bringen, 1 Teelöffel Salz und 2 Esslöffel Zitronensaft hinzufügen.
3. Den Blumenkohl von den äußeren Blättern befreien, kurz abwaschen, halbieren und den Strunk entfernen. In kleine Röschen teilen und 8-10 Minuten blanchieren. Absieben, kalt abschrecken und bereitstellen.
4. Die Kräuter waschen, trocken rütteln, vom Stiel entfernen und klein hacken.
5. In einer Schüssel Sahne, Crème fraîche und Senf mit 3 Eiern verquirlen, mit Salz, Pfeffer und gehackten Kräutern verfeinern und Beiseite stellen.
6. Den Ofen auf 200°C Ober-/Unterhitze vorwärmen.
7. Eine große Springform einfetten.
8. Den Teig aus dem Kühlschrank nehmen und auf einer bemehlten Arbeitsfläche dünn ausrollen. In die Form geben und am Rand leicht hochziehen. Mit der Gabel mehrfach in den Teig einstechen.
9. Den Blumenkohl auf dem Teig verteilen.
10. Mit der Eiermasse begießen und den Rand umschlagen.
11. Im Ofen bei 200°C Ober-/Unterhitze in 30 Minuten fertig backen und servieren.

Zutaten für 8 Portionen:

135 g Mehl
4 mittelgroße Eier (ca. 240 g)
80 g weiche Butter
1 Zitrone
½ Blumenkohl (ca. 500 g)
½ Bund frische Kräuter (Dill, Petersilie oder Schnittlauch) (ca. 20 g)
100 ml flüssige Schlagsahne
100 g Crème fraîche
1 TL Senf (ca. 5 g)
Salz und Pfeffer
1 Springform

Kalorien- und Nährwerte pro Portion:

Kcal: 270; Kohlenhydrate: 16 g; Eiweiß: 8 g; Fett: 19 g.

Meal Prep:

* Der Kuchen lässt sich hervorragend vorbacken und für die nächsten Tage portionieren. In der Mikrowelle aufwärmen oder im Ofen aufbacken.

Blumenkohlauflauf

Zutaten für 6 Portionen:

6 Kartoffeln (ca. 500 g)
1 Zitrone
1 Blumenkohl (ca. 1 kg)
2 EL Mehl (ca. 30 g)
1 TL Currypulver (ca. 2 g)
Salz und Pfeffer
3 EL Butter (ca. 30 g)
500 ml Milch 1,5 %
150 g Käse, z.B. Gouda, Emmentaler oder Mozzarella

Zubereitung:

1. Den Backofen auf 180°C Umluft vorheizen.
2. Die Kartoffeln waschen, in einen Topf mit kaltem Wasser geben und zum Kochen bringen. Nachdem sie gargekocht sind, absieben, kalt abschrecken, pellen und in Würfel schneiden. Beiseite stellen.
3. In einem weiteren Topf Wasser zum Kochen bringen, 1 Teelöffel Salz und 2 Esslöffel Zitronensaft hinzufügen.
4. Den Blumenkohl von den äußeren Blättern befreien, kurz abwaschen, halbieren und den Strunk entfernen. In kleine Röschen teilen und in 8-10 Minuten blanchieren. Absieben, kalt abschrecken und bereitstellen.
5. In einer Schale Mehl, Currypulver, Salz und Pfeffer mischen.
6. In einem Topf die Butter zerlassen und das Gewürzgemisch anschwitzen. Die Milch portionsweise hinzufügen und mit einem Schneebesen glattrühren.
7. Den Käse reiben und Beiseite stellen.
8. Eine Auflaufform einfetten, den Blumenkohl und die Kartoffeln darin verteilen und mit der Béchamelsoße begießen.
9. Im Ofen 20 Minuten backen, den Käse über den Auflauf verteilen und in 10 Minuten fertig backen.

Kalorien- und Nährwerte pro Portion:

Kcal: 292; Kohlenhydrate: 25 g; Eiweiß: 16 g; Fett: 13 g.

Meal Prep:

* Den Blumenkohlauflauf vorbereiten, nach 20 Minuten aus dem Ofen holen und am vorgesehenen Tag mit Käse bestreuen und in 10 Minuten fertig backen.
* Reste können mit anderem Gemüse (-rest) in der Pfanne kurz angebraten werden.

Blumenkohl mit Köttbullar

Zutaten für 6 Portionen:

8 Kartoffeln (ca. 800 g)
1 Zitrone
1 Blumenkohl (ca. 1 kg)
600 g Hackfleisch
Salz und Pfeffer
1 TL gemahlene Haselnüsse (falls zur Hand – kein Muss)
1 EL Olivenöl (ca. 10 g)
200 ml Milch 1,5 %
200 ml flüssige Schlagsahne
3 EL Sojasoße (ca. 30 g)

Zubereitung:

1. Die Kartoffeln waschen, in einen Topf mit kaltem Wasser geben und zum Kochen bringen. Nachdem sie gargekocht sind, absieben, kalt abschrecken und pellen.
2. In einem weiteren Topf Wasser zum Kochen bringen, 1 Teelöffel Salz und 2 Esslöffel Zitronensaft hinzufügen.
3. Den Blumenkohl von den äußeren Blättern befreien, kurz abwaschen, halbieren und den Strunk entfernen. In kleine Röschen teilen und 8-10 Minuten blanchieren. Absieben, kalt abschrecken und bereitstellen.
4. In einer Schüssel das Hackfleisch, 2 zerdrückte Kartoffeln, Salz, Pfeffer und die gemahlenen Haselnüsse vermengen.
5. Walnussgroße Hackfleischbällchen formen und auf einen Teller legen.
6. In einer Pfanne das Öl erhitzen, die Hackfleischbällchen durchbraten, herausnehmen und Beiseite stellen.
7. Die Milch und Sahne im Bratensud kurz aufkochen, die Sojasoße hinzufügen und vermischen. Fleischbällchen zurück in die Pfanne legen.
8. Zusammen mit dem Blumenkohl und den Kartoffeln servieren.

Kalorien- und Nährwerte pro Portion:

Kcal: 495; Kohlenhydrate: 28 g; Eiweiß: 27 g; Fett: 29 g.

Meal Prep:

* Hackfleischbällchen können in großer Menge zubereitet und roh eingefroren werden. Auf einem Tablet mit etwas Abstand anfrieren und danach in einem Behälter oder Gefrierbeutel legen und einfrieren. Somit wird das Zusammenkleben verhindert.
* Reste können mit anderem Gemüse zu einer Gemüsepfanne , einem Blumenkohlauflauf, einem Gemüse-Allerlei, einer Suppe oder einem Püree verarbeitet werden.
* Restlicher Blumenkohl kann zu Blumenkohlkuchen oder Blumenkohlsalat umgewandelt werden.

Blumenkohl mit Gemüse Allerlei

Zubereitung:

1. In einem Topf Wasser zum Kochen bringen, 1 Teelöffel Salz und 2 Esslöffel Zitronensaft hinzufügen.
2. Den Blumenkohl von den äußeren Blättern befreien, kurz abwaschen, halbieren und den Strunk entfernen. In kleine Röschen teilen und 8-10 Minuten blanchieren. Absieben, kalt abschrecken und bereitstellen.
3. Die Erbsenschoten gründlich waschen, Stielansätze und Fäden entfernen und halbieren.
4. Kohlrabi schälen und in mundgerechte Stücke schneiden.
5. Den Dill waschen, trocken rütteln, vom Stiel entfernen und kleinhacken.
6. In eine Pfanne mit etwas Wasser Kohlrabi geben und 8-10 Minuten dünsten. Die Erbsenschoten und den Blumenkohl hinzufügen.
7. Die Butter hinzufügen und das Gemüse darin schwenken, salzen und pfeffern.
8. Zuletzt mit dem gehackten Dill vermischen und servieren.

Zutaten für 4 Portionen:

1 Zitrone
½ Blumenkohl (ca. 500 g)
300 g Erbsenschoten
1-2 Kohlrabi (ca. 300 g)
½ Bund frischen Dill (ca. 20 g)
4 TL Butter (ca. 20 g)
Salz und Pfeffer

Kalorien- und Nährwerte pro Portion:

Kcal: 128; Kohlenhydrate: 12 g; Eiweiß: 6 g; Fett: 5 g.

Meal Prep:

* Das Gemüse kann in größeren Mengen für 2 Tage vorbereitet werden.
* Durch vorheriges Blanchieren verkürzt man die Zubereitungszeit.
* Das Gemüse kann auch portionsweise eingefroren werden.
* Reste können mit anderen Gerichten vermengt und aufgepeppt werden.

Notizen

Rezepte für den Sommer (Juni / Juli / August)

Mit dem Sommer beginnt die Zeit für junges Gemüse. Jetzt gibt es Salate, Tomaten, Gurken, Radieschen, Paprika, Zucchini, Bohnen, Karotten, Erbsen, Brokkoli, Blumenkohl und Fenchel direkt vom Feld frisch auf den Tisch. Wer auf regionales Gemüse setzt, kann dank kurzer Transportwege etwas für die heimische Landwirtschaft und den Umweltschutz tun. Dafür bekommt man erntefrisches Gemüse, das besonders gut schmeckt und noch alle wertvollen Vitamine und Nährstoffe enthält. Auch heimisches Obst braucht den Vergleich mit exotischen Früchten nicht zu scheuen. In den Sommermonaten gibt es Aprikosen, Himbeeren, Brombeeren, Kirschen, Mirabellen, Pfirsiche, Stachelbeeren und am Ende des Sommers noch Weintrauben, Äpfel, Birnen und Zwetschgen. Sie liefern nicht nur köstliche Desserts, sondern auch die süßen Snacks, die unsere Kinder so lieben.

Sommergemüse und Obst kommt gerade rechtzeitig, denn bei heißen Temperaturen haben wir Lust auf frische, leichte Gerichte. Die Vielfalt unserer heimischen Gemüsesorten bieten die beste Grundlage für Sommergerichte. Dank geringer Energiegehalte belastet Sommergemüse den Körper weniger und versorgt ihn zugleich durch den hohen Wasseranteil zum Beispiel in Gurken und Tomaten mit der nötigen Flüssigkeit.

Das heimische Gemüse wird meist traditionell zubereitet, gedünstet und mit Butter verfeinert. Dabei ist die Butter nicht nur Geschmacksträger, sondern wird bei den fettlöslichen Vitaminen benötigt, damit der Körper sie überhaupt verwerten kann. Kräuter wie Petersilie, Schnittlauch, Liebstöckel, Thymian, Kerbel und Kresse liefern zusätzliche Würze und zugleich wichtige Vitamine und Nährstoffe. Gewürzt wird eher dezent, um den herrlich frischen Geschmack der Gemüsesorten nicht zu überdecken. Obst und Gemüse sollte grundsätzlich kurz, aber gründlich gewaschen werden, denn wasserlösliche Vitamine gehen durch lange Wasserbäder schnell verloren.

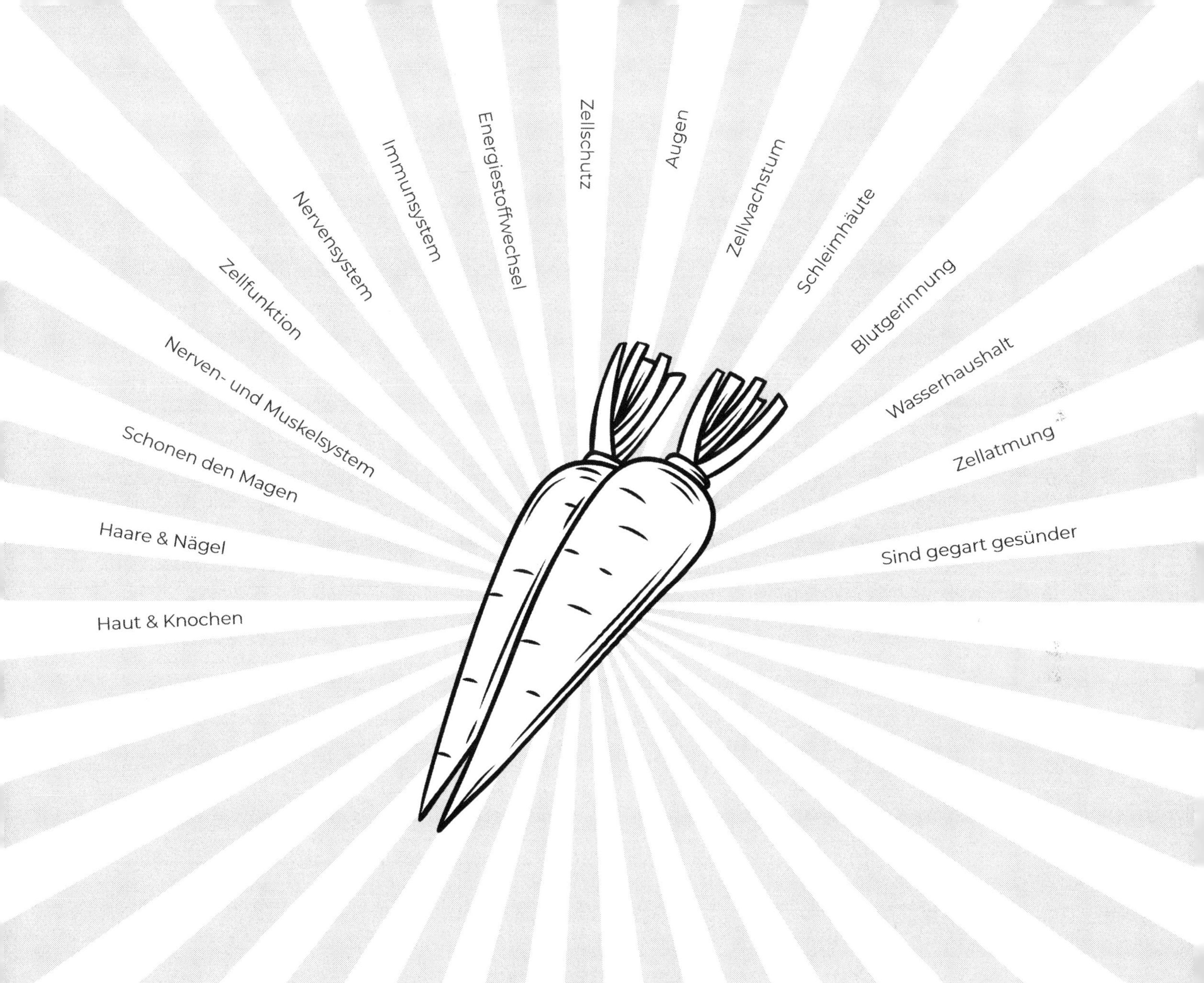

Haut & Knochen
Haare & Nägel
Schonen den Magen
Nerven- und Muskelsystem
Zellfunktion
Nervensystem
Immunsystem
Energiestoffwechsel
Zellschutz
Augen
Zellwachstum
Schleimhäute
Blutgerinnung
Wasserhaushalt
Zellatmung
Sind gegart gesünder

Möhren

Möhre pikant

Zutaten für 4 Portionen:

2 Bund Möhren (ca. 1 kg Möhren)
2 Schalotten (ca. 52 g)
½ Bund frische Petersilie (ca. 25 g)
2 EL Butter (ca. 20 g)
1 TL Paprikapulver (ca. 5 g)
Salz und Pfeffer
100 ml Orangensaft

Zubereitung:

1. Das Grün der Karotten entfernen, die Karotten waschen und schälen.
2. Die Schalotten schälen und in feine Würfel schneiden.
3. Die Petersilie waschen, trocken rütteln, vom Stiel entfernen und klein hacken.
4. In einer Pfanne die Butter zerlassen, das Paprikapulver darin anschwitzen und die Zwiebeln andünsten.
5. Die Möhren hinzufügen, in der Butter schwenken, salzen, pfeffern und mit dem Orangensaft ablöschen.
6. Die Petersilie untermischen, die Möhren bissfest garen und servieren.

Kalorien- und Nährwerte pro Portion:

Kcal: 109; Kohlenhydrate: 12 g; Eiweiß: 2 g; Fett: 5 g.

Meal Prep:

* Karotten können vorbereitet und im Kühlschrank, eingerollt in einem feuchten Geschirrtuch, aufbewahrt werden.

Karottennudeln

Zutaten für 4 Portionen:

7 Karotten (ca. 600 g)
1 Zwiebel (ca. 80 g)
1 EL Butter (ca. 15 g)
1 TL Currypulver (ca. 5 g)
200 g trockene, kleine Nudeln (z.B. Makkaroni oder Gobbetti)
½ Bund frische Petersilie (ca. 25 g)
150 ml Milch 1,5 %
100 g Frischkäse
Salz und Pfeffer

Zubereitung:

1. Die Karotten waschen, schälen und raspeln.
2. Zwiebel schälen und fein würfeln.
3. In einer Pfanne die Butter zerlassen, Currypulver anschwitzen und die Zwiebeln darin andünsten.
4. Karotten mit einer Prise Salz und etwas Wasser hinzufügen und bei mittlerer Hitze bissfest garen.
5. Nudeln nach Packungsanleitung kochen.
6. Die Petersilie waschen, trocken rütteln, vom Stiel entfernen und klein hacken.
7. Milch und Frischkäse zu den Karotten geben, mit Salz und Pfeffer abschmecken und am Ende die Petersilie unterheben.
8. Nudeln abgießen und mit den Karotten mischen und servieren.

Kalorien- und Nährwerte pro Portion:

Kcal: 350; Kohlenhydrate: 48 g; Eiweiß: 11 g; Fett: 11 g.

Meal Prep:

* Reste können eine Kartoffelsuppe anreichern.
* Ein Mehr an Karottensoße kann in Kartoffelpüree verarbeitet werden.

Möhren – Kartoffeln – Gratin

Zubereitung:

1. Die Möhren und Kartoffeln waschen und schälen. Beides in dünne Scheiben hobeln oder schneiden.
2. Die Knoblauchzehe schälen und in feine Würfel schneiden.
3. In einem großen Topf das Öl erhitzen und die Knoblauchzehe zusammen mit den Möhren und Kartoffeln andünsten.
4. Von der Milch 300 ml hinzufügen, salzen und pfeffern. Unter ständigem Wenden kurz aufkochen und danach köcheln lassen, bis die Milch durch die Kartoffelstärke cremig wird.
5. Den Gouda reiben und 30 g Beiseite stellen. Den Parmesan reiben und mit dem restlichen Gouda vermischen.
6. In einem weiteren Topf die Butter zerlassen, das Mehl darin anschwitzen und mit 200 ml Milch verrühren. Salzen, pfeffern und 30 g Gouda unter das Gemüse heben.
7. Eine Auflaufform einfetten, das Gemüsegemisch umschichten und mit dem geriebenen Käse bestreuen, in 10-15 Minuten goldbraun backen und servieren.

Zutaten für 4 Portionen:

8 Möhren (ca. 700 g)
5 Kartoffeln (ca. 500 g)
1 Knoblauchzehe
1 EL Öl (ca. 10 g)
500 ml Milch 3,5 %
Salz und Pfeffer
80 g Gouda am Stück
50 g Parmesan am Stück
4 TL Butter (ca. 20 g)
1,5 EL Mehl (ca. 20 g)

Kalorien- und Nährwerte pro Portion:

Kcal: 392; Kohlenhydrate: 37 g; Eiweiß: 17 g; Fett: 18 g.

Meal Prep:

* Lässt sich gut portionieren und im Kühlschrank aufbewahren.
* Für den nächsten Tag vorbereiten und im Kühlschrank aufbewahren. Am Tag selbst backen.

Karotten – Kartoffelstampf mit Bratwurst

Zubereitung:

1. Kartoffeln und Karotten waschen und schälen. Kartoffeln in mittelgroße, Karotten in kleine Würfel schneiden, da sie länger brauchen, um gar zu werden.
2. Die Kartoffeln und Karotten in einen Topf geben, mit Wasser bedecken, salzen und garen.
3. In einer Pfanne das Öl erhitzen und die Bratwürste in 10 Minuten knusprig braun braten.
4. Das Gemüsewasser abgießen, Sahne und Butter hinzufügen, stampfen und mit Salz, Pfeffer und Majoran abschmecken.
5. Kartoffel-Karotten-Stampf mit Bratwurst servieren.

Zutaten für 4 Portionen:

5 Kartoffeln (ca. 500 g)
5 Karotten (ca. 500 g)
1 EL Öl (ca. 10 g)
4 Bratwürste (ca. 300 g)
50 ml flüssige Schlagsahne
2 TL Butter (ca. 10 g)
Salz und Pfeffer
½ TL getrockneten Majoran (ca. 1 g)

Kalorien- und Nährwerte pro Portion:

Kcal: 398; Kohlenhydrate: 28 g; Eiweiß: 15 g; Fett: 25 g.

Meal Prep:

* In größerer Menge zubereitet, kann man mit 400 ml Gemüsebrühe und 100 ml flüssiger Schlagsahne aus dem Stampf eine Suppe zubereiten. Eventuelle Reste, wie z.B. bereits blanchierten Sellerie oder Blumenkohl hinzufügen.

Möhrensuppe mit Vollkorncroutons

Zutaten für 4 Portionen:

4 Scheiben Vollkornbrot (ca. 200 g)
2 EL Öl (ca. 20 g)
1 Zwiebel (ca. 80 g)
3 mehligkochende Kartoffeln (ca. 400 g)
2 Petersilienwurzeln (ca. 300 g)
10 Möhren (ca. 800 g)
2 EL Butter (ca. 30 g)
Salz und Pfeffer
750 ml Gemüsebrühe

Zubereitung:

1. Den Backofen auf 200°C Ober-/Unterhitze vorheizen und ein Backblech mit Backpapier auslegen.
2. Das Brot in kleine Würfel schneiden, auf dem Backblech verteilen, mit 2 Esslöffel Öl beträufeln und in 5-10 Minuten knusprig backen.
3. Zwiebel schälen und achteln, Kartoffeln, Petersilienwurzel und Möhren waschen, schälen und in 1 cm dicke Scheiben schneiden.
4. In einem Topf die Butter zerlassen, Zwiebeln kurz andünsten, das Gemüse hinzufügen und kräftig mit Salz und Pfeffer würzen.
5. Nach ein paar Minuten mit der Gemüsebrühe ablöschen. Mit geschlossenem Deckel 20 Minuten dünsten, danach pürieren. Wasser solange hinzufügen, bis die gewünschte Konsistenz erreicht wird.
6. Suppe mit den Vollkorncroutons im Teller anrichten und servieren.

Kalorien- und Nährwerte pro Portion:

Kcal: 377; Kohlenhydrate: 49 g; Eiweiß: 6 g; Fett: 12 g.

Tipp:

* Cremige Variante: 100 ml flüssige Schlagsahne hinzufügen.
* Süße Variante: 4 Esslöffel Orangensaft hinzufügen.
* Säuerliche Variante: 2 Esslöffel Zitronensaft hinzufügen.

Meal Prep:

* Suppen kann man generell 2-3 Tage im Kühlschrank aufbewahren.
* Croutons in größeren Mengen vorbereiten und im Behälter bereitstellen.
* Dickere Konsistenzvarianten sind lecker als Soße zu Fleisch, Gemüsekuchen oder Gemüseschnitzel.

Notizen

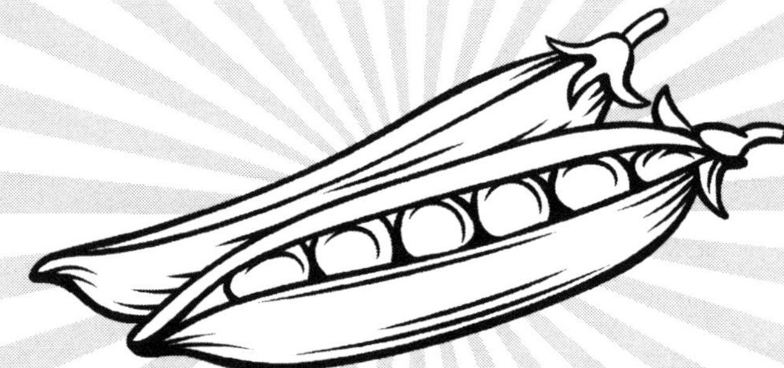

Gepalte Erbsen / Zuckererbsen

Erbsen mit Hackfleisch und Kartoffelpüree

Zutaten für 4 Portionen:

5 mehligkochende Kartoffeln (ca. 500 g)
1 EL Öl (ca. 10 g)
Gepalte Erbsen (ca. 400 g)
Gemischtes Hackfleisch (ca. 300 g)
Salz und Pfeffer
1,5 EL Butter (ca. 20 g)

Zubereitung:

1. Kartoffeln waschen, schälen, in Würfel schneiden und in einem Topf in etwas Salzwasser kochen.
2. In einer Pfanne das Öl erhitzen, Erbsen kurz anbraten, Hackfleisch hinzufügen und mit Salz und Pfeffer krümelig braten.
3. Das Erbsen-Hackfleisch-Gemisch in eine Auflaufform geben.
4. Den Ofen auf 200°C Ober-/Unterhitze vorheizen.
5. Die Kartoffeln bei Bedarf abgießen, 10 g Butter hinzufügen und zu Kartoffelpüree stampfen.
6. Über das Erbsen-Hackfleisch-Gemisch geben und die restliche Butter flockig auf dem Stampf verteilen.
7. Im Backofen für 10 Minuten gratinieren und servieren.

Kalorien- und Nährwerte pro Portion:

Kcal: 413; Kohlenhydrate: 32 g; Eiweiß: 24 g; Fett: 20 g.

Meal Prep:

* Reste können in der Zuckerschoten-Gemüse-Suppe verarbeitet werden. Dabei zuerst die Suppe kochen und am Ende die Reste hinzufügen, damit es aufgewärmt und nicht durchgekocht ist.

Erbsen in Tomatensoße und Tortellini

Zubereitung:

1. Tortellini nach Packungsanleitung zubereiten.
2. Zwiebel und Knoblauchzehen fein würfeln.
3. Tomaten waschen, halbieren, den Strunk entfernen und in mundgerechte Würfel schneiden.
4. In einer Pfanne das Öl erhitzen, Zwiebeln, Knoblauch und Tomaten darin anschwitzen.
5. Tomatensoße, Erbsen und Sahne hinzufügen, mit Salz und Pfeffer abschmecken und zugedeckt 10 Minuten köcheln lassen.
6. Tortellini im Teller anrichten, mit Gemüsesoße begießen und servieren.

Zutaten für 4 Portionen:

250 g frische Schinkentortellini
1 mittelgroße Zwiebel (ca. 80 g)
2 Knoblauchzehen (ca. 10 g)
4 Tomaten (ca. 400 g)
1 EL Öl (ca. 10 g)
400 g pasteurisierte Tomaten
400 g gepalte Erbsen
100 ml flüssige Schlagsahne
Salz und Pfeffer

Kalorien- und Nährwerte pro Portion:

Kcal: 427; Kohlenhydrate: 51 g; Eiweiß: 19 g; Fett: 15 g.

Meal Prep:

* Reste der Gemüsesoße mit gedünstetem Saisongemüse wie Paprika, Blumenkohl, Brokkoli und gekochten Kartoffeln ergänzen und mit Käse überbacken.
* Reste können die Möhren- oder Brokkoli-Käse-Suppe anreichern.

Zuckererbsensuppe mit Zupfnudeln

Zutaten für 4 Portionen:

200 g Mehl
1 mittelgroßes Ei (ca. 60 g)
3 Karotten (ca. 300 g)
Zuckererbsen (ca. 500 g)
1 mittelgroße Zwiebel (ca. 80 g)
1 Knoblauchzehe
2 EL Öl (ca. 20 g)
1 TL Paprikapulver edelsüß (ca. 5 g)
1 l Gemüsebrühe
Salz und Pfeffer

Zubereitung:

1. In eine Schüssel 180 g Mehl sieben, mit Ei, 100 ml lauwarmen Wasser und ½ Teelöffel Salz verkneten. Nudelteig 30 Minuten ruhen lassen.
2. Karotten waschen, schälen, in kleine Stücke schneiden und bereitstellen.
3. Zuckererbsen waschen, die Enden und Blüten entfernen und bereitstellen.
4. Zwiebel und Knoblauchzehe schälen und klein würfeln.
5. Das Öl in einer Pfanne erhitzen und Zwiebeln und Knoblauch darin anschwitzen.
6. Paprikapulver und 20 g Mehl darin anschwitzen und mit 100 ml Gemüsebrühe ablöschen.
7. Die Karotten und Zuckererbsen unterrühren, 5-10 Minuten andünsten und mit der restlichen Gemüsebrühe übergießen, köcheln lassen. Mit Salz und Pfeffer abschmecken.
8. Den Nudelteig plattdrücken und mit zwei Fingern haselnussgroße Nudeln zupfen und in die Suppe geben. Wenn sie an der Oberfläche schwimmen, ist die Suppe fertig.

Kalorien- und Nährwerte pro Portion:

Kcal: 399; Kohlenhydrate: 59 g; Eiweiß: 17 g; Fett: 8 g.

Meal Prep:

* Die Suppe lässt sich portioniert im Kühlschrank für 2-3 Tage aufbewahren. Dabei sollte man die Zupfnudeln separat in einem Topf mit kochendem Salzwasser kochen, absieben und mit 1 Teelöffel Öl (dann verkleben sie nicht) in einem verschließbaren Behälter mischen und aufbewahren.
* Ohne die Zupfnudeln kann man die Suppe einfrieren.

Zuckerschoten – Möhren – Fischragout

Zutaten für 4 Portionen:

2 Bund Möhren (ca. 1 kg)
Zuckerschoten (ca. 300 g)
600 ml Gemüsebrühe
500 g Kabeljau
2 EL Butter (ca. 30 g)
1 Zitrone
Salz und Pfeffer
1 TL Paprikapulver (ca. 2 g)
100 ml flüssige Schlagsahne

Zubereitung:

1. Möhren waschen, schälen und schräg in 5 mm dünne Scheiben schneiden.
2. Zuckerschoten waschen, übereinander legen, die Enden abschneiden und halbieren.
3. In einem Topf die Gemüsebrühe zum Kochen bringen und die Möhren und Zuckerschoten 10 Minuten lang garen. Das Gemüse absieben und die Brühe auffangen.
4. Kabeljau waschen, trocken tupfen und in mundgerechte Würfel schneiden.
5. In einer Pfanne die Butter zerlassen und den Kabeljau rundherum anbraten, mit 2 EL Zitronensaft, Salz und Pfeffer verfeinern.
6. Den Fisch herausnehmen, Paprikapulver im Fett andünsten und mit Brühe und Sahne ablöschen.
7. Das Gemüse und zuguterletzt den Fisch hinzufügen, vermengen, kurz aufkochen lassen und servieren.

Kalorien- und Nährwerte pro Portion:

Kcal: 361; Kohlenhydrate: 24 g; Eiweiß: 27 g; Fett: 16 g.

Meal Prep:

* Die Suppe lässt sich gut vorkochen, jedoch ohne den Fisch. An einem Tag können vorgekochte Kartoffeln, am anderen Tag kann der Fisch in Butter und Paprikapulver angebraten im Teller angerichtet und mit der Suppe übergossen werden.

Zuckerschoten in Gemüsesuppe

Zutaten für 4 Portionen:

Zuckerschoten (ca. 300 g)
5 Karotten (ca. 400 g)
5 vorwiegend festkochende Kartoffeln (ca. 500 g)
2 Stangen Staudensellerie (ca. 240 g)
1 Schalotte (ca. 26 g)
2 EL Öl (ca. 20 g)
Gepalte Erbsen (ca. 150 g)
1,2 l Gemüsebrühe
Salz und Pfeffer

Zubereitung:

1. Zuckerschoten waschen und gut abtropfen lassen. Ein paar Schoten übereinander legen, die Enden abschneiden und halbieren.
2. Die Karotten und die Kartoffeln waschen, schälen, in mundgerechte Stücke schneiden und bereitstellen.
3. Den Sellerie waschen, die Fäden mit einem Messer abziehen, den Sellerie in dünne Ringe schneiden und bereitstellen.
4. Die Schalotte schälen und in feine Würfel schneiden.
5. In einem Topf das Öl erhitzen, die Schalotte darin anschwitzen, Kartoffeln, Karotten und den Sellerie hinzufügen, kurz anbraten, mit 200 ml Gemüsebrühe ablöschen und 10 Minuten garen.
6. Die Erbsen und Zuckerschoten mit der restlichen Gemüsebrühe hinzufügen und weitere 10-15 Minuten köcheln lassen.
7. Mit Salz und Pfeffer abschmecken und servieren.

Kalorien- und Nährwerte pro Portion:

Kcal: 252; Kohlenhydrate: 35 g; Eiweiß: 10 g; Fett: 6 g.

Meal Prep:

* Die Suppe lässt sich gut vorbereiten und an dem benötigten Tag kochen.
* Das komplette Vorkochen ist ebenso möglich. Die Suppe hält im Kühlschrank 2-3 Tage.
* Die Suppe kann auch eingefroren werden.

Zuckerschoten und Gemüse umarmen den Lachs

Zutaten für 4 Portionen:

Zuckerschoten (ca. 300 g)
2 große Möhren (ca. 200 g)
1 Zucchini (ca. 200 g)
1 Schalotte (ca. 26 g)
1 Knoblauchzehe
2 EL Öl (ca. 30 g)
Salz und Pfeffer
½ Bund frische Petersilie (ca. 25 g)
1 Zitrone
600 g Lachs mit Haut

Zubereitung:

1. Zuckerschoten waschen und gut abtropfen lassen. Ein paar Schoten übereinander legen, die Enden abschneiden und halbieren.
2. Möhren waschen, schälen und in kleine Stücke schneiden.
3. Zucchini waschen, die Enden abschneiden, halbieren und in mundgerechte Scheiben schneiden.
4. Schalotte und Knoblauchzehe schälen und in feine Würfel schneiden.
5. In einer Pfanne 2 Esslöffel Öl erhitzen, Schalotte und Knoblauch darin anschwitzen.
6. Das Gemüse mit 100 ml Wasser hinzugeben, mit Salz und Pfeffer würzen und bissfest garen.
7. Die Petersilie waschen, trocken rütteln, vom Stiel entfernen und klein hacken.
8. Am Ende den Saft einer halben Zitrone und die Petersilie hinzufügen.
9. Den Lachs vorsichtig kurz unter fließendem Wasser abwaschen, mit einem Papiertuch trocken tupfen und in Streifen schneiden
10. In einer Pfanne den Lachs auf der Hautseite anbraten. Danach vorsichtig wenden und maximal 5 Minuten garen.
11. Das Gemüse im Teller anrichten und den Lachs aufsetzen - servieren.

Kalorien- und Nährwerte pro Portion:

Kcal: 446; Kohlenhydrate: 15 g; Eiweiß: 42 g; Fett: 41 g.

Meal Prep:

* Kalter Lachs schmeckt sehr gut auf Brot mit frisch geschnittenen Tomaten.
* Größere Gemüseportionen können mit gekochtem Reis gemischt und serviert werden.

Notizen

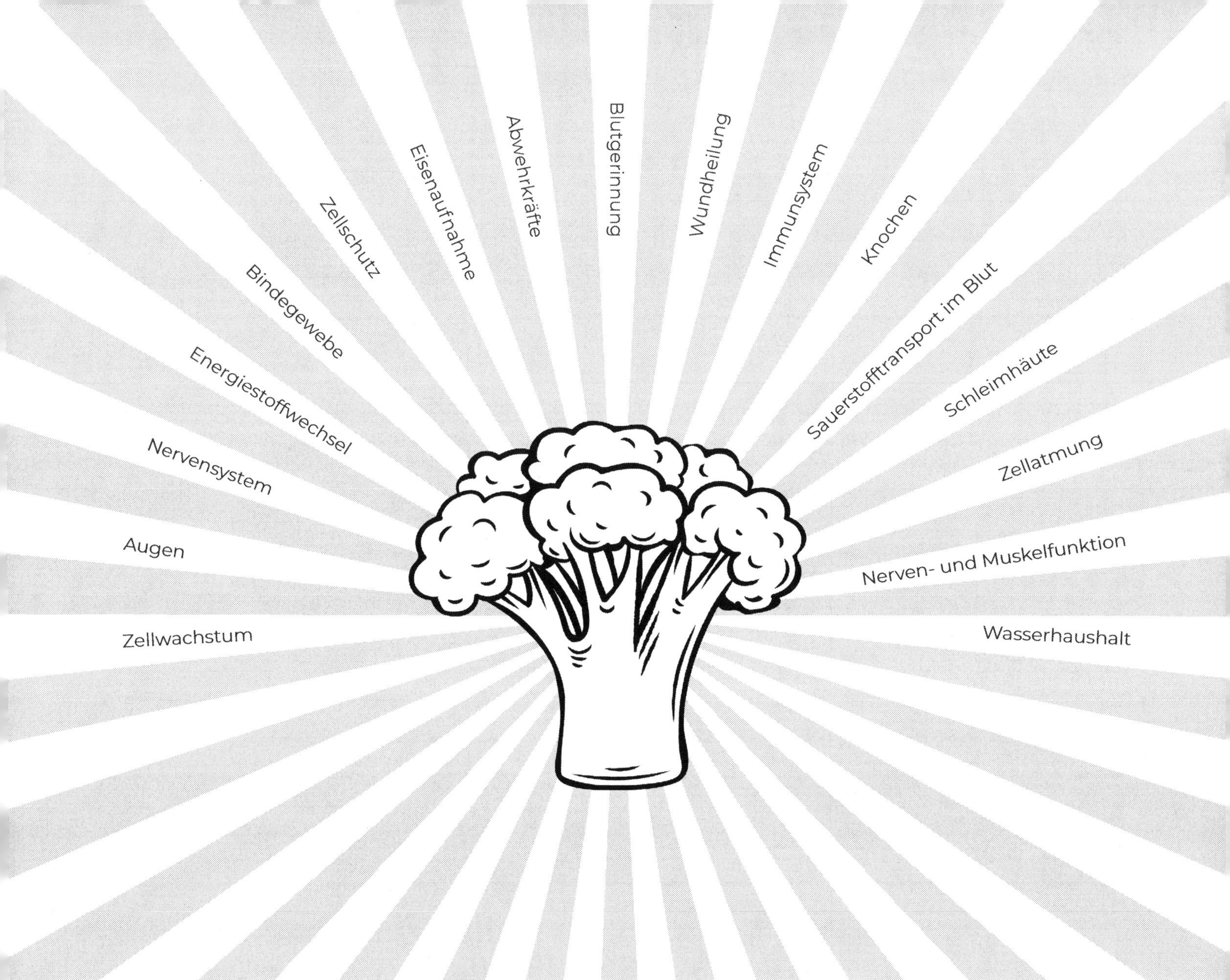
Zellschutz
Eisenaufnahme
Abwehrkräfte
Blutgerinnung
Wundheilung
Immunsystem
Knochen
Bindegewebe
Energiestoffwechsel
Nervensystem
Augen
Zellwachstum
Sauerstofftransport im Blut
Schleimhäute
Zellatmung
Nerven- und Muskelfunktion
Wasserhaushalt

Brokkoli

Brokkoli in Käsesuppe

Zubereitung:

1. Brokkoli waschen und in Röschen teilen. Den Stiel schälen und in Scheiben schneiden.
2. Frühlingszwiebeln waschen, putzen und in Ringe schneiden.
3. In einem Topf Öl erhitzen, das Gemüse darin anschwitzen, mit 500 ml der Gemüsebrühe ablöschen und 10 Minuten köcheln lassen.
4. Die Suppe grob pürieren, saure Sahne und Schmelzkäse unterrühren und mit Salz und Pfeffer abschmecken. Von der restlichen Gemüsebrühe soviel hinzufügen, bis die gewünschte Konsistenz erreicht ist.
5. Die Petersilie waschen, trocken rütteln, vom Stiel entfernen und klein hacken.
6. Die Suppe mit frisch gehackter Petersilie bestreut servieren.

Zutaten für 4 Portionen:

2 Brokkoli (ca. 1 kg)
1 Bund Frühlingszwiebeln (ca. 150 g)
2 EL Öl (ca. 20 g)
700 ml Gemüsebrühe
150 g saure Sahne
200 g Schmelzkäse, z.B. Gouda
Salz und Pfeffer
½ Bund frische Petersilie (ca. 25 g)

Kalorien- und Nährwerte pro Portion:

Kcal: 335; Kohlenhydrate: 12 g; Eiweiß: 19 g; Fett: 21 g.

Meal Prep

* Die Suppe lässt sich mit 300 g Hackfleischbällchen zu einer zweiten Mahlzeit verarbeiten.
* Mit Karotten, Rosenkohl und / oder Blumenkohl ergänzt, ergibt sie eine andere köstliche Gemüsesuppe.
* Die Suppe lässt sich sehr gut vorkochen und im Kühlschrank aufbewahren.

Brokkoli in Spaghetti

Zutaten für 4 Portionen:

300 g Spaghetti
1 Brokkoli (ca. 500 g)
1 mittelgroße Zwiebel (ca. 80 g)
1 Knoblauchzehe
2 EL Öl (ca. 20 g)
½ Bund frische Petersilie (ca. 25 g)
250 ml Kochcreme 15 % Fett
Salz und Pfeffer

Zubereitung:

1. Spaghetti nach Packungsanweisung kochen.
2. Brokkoli waschen, Röschen entlang am Strunk abschneiden und vierteln. Strunk schälen und in feine Scheiben schneiden.
3. Zwiebel und Knoblauchzehe schälen und in feine Würfel schneiden.
4. In einer Pfanne das Öl erhitzen, Zwiebel und Knoblauch darin anschwitzen.
5. Den Brokkoli hinzufügen, kurz andünsten und mit 100 ml Wasser ablöschen.
6. Bei schwacher Hitze und geschlossenem Topf 10-12 Minuten garen.
7. Die Petersilie waschen, trocken rütteln, vom Stiel entfernen und klein hacken.
8. Die Kochcreme hinzufügen, kurz aufkochen und mit Salz und Pfeffer abschmecken. Falls die Kochcreme zu dünnflüssig ist, etwas Speisestärke oder Schmelzkäse hinzufügen.
9. Spaghetti im Teller anrichten, mit Brokkolisoße begießen, mit Petersilie bestreuen und servieren.

Kalorien- und Nährwerte pro Portion:

Kcal: 468; Kohlenhydrate: 62 g; Eiweiß: 16 g; Fett: 16 g.

Meal Prep:

* Die Soße lässt sich gut vorkochen.
* Mit gekochten Kartoffeln oder Kartoffelpüreeresten und Gemüsebrühe aus restlicher Brokkolisoße eine Suppe kochen.

Brokkoli – Paprika – Graupen – Pfanne

Zutaten für 4 Portionen:

150 g Graupen
1 Brokkoli (ca. 500 g)
2 Frühlingszwiebel (ca. 60 g)
2 Paprika (ca. 200 g)
2 EL ÖL (ca. 20 g)
½ Bund frische Petersilie (ca. 25 g)
2 TL Butter (ca. 10 g)
Salz und Pfeffer

Zubereitung:

1. Die Graupen nach Packungsanleitung kochen.
2. In einem Topf Wasser zum Kochen bringen und salzen.
3. Brokkoli waschen, Röschen entlang am Strunk abschneiden und vierteln. Strunk schälen und in feine Scheiben schneiden.
4. Den Brokkoli im kochenden Salzwasser blanchieren, absieben und kalt abschrecken.
5. Die Frühlingszwiebel waschen, putzen und in feine Ringe schneiden.
6. Paprika waschen, vierteln, von Stiel und Samen befreien und in Würfel schneiden.
7. In einer Pfanne das Öl erhitzen, Frühlingszwiebeln darin anschwitzen, Paprika und Brokkoli hinzufügen und zusammen bissfest dünsten.
8. Die Petersilie waschen, trocken rütteln, vom Stiel entfernen und klein hacken.
9. Die Graupen und Petersilie hinzufügen, die Butter unterrühren, mit Salz und Pfeffer würzen und servieren.

Kalorien- und Nährwerte pro Portion:

Kcal: 222; Kohlenhydrate: 26 g; Eiweiß: 8 g; Fett: 8 g.

Meal Prep:

* Das Gericht lässt sich gut vorkochen und portionieren.
* Reste können mit Gemüsebrühe und klein geschnittenen Würstchen zu einer Suppe umgewandelt werden.

Brokkoli in cremiger Gemüsesoße

Zutaten für 4 Portionen:

1 Brokkoli (ca. 400 g)
½ Blumenkohl (ca. 400 g)
3 Möhren (ca. 200 g)
250 g Kochschinken
2 EL Öl (ca. 20 g)
400 ml Gemüsebrühe
2 EL Butter (ca. 30 g)
2 EL Mehl (ca. 30 g)
100 ml flüssige Schlagsahne
100 g Käse am Stück

Zubereitung:

1. Brokkoli waschen, Röschen entlang am Strunk abschneiden und vierteln. Strunk schälen und in kleine Scheiben schneiden.
2. Blumenkohl putzen, waschen, Strunk entfernen und in Röschen teilen und vierteln.
3. In einem großem Topf Wasser zum Kochen bringen und 1 Teelöffel Salz hinzufügen.
4. Blumenkohl und Brokkoli darin für 5-8 Minuten blanchieren, absieben und kalt abbrausen.
5. Möhren waschen, schälen und in dünne Scheiben schneiden.
6. Den Schinken in Würfel schneiden.
7. In einer Pfanne das Öl erhitzen, den Schinken anbraten, die Karotten hinzufügen und andünsten. Das restliche Gemüse hinzufügen und mit 100 ml Gemüsebrühe ablöschen.
8. In einem Topf die Butter zerlassen, das Mehl anschwitzen, mit Sahne und restlicher Gemüsebrühe übergießen und zu einer Soße verrühren.
9. Die Soße im Gemüse untermengen, den Käse darüber reiben, anschmelzen und servieren.

Kalorien- und Nährwerte pro Portion:

Kcal: 444; Kohlenhydrate: 15 g; Eiweiß: 26 g; Fett: 29 g.

Meal Prep:

* Die Gemüsesoße kann gut zu Fleisch oder Kartoffeln, Reis oder Nudeln auf mehrere Tage verteilt serviert werden.
* Reste können mit Nudeln vermengt und Käse bestreut aufgebacken werden.

Brokkoli – Gemüse – Auflauf mit Nudeln

Zutaten für 6 Portionen:

300 g Nudeln (Muschel-, Gnocchi-, Spiral-, Schmetterlingsform etc.)
1 Brokkoli (ca. 500 g)
2 Karotten (ca. 200 g)
2 Tomaten (ca. 200 g)
125 ml flüssige Schlagsahne
150 ml Milch 1,5 %
2 mittelgroße Eier (ca. 120 g)
½ TL getrockneten Oregano (ca. ½ g)
½ TL getrockneten Majoran (ca. ½ g)
Salz und Pfeffer
100 g geriebenen Käse

Zubereitung:

1. Nudeln nach Packungsanleitung kochen.
2. Den Ofen auf 180°C Umluft vorheizen.
3. In einem Topf Wasser zum Kochen bringen und 1 Teelöffel Salz hinzufügen.
4. Den Brokkoli waschen, die Röschen entlang dem Strunk abschneiden und halbieren. Den Strunk schälen und in Scheiben schneiden.
5. Die Karotten schälen und in mundgerechte Scheiben schneiden.
6. Im kochenden Salzwasser den Brokkoli und die Karotten 5-8 Minuten blanchieren, absieben und gut abtropfen lassen.
7. Tomaten klein schneiden und mit dem restlichen Gemüse und den Nudeln in einer großen Schüssel mischen.
8. In einer Schale Sahne, Milch und Eier verquirlen, mit Oregano, Majoran, Salz und Pfeffer würzen.
9. Eine Auflaufform einfetten und mit dem Gemüse-Nudel-Gemisch befüllen.
10. Die Soße darüber gießen und den Käse darüber reiben.
11. Im Ofen 20-30 Minuten backen und servieren.

Kalorien- und Nährwerte pro Portion:

Kcal: 350; Kohlenhydrate: 43 g; Eiweiß: 16 g; Fett: 11 g.

Meal Prep

* Der Auflauf hält sich 2-3 Tage im Kühlschrank und kann somit gut an 2 Tagen serviert werden.

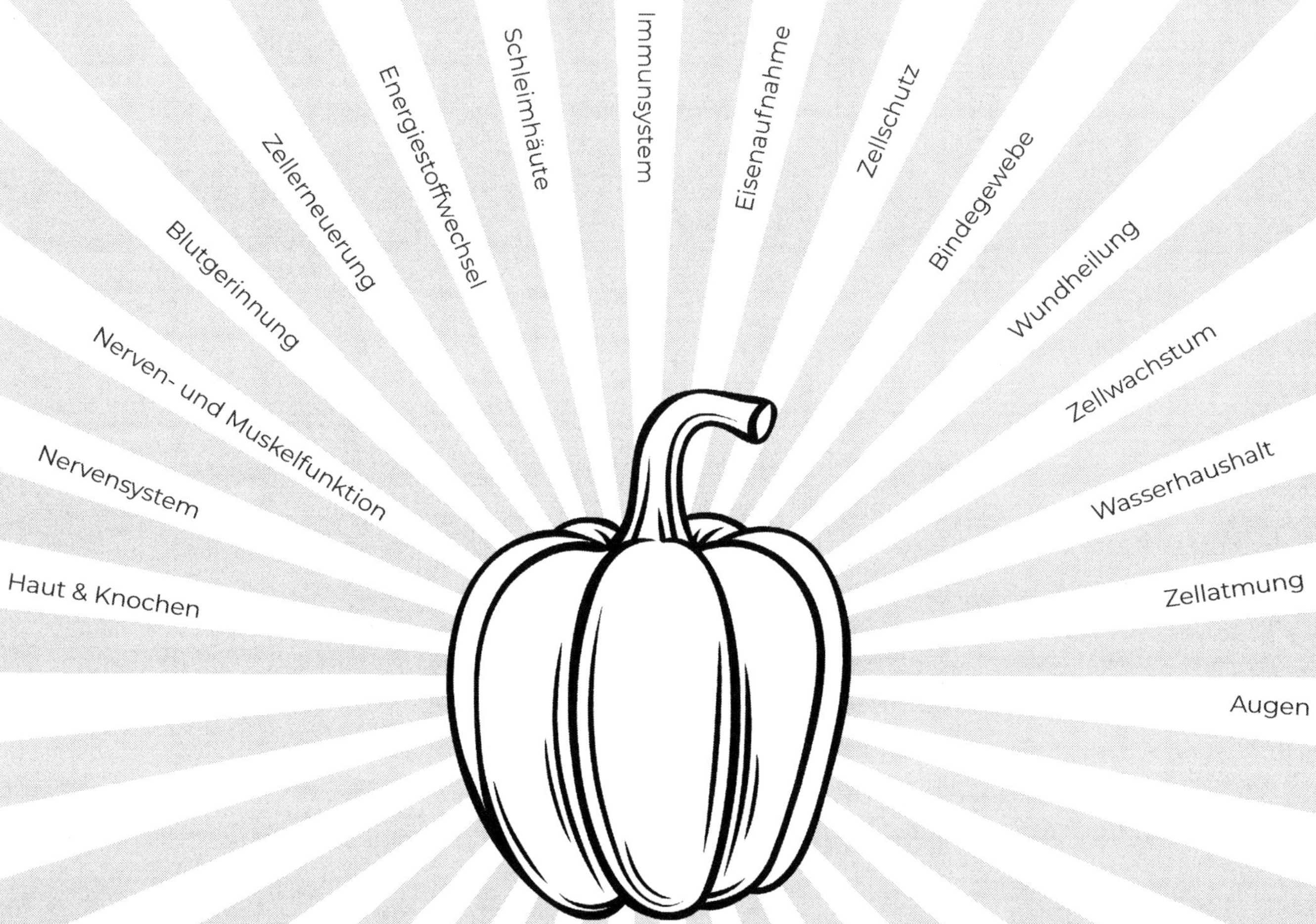

Haut & Knochen
Nervensystem
Nerven- und Muskelfunktion
Blutgerinnung
Zellerneuerung
Energiestoffwechsel
Schleimhäute
Immunsystem
Eisenaufnahme
Zellschutz
Bindegewebe
Wundheilung
Zellwachstum
Wasserhaushalt
Zellatmung
Augen

Paprika

Paprikasuppe

Zutaten für 4 Portionen:

6 gelbe Paprika (ca. 1 kg)
5 mehligkochende Kartoffeln (ca. 700 g)
2 Schalotten (ca. 52 g)
1 EL Butter (ca. 15 g)
750 ml Gemüsebrühe
1 rote Spitzpaprika (ca. 80 g)
100 ml flüssige Schlagsahne
Salz und Pfeffer

Zubereitung:

1. Paprika waschen, am Stiel mit beiden Daumen eindrücken und auseinanderbrechen. Den abgebrochenen Strunk und die Samen entfernen, in Stücke schneiden und bereitstellen.
2. Kartoffeln waschen, schälen, klein schneiden und bereitstellen.
3. Schalotten schälen und vierteln.
4. In einem Topf die Butter zerlassen, Schalotten und Paprika hinzufügen und 5-10 Minuten auf mittlerer Stufe anschwitzen.
5. Kartoffeln untermischen, mit der Gemüsebrühe ablöschen und weitere 15 Minuten auf mittlerer Stufe köcheln lassen.
6. Die rote Spitzpaprika waschen und in feine, kurze Streifen schneiden.
7. Die Suppe fein pürieren und die Sahne unterheben.
8. Die Suppe salzen und pfeffern, mit roter Paprika bestreuen und servieren.

Kalorien- und Nährwerte pro Portion:

Kcal: 400; Kohlenhydrate: 34 g; Eiweiß: 5 g; Fett: 11 g.

Meal Prep:

* Die Suppe kann für 2-3 Tage im Kühlschrank aufbewahrt oder eingefroren werden.
* Reste des „Brokkoli in cremiger Gemüsesoße“ oder der „Reispfanne mit Paprika und Mettwürste“ können in dieser Suppe untergerührt werden.

Gefüllte Mini-Paprika

Zubereitung:

1. Den Ofen auf 180°C Umluft vorheizen.
2. Backblech mit Backpapier auslegen.
3. Paprika waschen, halbieren, den Stiel, die Innenwände und den Stielansatz entfernen und Beiseite stellen.
4. Basilikumblätter waschen, trocken rütteln, vom Stiel befreien und klein hacken.
5. In einer Schüssel den Ricotta, Feta, Parmesan, ausgepresste Knoblauchzehe, Ei und Basilikum vermengen.
6. Die Masse in die Mini-Paprika mit einem Teelöffel verteilen, auf das Backblech legen und mit Olivenöl beträufeln.
7. Im Ofen 20 Minuten backen und servieren.

Zutaten für 4 Portionen:

20 Mini-Paprika
4 Basilikumstiele oder 1 TL getrocknetes Basilikum
150 g Ricotta
30 g Feta
25 g geriebener Parmesan
1 kleine Knoblauchzehe
1 mittelgroßes Ei (ca. 60 g)
1 EL Öl (ca. 10 g)

Kalorien- und Nährwerte pro Portion:

Kcal: 303; Kohlenhydrate: 25 g; Eiweiß: 13 g; Fett: 14 g.

Meal Prep:

* Reste können mit Gemüsebrühe püriert zu einer Suppe umgewandelt werden.
* Klein geschnitten mit gedünstetem Gemüse, wie z.B. Brokkoli, Blumenkohl, Karotten oder Tomaten kann eine Soße gekocht und zu Kartoffeln, Reis, Nudeln, Gemüseschnitzel, Frikadellen oder Fisch serviert werden.

Paprika – Tomaten – Zwiebelpfanne

Zubereitung:

1. Zwiebel schälen, in feine Streifen schneiden und bereitstellen.
2. Paprika waschen, putzen, in feine Streifen schneiden und bereitstellen.
3. Tomaten waschen, halbieren, putzen und in feine Streifen schneiden.
4. In einer Pfanne das Öl erhitzen, zuerst Paprikapulver, danach die Zwiebeln darin anschwitzen.
5. Paprika hinzufügen und 5 Minuten andünsten.
6. Zuguterletzt die Tomaten untermischen und unter ständigem Rühren das Gemüse in 20 Minuten weichkochen.
7. Gut salzen und pfeffern und servieren.

Zutaten für 4 Portionen:

6 mittelgroße weiße Zwiebel (ca. 500 g)
4 Paprika (rot/gelb/orange) (ca. 400 g)
4 Tomaten (ca. 500 g)
2 EL Öl (ca. 20 g)
2 TL Paprikapulver (ca. 10 g)
Salz und Pfeffer

Kalorien- und Nährwerte pro Portion:

Kcal: 153; Kohlenhydrate: 16 g; Eiweiß: 4 g; Fett: 6 g.

Tipp:
Dieses Gericht bedarf keiner Beilage, es kann aber zu Frikadellen, Reis, Kartoffeln, Nudeln oder Brot serviert werden.

Meal Prep:

* Hält sich im Kühlschrank bis zu 3 Tage.
* Reste mit panierten Gemüseschnitzel servieren.

Paprika in Reispfanne mit Mettwürsten

Zubereitung:

1. Die Paprika waschen, halbieren, putzen, in mundgerechte Würfel schneiden und Beiseite stellen.
2. Zwiebel und Knoblauchzehe schälen und in feine Würfel schneiden.
3. Die Butter in einem Topf zerlassen, Zwiebel und Knoblauch darin andünsten.
4. Die Würstchen in Scheiben schneiden und kurz in der Pfanne anbraten.
5. Die Paprika und den Reis hinzufügen, vermischen und kurz mit andünsten.
6. Mit der Gemüsebrühe ablöschen, die Pfanne mit einem Deckel für 20 Minuten schließen und köcheln lassen, danach servieren.

Zutaten für 4 Portionen:

4 Paprika (gelb, grün und rot) (ca. 500 g)
1 mittelgroße Zwiebel (ca. 80 g)
1 Knoblauchzehe
2 TL Butter (ca. 10 g)
4 Pfefferwürste oder Mettwürstchen (ca. 200 g)
200 g Milchreis oder Risotto
500 ml Gemüsebrühe

Kalorien- und Nährwerte pro Portion:

Kcal: 285; Kohlenhydrate: 15 g; Eiweiß: 13 g; Fett: 18 g.

Meal Prep:

* Das Gericht lässt sich gut vorkochen und für 2 Tage portionieren.

Paprika – Tomaten – Auberginen – Ragout in Joghurt

Zutaten für 4 Portionen:

3 Paprika (gelb, grün und rot) (ca. 400 g)
5 mittelgroße Tomaten (ca. 500 g)
1 Aubergine (ca. 300 g)
3 EL Öl (ca. 30 g)
200 g Joghurt (bis 10% Fett)
Salz und Pfeffer

Zubereitung:

1. Den Ofen auf 250°C Ober-/Unterhitze vorheizen. Auf ein Backblech Backpapier auslegen.
2. Das Gemüse waschen und trocken tupfen. Auf dem Backblech verteilen und mit Öl bepinseln.
3. Im Backofen auf mittlerer Schiene so lange rösten, bis das Gemüse an manchen Stellen dunkel anröstet und Blasen wirft. Zwischendurch wenden.
4. Paprika und Tomaten aus dem Ofen nehmen, auf ein Schneidebrett legen und die Haut abziehen.
5. Die Paprika halbieren, Stielansatz, Scheidewände und Samen entfernen. Klein schneiden und in eine verschließbare Schüssel geben.
6. Tomaten vierteln, den Strunk entfernen, klein schneiden und zur Paprika geben.
7. Zuguterletzt die Aubergine aus dem Ofen holen, den Stielansatz entfernen, klein schneiden und auch in die Schüssel geben.
8. Den Joghurt unterrühren, mit Salz und Pfeffer gut würzen.
9. Schmeckt ohne Beilage, aber auch mit einer Scheibe Brot oder zu Fleisch bzw. Grillfleisch sehr gut.

Kalorien- und Nährwerte pro Portion:

Kcal: 167; Kohlenhydrate: 11 g; Eiweiß: 5 g; Fett: 10 g.

Meal Prep:

* Das Gericht schmeckt warm und kalt sehr gut und hält im Kühlschrank für ein paar Tage.
* Reste können zu Brot, Fleisch, Gemüseschnitzel oder Gnocchi serviert werden.

Paprika mit Hackfleischbällchen in Tomatensoße

Zutaten für 8 Portionen:

2 mittelgroße Zwiebel (ca. 160 g)
2 Knoblauchzehen
1 kg Hackfleisch
200 g Milchreis
2 TL Paprikapulver (ca. 10 g)
Salz und Pfeffer
2 Paprika (ca. 200 g)
2 EL Öl (ca. 20 g)
2 EL Tomatenmark (ca. 30 g)
1 l pasteurisierte Tomaten

Zubereitung:

1. Zwiebeln und 1 Knoblauchzehe schälen und klein schneiden.
2. In einer Schüssel Hackfleisch, Zwiebeln, Knoblauch, Milchreis, Paprikapulver, Salz und Pfeffer miteinander verkneten, mittelgroße Hackfleischbällchen formen und 30 Minuten im Kühlschrank ziehen lassen.
3. Paprika waschen, halbieren, von Strunk und Samen befreien und in Streifen schneiden.
4. In einem Topf das Öl erhitzen, 1 Knoblauchzehe hineinpressen und mit dem Tomatenmark andünsten.
5. Mit pasteurisierten Tomaten ablöschen, Paprika und Hackfleischbällchen hinzufügen und 40 Minuten auf mittlerer Stufe köcheln lassen bzw., je nach Größe der Bällchen, bis der Reis durchgekocht ist.
6. Im Teller anrichten und servieren.

Kalorien- und Nährwerte pro Portion:

Kcal: 460; Kohlenhydrate: 29 g; Eiweiß: 28 g; Fett: 26 g.

Meal Prep:

* Dieses Gericht lässt sich sehr gut vorkochen und hält im Kühlschrank für 2-3 Tage.
* Das Gericht eignet sich gut zum Einfrieren.

Notizen

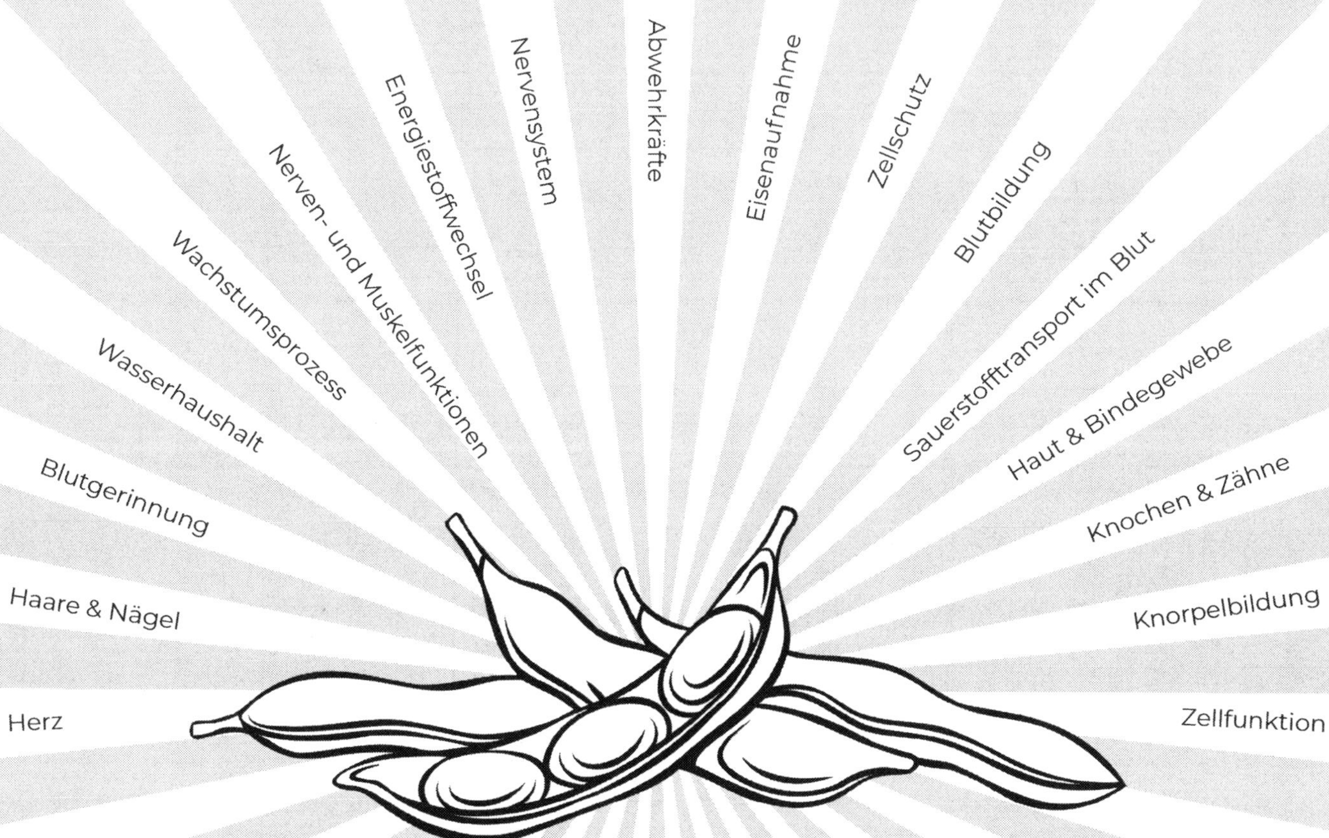

Gartenbohnen

Dicke Bohnen mit Kochschinken

Zutaten für 4 Portionen:

3 kg dicke Bohnen (ca. 750 g gepalte Bohnen)
1 Bund Bohnenkraut (falls vorhanden) (ca. 20 g)
1 Zwiebel (ca. 80 g)
200 g Kochschinken
2 EL Butter (ca. 30 g)

Zubereitung:

1. Bohnen aus den Schoten schälen. Wenn sie größer als die Fingerkuppe des kleinen Fingers sind, in kochendem Salzwasser 5 Minuten blanchieren und kalt abschrecken. Danach die braune Schale entfernen. Dies geht ganz leicht und ist mit Kindern ein Spaß, da man die Bohnen rausschnipsen kann. Sind die Bohnen kleiner, muss man sie nicht vorher blanchieren.
2. Die Bohnen in kochendem Salzwasser mit dem Bohnenkraut garkochen.
3. Zwiebel schälen und klein schneiden. Kochschinken in kleine Würfel schneiden.
4. In einer Pfanne die Butter zerlassen, Zwiebel anschwitzen und den Kochschinken kurz mit anbraten.
5. Die Bohnen gut absieben, zum Schinken geben, darin schwenken und warm servieren.

Kalorien- und Nährwerte pro Portion:

Kcal: 234; Kohlenhydrate: 48 g; Eiweiß: 33 g; Fett: 10 g.

Meal Prep:

* Reste können am Folgetag mit Fenchel, Staudensellerie oder Karotten angereichert serviert werden.

Dicke Bohnen mit Schmorgurke und Hähnchen

Zutaten für 4 Portionen:

1 kg dicke Bohnen (ca. 250 g gepalte Bohnen)
500 g Hähnchenfilet
Salz und Pfeffer
3 EL Olivenöl (ca. 30 g)
2 Schmorgurke (ca. 1 kg)
2 Zwiebeln (ca. 160 g)
100 ml Gemüsebrühe
½ TL Zucker (ca. 3 g)
½ Bund Bohnenkraut (ca. 20 g)
100 g Frischkäse

Zubereitung:

1. Die Bohnen aus den Schoten palen. Wenn sie größer als die Fingerkuppe des kleinen Fingers sind, in kochendem Salzwasser 5 Minuten blanchieren und kalt abschrecken. Danach die braune Schale entfernen. Dies geht ganz leicht und ist mit Kindern ein Spaß, da man die Bohnen rausschnipsen kann. Sind die Bohnen kleiner, muss man sie nicht vorher blanchieren.
2. Hähnchenfilets waschen und trocken tupfen, mit Salz und Pfeffer würzen.
3. In einer Pfanne 2 Esslöffel Öl erhitzen und das Fleisch 12 bis 15 Minuten anbraten, danach in Stücke zupfen.
4. Die Schmorgurke waschen, schälen, längs halbieren, die Kerne herauslösen und in Scheiben schneiden.
5. Zwiebeln schälen und in feine Würfel schneiden.
6. In einer Pfanne 1 Esslöffel Öl erhitzen, Zwiebeln glasig dünsten.
   Gurken und Bohnen untermischen. Mit der Gemüsebrühe ablöschen und 10 Minuten garen.
7. Fleischstückchen unterheben und mit Salz, Pfeffer und Zucker abschmecken.
8. Das Bohnenkraut waschen, trocken rütteln, vom Stiel abziehen, fein hacken und untermischen.
9. Das Gericht im Teller anrichten und mit Frischkäsestückchen garniert servieren.

Kalorien- und Nährwerte pro Portion:

Kcal: 349; Kohlenhydrate: 13 g; Eiweiß: 41 g; Fett: 17 g.

Meal Prep:

* Dieses Gericht lässt sich in doppelter Menge für 2 Tage vorkochen und im Kühlschrank portioniert 2-3 Tage aufbewahren.

Dicke Bohnen im Fenchelgemüse

Zutaten für 4 Portionen:

2 kg dicke Bohnen (ca. 500 g gepalte Bohnen)
2 Fenchelknollen (ca. 400 g)
1 Zitrone
2 EL Olivenöl (ca. 20 g)
100 ml Gemüsebrühe
Salz und Pfeffer
½ Bund frische Petersilie (ca. 25 g)
1 EL frisches Bohnenkraut
Salz und Pfeffer

Zubereitung:

1. Die Bohnen aus den Schoten palen. Wenn sie größer als die Fingerkuppe des kleinen Fingers sind, in kochendem Salzwasser 5 Minuten blanchieren und kalt abschrecken. Danach die braune Schale entfernen. Dies geht ganz leicht und ist mit Kindern ein Spaß, da man die Bohnen rausschnipsen kann. Sind die Bohnen kleiner, muss man sie nicht vorher blanchieren.
2. Den Fenchel waschen, halbieren, vom Strunk befreien und in dünne Scheiben schneiden.
3. In einer Pfanne das Öl erhitzen, die Bohnen und den Fenchel darin kurz anbraten, mit der Gemüsebrühe ablöschen, das gewaschene Bohnenkraut hinzufügen und so lange garen, bis die Bohnen bissfest - oder nach eigenem Geschmack weich - gekocht sind.
4. Petersilie waschen, trocken rütteln, vom Stiel entfernen und klein hacken.
5. Das Gemüse mit Salz, Pfeffer 1-2 Spritzer Zitronensaft abschmecken.
6. Das Gemüse in eine Schüssel geben, mit Petersilie bestreuen und servieren.

Kalorien- und Nährwerte pro Portion:

Kcal: 151; Kohlenhydrate: 20 g; Eiweiß: 17 g; Fett: 6 g.

Meal Prep:

* Dieses Gericht kann warm und kalt gegessen werden. Kalt eignet sich es als Salat.

Buschbohnensalat

Zutaten für 4 Portionen:

Buschbohnen (ca. 650 g)
2 TL Butter (ca. 10 g)
Salz und Pfeffer
2 EL Apfelessig (ca. 20 g)

Zubereitung:

1. Die Bohnen waschen, die Enden abschneiden und halbieren.
2. In einem Topf die Butter zerlassen, die Bohnen darin 5 Minuten anbraten und mit 100 ml Wasser bei geschlossenem Topf bissfest dünsten.
3. Die Bohnen samt Sud in eine Schüssel geben, mit Salz, Pfeffer und Essig würzen, vermengen und servieren.

Kalorien- und Nährwerte pro Portion:

Kcal: 80; Kohlenhydrate: 8 g; Eiweiß: 4 g; Fett: 3 g.

Meal Prep:

* Die Bohnen lassen sich gut an einem Tag als Beilage essen und abgekühlt am nächsten Tag als Salat servieren. Dabei sollten die Bohnen bissfest sein, damit sie als Salat noch knackig sind.

Grüne Gemüsesuppe

Zutaten für 6 Portionen:

Grüne Buschbohnen (ca. 400 g)
5 festkochende Kartoffel (ca. 500 g)
3 Stangen Staudensellerie (ca. 300 g)
1 mittelgroße Zwiebel (ca. 80 g)
1 EL Butter (ca. 15 g)
2 EL Tomatenmark (ca. 30 g)
1 Liter Gemüsebrühe
1 EL frisches Bohnenkraut (ca. 6 g)
Gepalte Erbsen (ca. 300 g)
1 Lorbeerblatt
Salz und Pfeffer

Zubereitung:

1. Die Buschbohnen waschen, putzen, in mundgerechte Stücke schneiden und bereitstellen.
2. Die Kartoffeln waschen, schälen, in Würfel schneiden und bereitstellen.
3. Die Enden und die Fäden vom Staudensellerie abschneiden, waschen, in Scheiben schneiden und bereitstellen.
4. Die Zwiebel schälen und in feine Würfel schneiden.
5. In einem Topf die Butter zerlassen und das Tomatenmark unterrühren.
6. Den Sellerie darin anschwitzen, mit etwas Gemüsebrühe ablöschen, die Kartoffeln hinzufügen und bei geschlossenem Topf für 5-10 Minuten köcheln lassen.
7. Das Bohnenkraut waschen, trocken rütteln, vom Stiel abziehen, fein hacken und bereitstellen.
8. Die restliche Gemüsebrühe mit den Buschbohnen, Erbsen, Bohnenkraut und dem Lorbeerblatt in den Topf geben und weitere 15-20 Minuten köcheln lassen.
9. Mit Salz und Pfeffer abschmecken und servieren.

Kalorien- und Nährwerte pro Portion:

Kcal: 167; Kohlenhydrate: 25 g; Eiweiß: 8 g; Fett: 3 g.

Meal Prep:

* Die Suppe hält im Kühlschrank für einige Tage und ist bestens als Meal Prep geeignet.

Grün – gelbe Bohnensuppe

Zubereitung:

1. Die Bohnen waschen und die Enden abschneiden. Die Wachsbohnen halbieren und Beiseite stellen. Die Brechbohnen in 1 cm lange Stücke brechen.
2. Zwiebel und Knoblauchzehe schälen, klein schneiden und in einem Topf in erhitztem Öl andünsten.
3. Das Paprikapulver darin anschwitzen, mit Tomatenmark vermischen und mit der Gemüsebrühe ablöschen.
4. Die grünen Bohnen hinzufügen und 10 Minuten garen.
5. Das Bohnenkraut waschen, trocken rütteln, vom Stiel abziehen, fein hacken und bereitstellen.
6. Die Wachsbohnen und das Bohnenkraut hinzugeben, 20 Minuten garen, mit Salz und Pfeffer abschmecken und servieren.

Zutaten für 4 Portionen:

Grüne Brechbohnen (ca. 600 g)
Gelbe Wachsbohnen (ca. 600 g)
1 mittelgroße Zwiebel (ca. 80 g)
1 Knoblauchzehe
2 EL Öl (ca. 20 g)
2 TL Paprikapulver (ca. 10 g)
3 EL Tomatenmark (ca. 45 g)
1 l Gemüsebrühe
1 EL frisches Bohnenkraut (ca. 6 g)
Salz und Pfeffer

Kalorien- und Nährwerte pro Portion:

Kcal: 185; Kohlenhydrate: 20 g; Eiweiß: 8 g; Fett: 6 g.

Meal Prep:

* Diese Suppe lässt sich gut vorkochen und hält im Kühlschrank für 2-3 Tage.

Bohnen – Tomaten – Gemüse mit Bratwurst

Zutaten für 4 Portionen:

Grüne Bohnen (ca. 600 g)
2 Zwiebeln (ca. 160 g)
1 Knoblauchzehe
Kirschtomaten (ca. 300 g)
1 EL frisches Bohnenkraut (ca. 6 g)
2 EL Öl (ca. 20 g)
Salz und Pfeffer
4 grobe Bratwürste (ca. 300 g)

Zubereitung:

1. In einem Topf Wasser zum Kochen bringen und salzen.
2. Bohnen waschen, die Enden abschneiden, halbieren und im Salzwasser 10 Minuten garen. Abschrecken und gut abtropfen lassen.
3. Zwiebeln und Knoblauchzehe schälen, fein würfeln.
4. Kirschtomaten waschen, vierteln und bereitstellen.
5. Das Bohnenkraut waschen, trocken rütteln, vom Stiel abziehen, fein hacken und bereitstellen.
6. In einer Pfanne 1 Esslöffel Öl erhitzen, Zwiebel und Knoblauch andünsten und mit den Kirschtomaten ablöschen.
7. Nach 3 Minuten die Bohnen untermischen und mit Bohnenkraut, Salz und Pfeffer würzen.
8. Die Bratwurst in einer Pfanne in 1 Esslöffel heißen Olivenöl braten und zusammen mit dem Gemüsegericht servieren.

Kalorien- und Nährwerte pro Portion:

Kcal: 327; Kohlenhydrate: 16 g; Eiweiß: 19 g; Fett: 19 g.

Meal Prep:

* Reste können gemischt in frischem Kartoffelpüree serviert werden.

Brechbohnen – Hackfleisch – Kartoffelsuppe

Zubereitung:

1. Die Bohnen waschen, die Enden entfernen und in 1 cm lange Stücke schneiden.
2. Kartoffeln waschen, schälen und in kleine Würfel schneiden.
3. Zwiebel und Knoblauchzehe schälen und in feine Würfel schneiden.
4. In einem Topf die Butter zerlassen, das Paprikapulver anschwitzen und Zwiebel, Knoblauch und Kartoffeln andünsten.
5. Das Hackfleisch hinzufügen und krümelig braten.
6. Das Bohnenkraut waschen, trocken rütteln, vom Stiel abziehen, fein hacken und bereitstellen.
7. Die Bohnen und das Bohnenkraut untermischen, nach 5 Minuten mit 800 ml Wasser ablöschen, mit Salz und Pfeffer verfeinern und köcheln lassen.
8. Am Ende die Sahne hinzufügen, kurz aufkochen und danach servieren.

Zutaten für 4 Portionen:

Brechbohnen (ca. 600 g)
3 festkochende Kartoffel (ca. 300 g)
1 mittelgroße Zwiebel (ca. 80 g)
1 Knoblauchzehe
2 TL Butter (ca. 10 g)
1 TL Paprikapulver (ca. 5 g)
300 g Hackfleisch
1 EL frisches Bohnenkraut (ca. 6 g)
Salz und Pfeffer
150 ml flüssige Schlagsahne

Kalorien- und Nährwerte pro Portion:

Kcal: 427; Kohlenhydrate: 22 g; Eiweiß: 20 g; Fett: 28 g.

Meal Prep:

* Suppen lassen sich immer gut vorkochen und im Kühlschrank aufbewahren.

Notizen

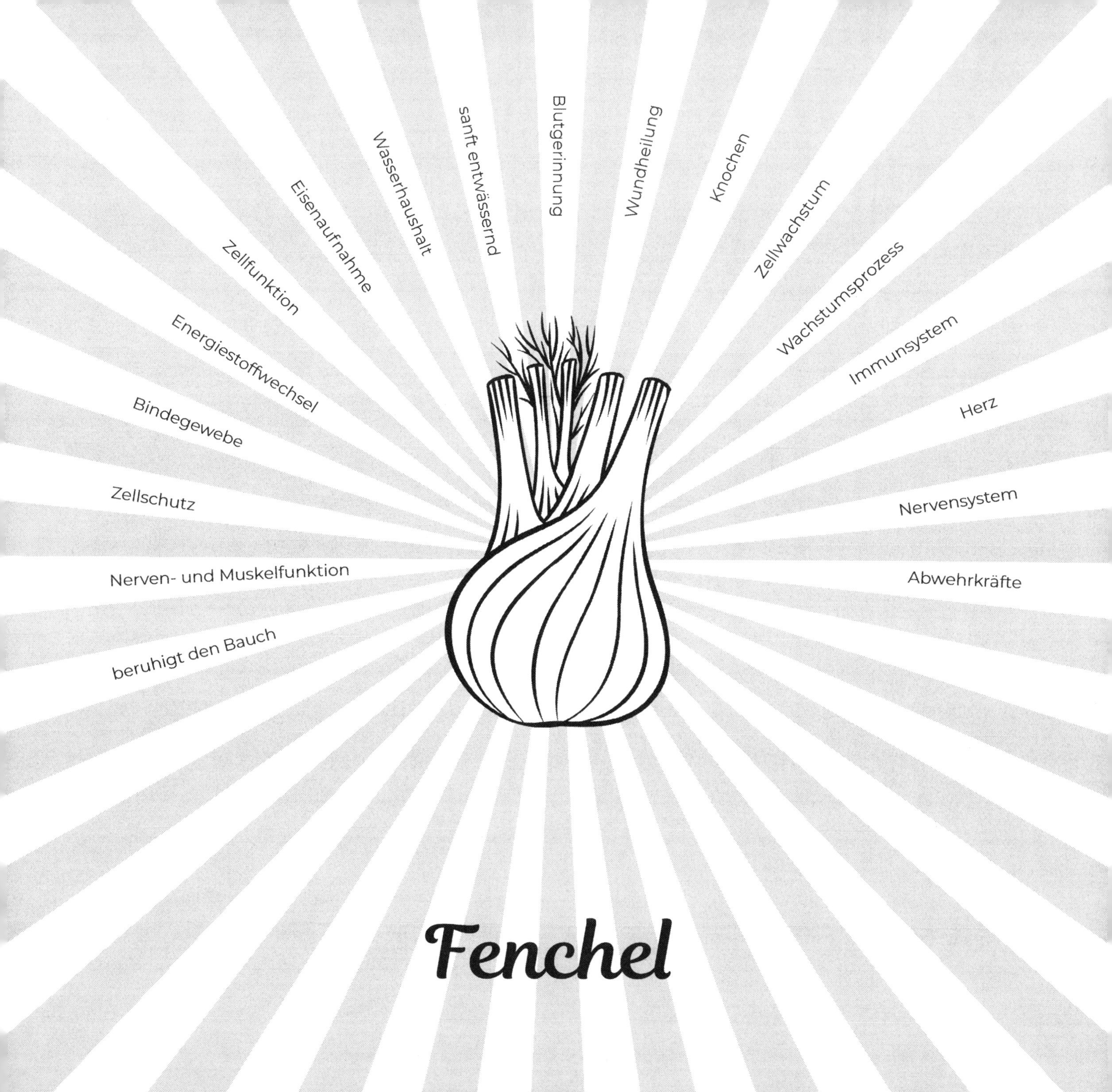
beruhigt den Bauch
Nerven- und Muskelfunktion
Zellschutz
Bindegewebe
Energiestoffwechsel
Zellfunktion
Eisenaufnahme
Wasserhaushalt
sanft entwässernd
Blutgerinnung
Wundheilung
Knochen
Zellwachstum
Wachstumsprozess
Immunsystem
Herz
Nervensystem
Abwehrkräfte

Fenchel

Gebackener Fenchel

Zutaten für 4 Portionen:

4 Fenchelknollen (ca. 800 g)
2 EL Olivenöl (ca. 20 g)
1 Zitrone
Salz und Pfeffer
½ Bund frischen Dill (ca. 20 g)
½ Bund frische Petersilie (ca. 25 g)

Zubereitung:

1. Den Backofen auf 200°C Ober-/Unterhitze vorheizen.
2. Den Fenchel waschen, dunkle Stellen entfernen und halbieren. Den Strunk entfernen und in 1 cm breite Streifen schneiden.
3. Danach die Knollenstreifen in eine Schüssel geben, mit Öl, dem Saft einer halben Zitrone beträufeln, mit Salz und Pfeffer würzen, die Schüssel verschließen und gut durchschütteln.
4. Ein Backblech mit Backpapier auslegen und den Fenchel darauf verteilen.
5. Im Backofen auf mittlerer Schiene 20-30 Minuten backen.
6. Währenddessen Dill und Petersilie waschen, trocken rütteln, vom Stiel abbrechen und fein hacken.
7. Fenchel in eine Schüssel geben, die Kräuter untermischen und servieren.

Kalorien- und Nährwerte pro Portion:

Kcal: 102; Kohlenhydrate: 8 g; Eiweiß: 3 g; Fett: 6 g.

Meal Prep:

* Den Fenchel in größeren Mengen backen. Er lässt sich gut im Kühlschrank aufbewahren und zu Gemüsesuppen, Kartoffelpüree oder einfach auf Brot belegt servieren.
* Im Fenchel-Bohnen-Salat oder dem Gericht mit den dicken Bohnen hinzufügen.

Fenchel in Porreesuppe

Zutaten für 4 Portionen:

2 Fenchelknollen (ca. 500 g)
2 Stangen Porree (ca. 300 g)
3 Kartoffeln (ca. 300 g)
1 EL Öl (ca. 10 g)
1 Knoblauchzehe
1 l Gemüsebrühe
1 Bund frische Petersilie (ca. 50 g)
Salz und Pfeffer

Zubereitung:

1. Fenchel waschen, halbieren, den Strunk entfernen und klein schneiden.
2. Die Enden vom Porree entfernen, halbieren, waschen und in Ringe schneiden.
3. Die Kartoffeln waschen, schälen und in kleine Stücke schneiden.
4. In einem Topf das Öl erhitzen und den Fenchel 5 Minuten andünsten.
5. Den Knoblauch schälen und in den Topf auspressen.
6. Mit der Gemüsebrühe ablöschen, die Kartoffeln hinzufügen und bei mittlerer Hitze 15 Minuten köcheln lassen.
7. Den Porree unterrühren und weitere 10 Minuten bei mittlerer Hitze köcheln, danach pürieren.
8. Die Petersilie waschen, trocken rütteln, vom Stiel entfernen, fein hacken und in die Suppe geben.
9. Mit Salz und Pfeffer abschmecken und servieren.

Kalorien- und Nährwerte pro Portion:

Kcal: 116; Kohlenhydrate: 19 g; Eiweiß: 6 g; Fett: 1 g.

Meal Prep:

* Gebackener Fenchel gibt dem Ganzen ein Röstaroma und kann vorgebacken werden.
* Die Suppe hält sich 2-3 Tage im Kühlschrank und kann gut portioniert werden.

Fenchel in grünen Bohnen

Zutaten für 4 Portionen:

2 Fenchelknollen (ca. 400 g)
2 EL Olivenöl (ca. 20 g)
1 Zitrone
Salz und Pfeffer
Grüne Bohnen (ca. 400 g)
½ Bund frische Petersilie (ca. 25 g)

Zubereitung:

1. Den Backofen auf 200°C Ober-/Unterhitze vorheizen.
2. Den Fenchel waschen, dunkle Stellen entfernen und halbieren. Den Strunk entfernen und in 0,5 cm breite Streifen schneiden.
3. Fenchel in einer Schüssel mit 1,5 Esslöffel Öl, Saft einer halben Zitrone, Salz und Pfeffer geben, verschließen und gut durchschütteln.
4. Ein Backblech mit Backpapier auslegen und den Fenchel darauf verteilen, auf mittlerer Schiene 20 Minuten backen.
5. Währenddessen in einem Topf Wasser zum Kochen bringen und kräftig salzen.
6. Die Bohnen waschen, Enden abschneiden, halbieren und in kochendem Salzwasser bissfest kochen.
7. Die Bohnen direkt nach dem Kochen kalt abschrecken, damit sie nicht weiter garen.
8. Die Petersilie waschen, trocken schütteln, vom Stiel entfernen und klein hacken.
9. Den Fenchel und die Bohnen zurück in die Schüssel geben, mit ½ Esslöffel Öl, etwas Zitronensaft, Petersilie, Salz und Pfeffer geschlossen durchmengen und danach servieren.

Kalorien- und Nährwerte pro Portion:

Kcal: 112; Kohlenhydrate: 10 g; Eiweiß: 4 g; Fett: 6 g.

Meal Prep:

* Der Fenchel lässt sich sehr gut am Vortag vorbereiten und mariniert im Kühlschrank aufbewahren.
* In größeren Mengen kann der Fenchel einen Tag später eine Suppe verfeinern.

Fenchel und Tomaten mit Reis

Zutaten für 4 Portionen:

200 g rohen Wildreis
3 Fenchelknollen (ca. 700 g)
3 Tomaten (ca. 300 g)
1 mittelgroße Zwiebel (ca. 80 g)
1 Knoblauchzehe
2 EL Öl (ca. 20 g)
Salz und Pfeffer
200 g Schmand
Jeweils ½ TL getrocknete Petersilie, Dill und Majoran (jeweils ca. ½ g)

Zubereitung:

1. Wildreis nach Packungsanleitung kochen.
2. Fenchel waschen, halbieren, den Strunk entfernen, in mundgerechte Stücke schneiden und Beiseite stellen.
3. Die Tomaten waschen, halbieren, den Strunk entfernen, in mundgerechte Stücke schneiden und Beiseite stellen.
4. Die Zwiebel und die Knoblauchzehe schälen und in feine Würfel schneiden.
5. In einer Pfanne das Öl erhitzen, Zwiebel und Knoblauch anschwitzen, Fenchel hinzufügen und 5-10 Minuten andünsten.
6. Tomaten hinzufügen, gut salzen und pfeffern, weitere 10 Minuten garen und danach den Schmand unterrühren.
7. Mit Petersilie, Dill und Majoran nach eigenem Geschmack würzen.
8. Den Reis mit dem Gemüse im Teller anrichten und servieren.

Kalorien- und Nährwerte pro Portion:

Kcal: 422; Kohlenhydrate: 48 g; Eiweiß: 12 g; Fett: 18 g.

Meal Prep:

* Ein Mehr an Fenchel und Tomaten können mit Käse überbacken werden oder zu einer Soße püriert und zu Kohlrabi- oder Knollenselleriesschnitzel serviert werden.

Geschmortes Fenchelgemüse auf Kartoffelpüree

Zubereitung:

1. Kartoffeln waschen, in einen Topf geben, mit kaltem Wasser bedecken und zum Kochen bringen.
2. Fenchel waschen, halbieren, von Strunk und Stielen befreien und in Stifte schneiden. Die Stiele in feine Ringe schneiden und bereitstellen.
3. Die Möhren waschen, schälen, in Stifte schneiden und bereitstellen.
4. Das Öl in einer Pfanne erhitzen, Fenchel und Möhren 3-5 Minuten andünsten, mit Orangensaft ablöschen und 10-15 Minuten schmoren lassen.
5. Die Kartoffeln abgießen, kalt abschrecken, pellen und zu Kartoffelpüree stampfen. Mit Butter und Salz verfeinern.
6. Kartoffelpüree mit Gemüse auf einen Teller anrichten und servieren.

Zubereitung für 4 Portionen:

9 Kartoffeln (ca. 800 g)
2 Fenchelknollen (ca. 500 g)
4 Möhren (ca. 350 g)
1 EL Öl (ca. 10 g)
100 ml Orangensaft
2 TL Butter (10 g)
Salz

Kalorien- und Nährwerte pro Portion:

Kcal: 250; Kohlenhydrate: 42 g; Eiweiß: 7 g; Fett: 5 g.

Meal Prep:

* Eine größere Portion an Gemüse zubereiten, Kartoffeln und Fenchel pürieren und mit Karottenstifte und gehackter Petersilie zu einer Suppe verarbeiten.
* Kartoffelpüreereste können mit Gemüsebrühe zu einer Suppe verarbeitet werden, Gemüsereste beigeben und eventuell mit in Scheiben geschnittenen Würstchen anreichern.

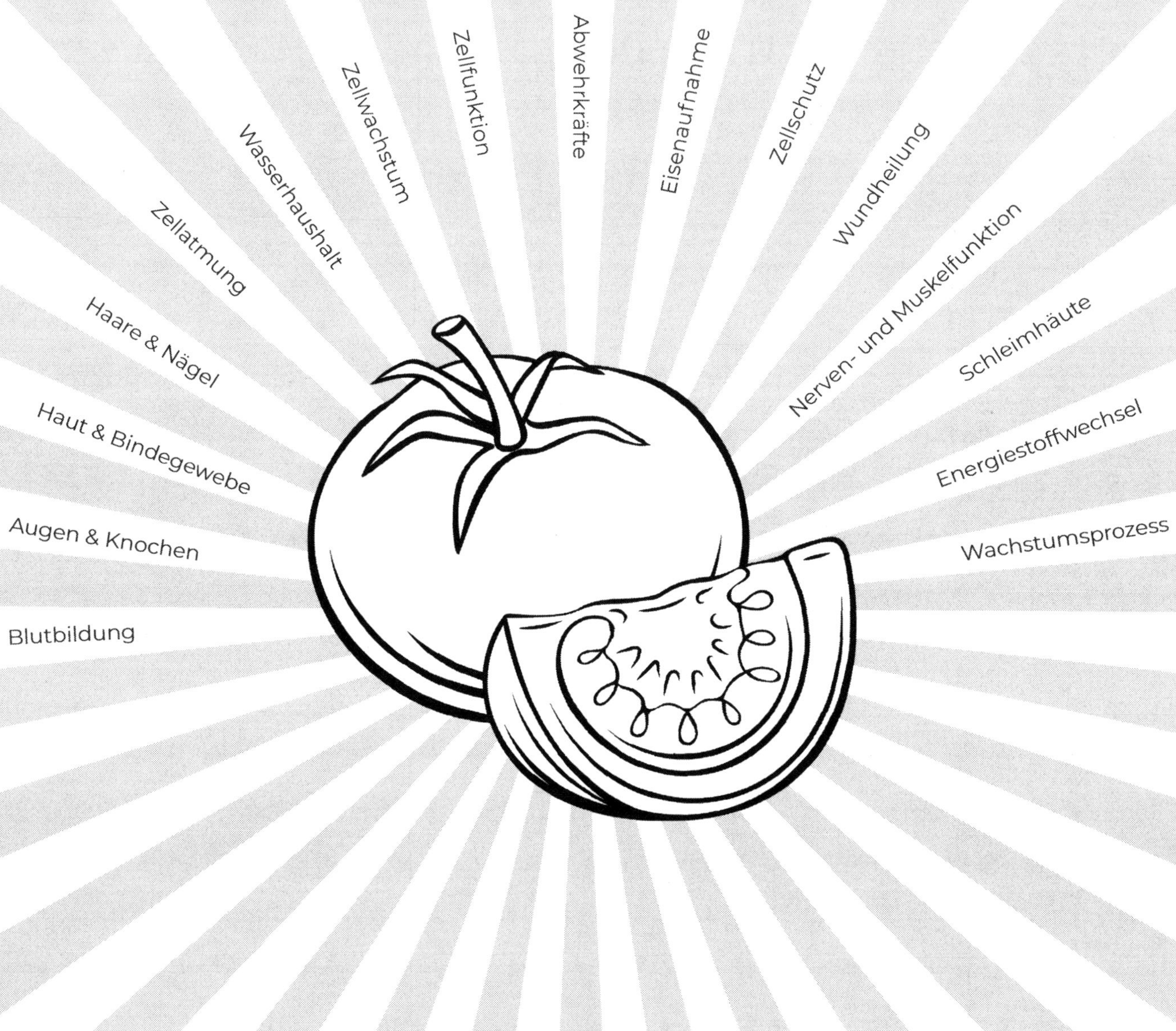
Blutbildung
Augen & Knochen
Haut & Bindegewebe
Haare & Nägel
Zellatmung
Wasserhaushalt
Zellwachstum
Zellfunktion
Abwehrkräfte
Eisenaufnahme
Zellschutz
Wundheilung
Nerven- und Muskelfunktion
Schleimhäute
Energiestoffwechsel
Wachstumsprozess

Tomaten

Tomaten in Basilikumsoße

Zutaten für 4 Portionen:

600 g Cocktailtomaten
1 rote mittelgroße Zwiebel (ca. 80 g)
1 Knoblauchzehe
2 TL Speisestärke (ca. 10 g)
1 Bund frisches Basilikum (ca. 40 g)
1 EL Olivenöl (ca. 10 g)
250 ml Milch 3,5%
Salz und Pfeffer

Zubereitung:

1. Die Cocktailtomaten waschen, halbieren und bereitstellen.
2. Die Zwiebel und Knoblauchzehe schälen und in feine Würfel schneiden.
3. In einem Schälchen die Speisestärke in 2 EL kaltem Wasser auflösen.
4. Das Basilikum waschen, trocken schütteln, die Blätter vom Stiel zupfen und fein hacken.
5. In einer Pfanne das Öl erhitzen, Zwiebel und Knoblauch anschwitzen, Basilikum hinzufügen, mit Milch ablöschen und vermengen. Die vorbereitete Speisestärke untermischen.
6. Die Tomaten hinzufügen, mit Salz und Pfeffer würzen, 5 Minuten kochen lassen und zum Essen servieren.

Kalorien- und Nährwerte pro Portion:

Kcal: 98; Kohlenhydrate: 11 g; Eiweiß: 3 g; Fett: 5 g.

Meal Prep:

* Die Soße kann für mehrere Tage vorgekocht werden. Wenn man auf knackige Tomaten Wert legt, kann man die Tomaten separat am Tag selbst hinzufügen.
* Die Soße kann zu Fleisch, Gemüseschnitzel, Nudeln und Kartoffeln serviert werden.
* Mit Fischresten vom Vortag mischen und servieren.

Tomaten – Möhren – Lasagne

Zutaten für 4 Portionen:

5 Möhren (ca. 450 g)
300 ml Gemüsebrühe
1 Knoblauchzehe
5 Tomaten (ca. 600 g)
125 ml Milch 3,5 %
250 g saure Sahne
Salz und Pfeffer
10 Lasagneplatten (ca. 150 g)
100 g Käse am Stück (Gouda, Emmentaler oder Mozzarella)

Zubereitung:

1. Möhren waschen, schälen und raspeln.
2. In einem Topf die Gemüsebrühe erhitzen, geraspelte Möhren und die gepresste Knoblauchzehe hinzufügen und garen.
3. Tomaten waschen, in dünne Scheiben schneiden und Beiseite stellen.
4. Die Milch und saure Sahne zu den Möhren in die Brühe geben und mit Salz und Pfeffer abschmecken.
5. Eine Auflaufform einfetten und abwechselnd Lasagneblätter, Möhrensoße und Tomatenscheiben schichten und mit der Möhrensoße abschließen.
6. Den Käse über den Auflauf reiben und im Backofen 30 Minuten backen lassen, bis der Käse goldbraun ist – danach servieren.

Kalorien- und Nährwerte pro Portion:

Kcal: 395; Kohlenhydrate: 43 g; Eiweiß: 15 g; Fett: 16 g.

Meal Prep:

* Die Lasagne lässt sich hervorragend portionieren und im Kühlschrank aufbewahren.
* Aus Möhren und Tomaten kann man eine leichte Suppe herstellen, die mit frischem Brot oder Baguette serviert wird.
* Ein Mehr an vorbereiteten Tomaten und Möhren kann zusammen mit Kartoffeln und Rinderhack zu einem Eintopf gekocht werden.

Tomatensoße mit Zucchini

Zutaten für 4 Portionen:

3 Zucchini (ca. 700 g)
Salz und Pfeffer
2 TL Butter (ca. 10 g)
1 Knoblauchzehe
5 EL Tomatenmark (ca. 75 g)
1 TL getrockneten Oregano (ca. 1 g)
1 Kräuterwürfel

Zubereitung:

1. Zucchini waschen, die Enden abschneiden und längs in lange Streifen schneiden, in eine Schüssel legen, von beiden Seiten salzen und pfeffern und für ein paar Minuten einziehen lassen.
2. In einer großen Pfanne die Butter zerlassen, Knoblauchzehe schälen, in die Butter pressen und andünsten.
3. Die Zucchini darin golden braten, abtropfen und in eine vorgewärmte Schüssel geben.
4. In das Bratenfett das Tomatenmark und die Gewürze mit 150 ml Wasser vermengen. Soße gut durchkochen und mit Salz und Pfeffer abschmecken..
5. Zu guter Letzt über die Zucchini gießen und servieren.

Kalorien- und Nährwerte pro Portion:

Kcal: 77; Kohlenhydrate: 7 g; Eiweiß: 4 g; Fett: 3 g.

Meal Prep:

* An einem Tag kann es als Gericht serviert werden, am anderen Tag (püriert) mit Nudeln, Kartoffeln oder Reis und je nach Geschmack geriebenen Käse vorbereitet und portioniert werden.

Tomatensoße mit Staudensellerie und Karotten

Zubereitung:

1. Staudensellerie waschen, mit einem Messer die äußeren Fäden abziehen, in feine Stücke schneiden und bereitstellen.
2. Karotten waschen, zusammen mit Zwiebeln und Knoblauchzehen schälen, in kleine Würfel schneiden und bereitstellen.
3. In einem Topf das Olivenöl erhitzen, Karotten, Staudensellerie, Zwiebeln und Knoblauch auf niedriger Stufe 5 Minuten andünsten.
4. Die Tomaten waschen, halbieren, den Stielansatz entfernen und in kleine Stücke schneiden. Zum restlichen Gemüse geben und mit dem Tomatenmark vermengen.
5. Zuguterletzt den Zucker untermischen, mit Salz und Pfeffer abschmecken und servieren.

Zutaten für 4 Portionen:

3 Stangen Staudensellerie (ca. 300 g)
4 Karotten (ca. 350 g)
2 mittelgroße Zwiebel (ca. 160 g)
3 Knoblauchzehen (ca. 15 g)
3 EL Olivenöl (ca. 30 g)
10 Tomaten (ca. 1,2 kg)
4 EL Tomatenmark (ca. 60 g)
1 TL Zucker (ca. 5 g)
Salz und Pfeffer

Kalorien- und Nährwerte pro Portion:

Kcal: 210; Kohlenhydrate: 22 g; Eiweiß: 6 g; Fett: 9 g.

Meal Prep:

* Portioniert im Kühlschrank lässt es sich gut an einem Tag zu Fleisch, am anderen Tag zu Nudeln, Kartoffeln oder Reis servieren.
* Gemüseschnitzel können auch mit dieser Gemüsesoße verfeinert werden.

Tomaten und weiße Bohnen mit Nürnberger Würstchen

Zutaten für 4 Portionen:

5 Tomaten (ca. 400 g)
1 grüne Paprika (ca. 100 g)
2 Knoblauchzehen (ca. 10 g)
2 EL Olivenöl (ca. 20 g)
8 Nürnberger Würstchen
125 ml Gemüsebrühe
Salz und Pfeffer
1 Bund frisches Basilikum (ca. 40 g)
450 g weiße Bohnen aus der Dose

Zubereitung:

1. Tomaten und Paprika waschen, vom Strunk befreien und in mundgerechte Stücke schneiden.
2. Knoblauchzehen schälen und in dünne Scheiben schneiden.
3. In einer Pfanne das Öl erhitzen und die Paprikastücke andünsten. Paprikastücke an den Rand der Pfanne schieben und in der Mitte die Würstchen anbraten.
4. Die Würstchen herausnehmen und den Knoblauch im Sud andünsten.
5. Tomatenstücke und Gemüsebrühe in die Pfanne geben und alles gut vermischen. Gut salzen und pfeffern und auf niedriger Stufe die Soße einkochen lassen.
6. Das Basilikum waschen, trocken rütteln, die Blätter vom Stiel zupfen und klein hacken.
7. Am Ende die weißen Bohnen und das Basilikum unterrühren und kurz kochen lassen.
8. Die Würstchen hinzufügen und ab und zu wenden - warm servieren.

Kalorien- und Nährwerte pro Portion:

Kcal: 331; Kohlenhydrate: 20 g; Eiweiß: 17 g; Fett: 18 g.

Meal Prep:

* Das Gericht hält sich gut im Kühlschrank für ein paar Tage. Dabei sollte man die Würstchen separat aufbewahren.

Tomatensuppe mit karamellisierten Zwiebeln und Brot

Zutaten für 4 Portionen:

1,5 kg gemischte Tomaten: 4 große Tomaten, Rispentomaten, rote und möglichst gelbe Kirschtomaten
3 Knoblauchzehen (ca. 15 g)
5 EL Olivenöl (ca. 50 g)
Salz und Pfeffer
4 Scheiben Vollkornbrot (ca. 200 g)
2 mittelgroße rote Zwiebel (ca. 150 g)
5 EL Aceto Balsamico (ca. 50 g)
1 Bund frisches Basilikum (ca. 40 g)

Zubereitung:

1. Den Ofen auf 220°C Ober-/Unterhitze vorheizen. Backblech mit Backpapier auslegen.
2. Die Tomaten waschen und trocken tupfen. Rispentomaten vierteln, große Tomaten halbieren, Strunk entfernen und in Würfel schneiden. Zusammen mit den Kirschtomaten in eine Schüssel geben.
3. Knoblauchzehen schälen und über die Tomaten pressen.
4. 2 Esslöffel Olivenöl hinzufügen, salzen, pfeffern, alles gut durchmischen und auf dem Backblech verteilen.
5. Auf oberer Schiene im Ofen 10-15 Minuten rösten.
6. Ein weiteres Backblech mit Backpapier auslegen und die Brotscheiben darauflegen, mit 1 Esslöffel Olivenöl beträufeln und auf unterer Schiene im Ofen 5-8 Minuten mitbacken.
7. Die Zwiebeln schälen, vierteln und in einem großen Topf mit 2 Esslöffeln Olivenöl und Salz scharf anbraten.
8. Mit Essig ablöschen und karamellisieren.
9. Die Tomaten aus dem Ofen holen und komplett über die Zwiebel gießen.
10. Das Basilikum waschen, trocken rütteln, Blätter abzupfen und ¾ zu den Tomaten geben. Mit einem Pürierstab das Gemüse grob pürieren.
11. Im Teller anrichten, mit restlichem, klein gehacktem Basilikum bestreuen und mit einer Scheibe Brot aus dem Ofen servieren.
12. Je nach Geschmack kann man 1 Esslöffel Creme fraîche hinzufügen.

Kalorien- und Nährwerte pro Portion:

Kcal: 310; Kohlenhydrate: 43 g; Eiweiß: 10 g; Fett: 15 g.

Meal Prep:

* Diese Suppe lässt sich als Gericht, aber auch zu Spaghetti servieren.
* Als Soße zu Gemüseschnitzel, wie z.B. Knollensellerie oder Kohlrabi, ist es eine schöne Beilage.

Notizen

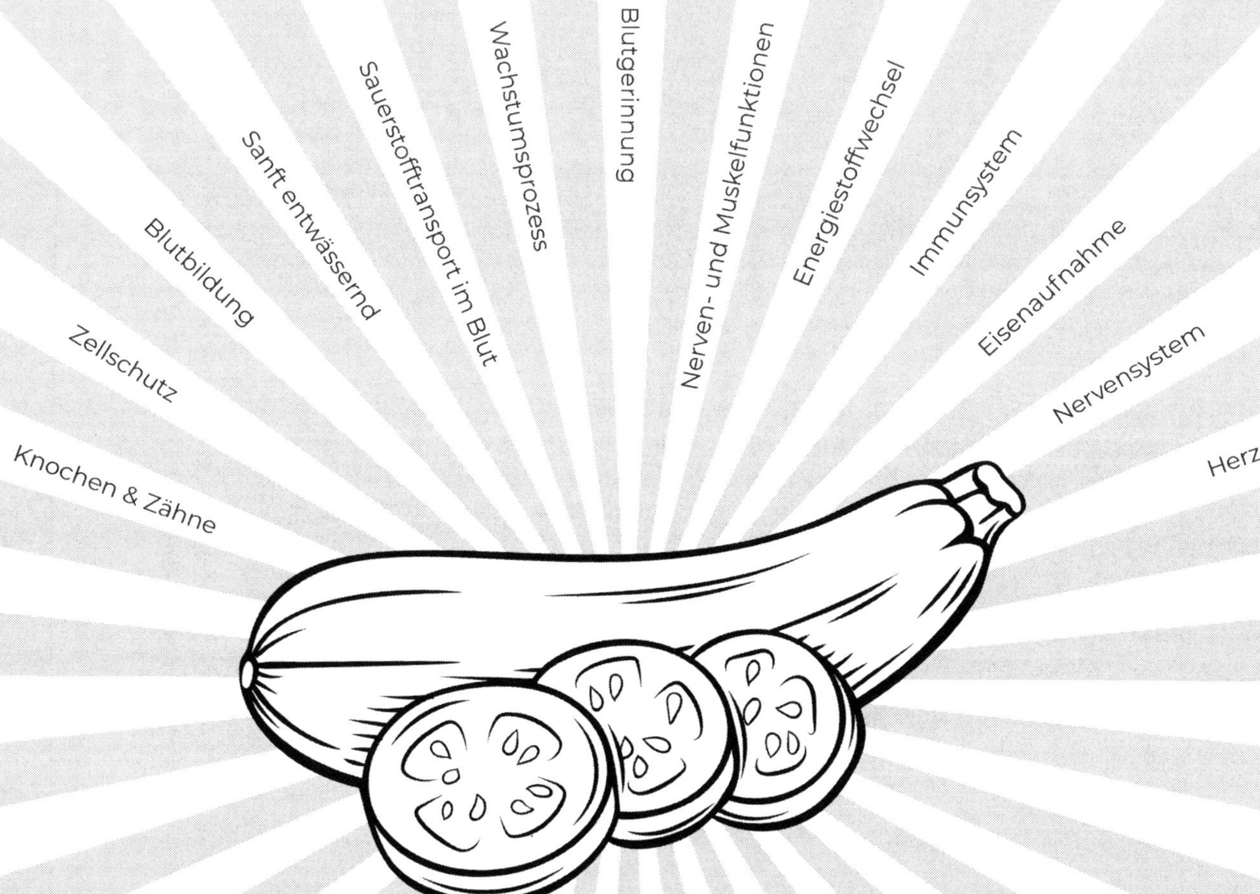
Knochen & Zähne
Zellschutz
Blutbildung
Sanft entwässernd
Sauerstofftransport im Blut
Wachstumsprozess
Blutgerinnung
Nerven- und Muskelfunktionen
Energiestoffwechsel
Immunsystem
Eisenaufnahme
Nervensystem
Herz

Zucchini

Antipasto

Zutaten für 4 Portionen:

2 EL Olivenöl (ca. 20 g)
2 EL Honig (ca. 20 g)
3 EL Aceto Balsamico (ca. 30 g)
½ TL Salz (ca. 3g)
1 mittelgroße rote Zwiebel (ca. 80 g)
1 Knoblauchzehe
2 Stangen Staudensellerie (ca. 200 g)
20 Cocktailtomaten
2 Paprika (ca. 200 g)
1 Aubergine (ca. 250 g)
1 große Möhre (ca. 100 g)
1 Zucchini (ca. 250 g)

Zubereitung:

1. Den Backofen auf 200°C Umluft vorheizen.
2. Ein Backblech mit Backpapier auslegen.
3. In einer großen Schüssel mit Deckel Olivenöl, Honig, Essig und etwas Salz vermengen.
4. Zwiebel und Knoblauchzehe schälen, in Streifen schneiden und in die Schüssel geben.
5. Stangensellerie waschen, die Fäden längs ziehen, halbieren, in Ringe schneiden und in die Schüssel geben.
6. Cocktailtomaten waschen, halbieren und in die Schüssel geben.
7. Paprika waschen, halbieren, putzen, in Würfel schneiden und in die Schüssel geben.
8. Aubergine, Möhre und Zucchini waschen, schälen, klein schneiden, in die Schüssel geben, verschließen und gut schütteln, damit sich die Marinade wie ein Film über das Gemüse zieht.
9. Das Gemüse auf dem Backblech verteilen und im Ofen 40-45 Minuten backen lassen.

Kalorien- und Nährwerte pro Portion:

Kcal: 146; Kohlenhydrate: 17 g; Eiweiß: 4 g; Fett: 6 g.

Meal Prep:

* Dieses Gericht kann alleine oder kombiniert werden mit: Fisch, Fleisch, Nudeln, Kartoffeln, Reis und Gemüse-schnitzel.
* Reste können püriert und bei Bedarf mit pasteurisierten Tomaten verdünnt als Soße zu Nudeln gereicht werden.
* Das Gemüse kann auf dem Pfannkuchenteig in der Pfanne verteilt und gebacken werden.

f Brot

Zutaten für 4 Portionen:

3 Zucchini (ca. 600 g)
Salz und Pfeffer
1 TL getrockneten Oregano (ca. 1 g)
150 g Gouda am Stück
4 Scheiben Vollkornbrot (ca. 200 g)

ubereitung:

1. Einen Bogen Backpapier auf ein Backblech legen.
2. Den Ofen auf 250°C Ober-/ Unterhitze mit Grillfunktion vorheizen.
3. Die Zucchini waschen, Enden abschneiden und auf dem Backblech verteilt raspeln.
4. Mit Salz, Pfeffer und Oregano würzen und den Gouda über die Zucchini reiben.
5. Im Ofen 5-10 Minuten auf oberer Schiene grillen.
6. Zucchini etwas abkühlen lassen, mit der Schere Rechtecke schneiden, auf das Brot legen und servieren.

Kalorien- und Nährwerte pro Portion:

Kcal: 362; Kohlenhydrate: 31 g; Eiweiß: 20 g; Fett: 24 g.

Meal Prep:

* Rohe Gemüsereste können generell schnell auf diese Art zubereitet und zu Brot serviert werden.

Zucchini – Mais – Puffer

Zutaten für 4 Portionen:
2 Zucchini (ca. 400 g)
285 g Mais aus der Dose (Abtropfgewicht)
2 Frühlingszwiebeln (ca. 60 g)
½ Bund frische Petersilie (ca. 25 g)
2 mittelgroße Eier (ca. 120 g)
Salz und Pfeffer
120 g Mehl
3 EL Öl (ca. 30 g)

Zubereitung:

1. Zucchini waschen, die Enden abschneiden und klein raspeln. In eine Schüssel geben, mit ½ Teelöffel Salz vermischen und 10 Minuten ziehen lassen.
2. Mais in ein Sieb geben und gut abtropfen lassen.
3. Frühlingszwiebeln waschen, putzen und in kleine Ringe schneiden.
4. Die Petersilie waschen, trocken rütteln, vom Stil trennen und klein hacken.
5. Die Zucchini ausdrücken und in eine andere Schüssel zusammen mit dem Mais, den Frühlingszwiebeln, der Petersilie, Eier, Salz und Pfeffer vermischen.
6. Mehl über das Gemüse-Gemisch sieben und durchkneten. Puffer formen und in einer beschichteten Pfanne mit etwas Öl ausbacken – servieren.

Kalorien- und Nährwerte pro Portion:

Kcal: 307; Kohlenhydrate: 36 g; Eiweiß: 12 g; Fett: 12 g.

Meal Prep:

* Die Puffer lassen sich gut vorbereiten und im Kühlschrank aufbewahren.
* Hierzu passen sehr gut die Gemüsesoßen, wie z.B. Tomatensoße mit Staudensellerie und Karotten, Tomatensoße oder Reste der Brokkoli-Käse-Suppe.

Zucchini – Kartoffeln – Pfanne

Zutaten für 4 Portionen:

6 Kartoffeln (ca. 600 g)
4 Zucchini (ca. 750 g)
1 mittelgroße Zwiebel (ca. 80 g)
4 TL Butter (ca. 20 g)
1 Bund frischen Majoran (ca. 50 g)
Salz und Pfeffer
150 ml saure Sahne
100 g Käse am Stück nach Wahl

Zubereitung:

1. Kartoffeln waschen, schälen und in kleine Stücke schneiden.
2. Zucchini waschen, die Enden abschneiden, längs mit dem Sparschäler in Streifen schneiden und die Streifen nochmals vierteln.
3. Zwiebel schälen und in feine Würfel schneiden.
4. In einer Pfanne Butter zerlassen und die Zwiebel anschwitzen.
5. Die Kartoffeln hinzufügen und 10 Minuten garen.
6. Majoran waschen, trocken schütteln, Blätter von den Stielen zupfen, klein hacken und zusammen mit den Zucchini-Streifen zu den Kartoffeln geben.
7. Mit Salz und Pfeffer würzen, saure Sahne zugeben und gut vermischen, weitere 10 Minuten kochen.
8. Den Käse über das Gemüse reiben und zugedeckt 10 Minuten auf mittlerer Stufe schmelzen lassen. Bei Bedarf etwas Wasser angießen. Servieren.

Kalorien- und Nährwerte pro Portion:

Kcal: 352; Kohlenhydrate: 34 g; Eiweiß: 16 g; Fett: 16 g.

Meal Prep:

* Reste können mit der Tomatensoße mit Staudensellerie und Karotten vermengt und serviert werden.
* Das Gericht hält portioniert 2-3 Tage im Kühlschrank.

Zucchini im Ofenpfannkuchen

Zutaten für 4 Portionen:

150 g Vollkornmehl
1 TL Backpulver (ca. 5 g)
200 ml Milch 1,5 %
3 mittelgroße Eier (ca. 180 g)
Salz und Pfeffer
3 Zucchini (ca. 400 g)
3 Tomaten (ca. 300 g)
1 Bund frischen Schnittlauch (ca. 30 g)
150 g Mais aus der Dose
150 g Käse am Stück (Gouda, Emmentaler oder Mozzarella)

Zubereitung:

1. Mehl und Backpulver in eine Schüssel sieben, mit Milch, Eiern, Salz und Pfeffer verquirlen und ruhen lassen.
2. Den Backofen auf 200°C Ober-/Unterhitze vorheizen.
3. Zucchini waschen, putzen und in eine Schüssel raspeln.
4. Tomaten waschen, vierteln, von Strunk und Kerne befreien, klein schneiden und in die Schüssel geben.
5. Schnittlauch waschen, trocken schütteln, in feine Röllchen schneiden und Beiseite stellen.
6. Mais in die Schüssel geben und alles gut miteinander vermischen.
7. Ein tiefes Backblech im Ofen kurz aufheizen, mit Backpapier auslegen und den Pfannkuchenteig darauf verteilen.
8. Das Gemüse auf dem Pfannkuchenteig verteilen und den Käse darüber reiben.
9. Im Backofen ca. 20 Minuten backen.
10. Am Ende den Schnittlauch darauf verteilen. Vorsichtig vom Backpapier lösen, in Vierecke schneiden und servieren.

Kalorien- und Nährwerte pro Portion:

Kcal: 415; Kohlenhydrate: 36 g; Eiweiß: 25 g; Fett: 17 g.

Meal Prep:

* Der Pfannkuchen lässt sich gut vorbereiten und kann warm oder kalt serviert werden. Er ist auch schnell aufgewärmt.

Zucchini – Gemüsereis mit Hähnchen

Zubereitung:

1. Reis nach Packungsanleitung kochen.
2. Zucchini waschen, die Enden abschneiden und klein schneiden.
3. Karotten waschen, schälen und klein schneiden.
4. Paprika waschen, halbieren, Strunk und Samen entfernen und in kleine Stücke schneiden. Das Gemüse bereitstellen.
5. Hähnchenfleisch klein schneiden und bereitstellen.
6. In einer Pfanne das Öl erhitzen, Salz, Pfeffer und Paprikapulver darin anschwitzen und das Hähnchenfleisch anbraten.
7. Zucchini und Karotten zum Fleisch geben und weiter anbraten.
8. Paprika und Gemüsebrühe hinzufügen und 10 Minuten köcheln lassen.
9. Den gegarten Reis dazugeben, vermengen und servieren.

Zutaten für 4 Portionen:

150 g Reis
2 Zucchini (ca. 400 g)
3 Karotten (ca. 200 g)
1 rote Paprika (ca. 100 g)
500 g Hähnchenbrustfilet
3 EL Öl (ca. 30 g)
Salz und Pfeffer
1 TL Paprikapulver (ca. 5 g)
250 ml Gemüsebrühe

Kalorien- und Nährwerte pro Portion:

Kcal: 390; Kohlenhydrate: 37 g; Eiweiß: 35 g; Fett: 10 g.

Meal Prep:

* Reste können zu Puffer geformt und mit etwas Käse im Ofen überbacken werden.

Sommerliche Gemüsequiche mit Zucchini

Zutaten für 12 Stück:

250 g Mehl
125 g weiche Butter
4 mittelgroße Eier (ca. 240 g)
1 Zucchini (ca. 200 g)
1 rote und 1 gelbe Paprikaschote (ca. 200 g)
1 EL Olivenöl (ca. 10 g)
250 ml flüssige Schlagsahne
100 g Bergkäse am Stück
Salz und Pfeffer

Zubereitung:

1. Das Mehl in eine Schüssel sieben und mit Butter, einem Ei, einer Prise Salz und 1 bis 2 Esslöffel Wasser zu einem glatten Teig verkneten. In eine Frischhaltefolie packen und 30 Minuten kaltstellen.
2. Zucchini waschen, die Enden entfernen und in Scheiben schneiden.
3. Paprika waschen, halbieren, entkernen und in Streifen schneiden.
4. In einer Pfanne das Öl erhitzen, Gemüse darin 5-10 Minuten anschwitzen und mit Salz und Pfeffer würzen. Abkühlen lassen.
5. Den Teig aus dem Kühlschrank nehmen und auf einer bemehlten Arbeitsfläche ausrollen.
6. Eine Tarteform einfetten und den Teig hineinlegen, den Rand leicht andrücken und mit der Gabel mehrfach in den Teig stechen.
7. Das Gemüse auf dem Teigboden verteilen.
8. Den Backofen auf 200°C Ober-/Unterhitze vorheizen.
9. Die restlichen 3 Eier mit der Sahne verquirlen, mit Salz und Pfeffer würzen, auf dem Gemüse verteilen und den Käse darüber fein reiben.
10. Die Quiche 35 Minuten backen und servieren.

Kalorien- und Nährwerte pro Stück:

Kcal: 290; Kohlenhydrate: 18 g; Eiweiß: 8 g; Fett: 20 g.

Meal Prep:

* Reste können kalt gegessen werden.
* Reste können luftdicht eingefroren werden. Falls kein Vakuumgerät vorhanden ist, kann man die Quiche in Frischhaltefolie, dann in Alufolie und dann in einen Gefrierbeutel geben und einfrieren. Dabei darauf achten, dass man bei jeder Schicht die Luft herausdrückt. Die Quiche nicht auftauen, sondern tiefgefroren im Ofen bei 180°C Umluft in 20 Minuten aufbacken.

Rezepte für den Herbst (September / Oktober /November)

Bevor der Winter beginnt, hat der Herbst mit seiner großen Vielfalt an heimischem Obst und Gemüse noch eine richtige Schlemmerzeit zu bieten. Jetzt werden überall Kürbis, Rote Beete, Rosenkohl und Wirsing angeboten. Auch Chinakohl hat Saison. Hinzu kommen Äpfel und Birnen, soweit das Auge reicht.

Ein Herbst ohne Kürbis ist undenkbar. Das orangefarbene Fruchtgemüse dient nicht nur als Halloween-Dekoration, vielmehr ist essbarer Kürbis sehr gesund. Er enthält viele Vitamine, Mineralien und Spurenelemente, die der Körper zu Beginn der Erkältungszeit braucht. Als sehr gesund ist auch die Rote Beete anzusehen, auch wenn sie nicht jeder unbedingt mag. Da ist Fantasie gefragt, um die unscheinbare Frucht zu einem Hochgenuss auf unseren Tellern zu machen und insbesondere auch Kinder damit zu begeistern. Der Apfel dagegen schmeckt frisch genauso gut wie verarbeitet. Ein Apfel am Tag soll nach einem englischen Sprichwort sogar den Arzt fernhalten: An apple a day keeps the doctor away. Wenn das kein Grund ist, jeden Tag wenigstens einen Apfel zu essen?

Unbedingt in die herbstliche Küche gehört der Rosenkohl. Neben viel Vitamin C enthalten die zarten grünen Röschen B-Vitamine, Vitamin K, Kalium, Zink und Ballaststoffe. Ebenfalls sehr gesund, aber kaum noch auf heimischen Tellern zu finden sind Pastinaken. Das Wurzelgemüse enthält Folsäure und Vitamin E. Kalium und Vitamin C sind sogar höher als bei der Karotte. Bevor die Kartoffel ihren Weg auf unsere Teller fand, war die blasse karottenähnliche Frucht ein Star in der Küche. Heute besinnt man sich auf alte Rezepte zurück und das zu Recht. Kein Gemüse ist so vielfältig verwendbar. Pastinaken kann man backen, braten und kochen. Sie schmecken in Suppen, Eintöpfen und Aufläufen und man kann aus ihnen sogar knusprige Pommes zubereiten. Auch roh im Salat finden sie Anklang.

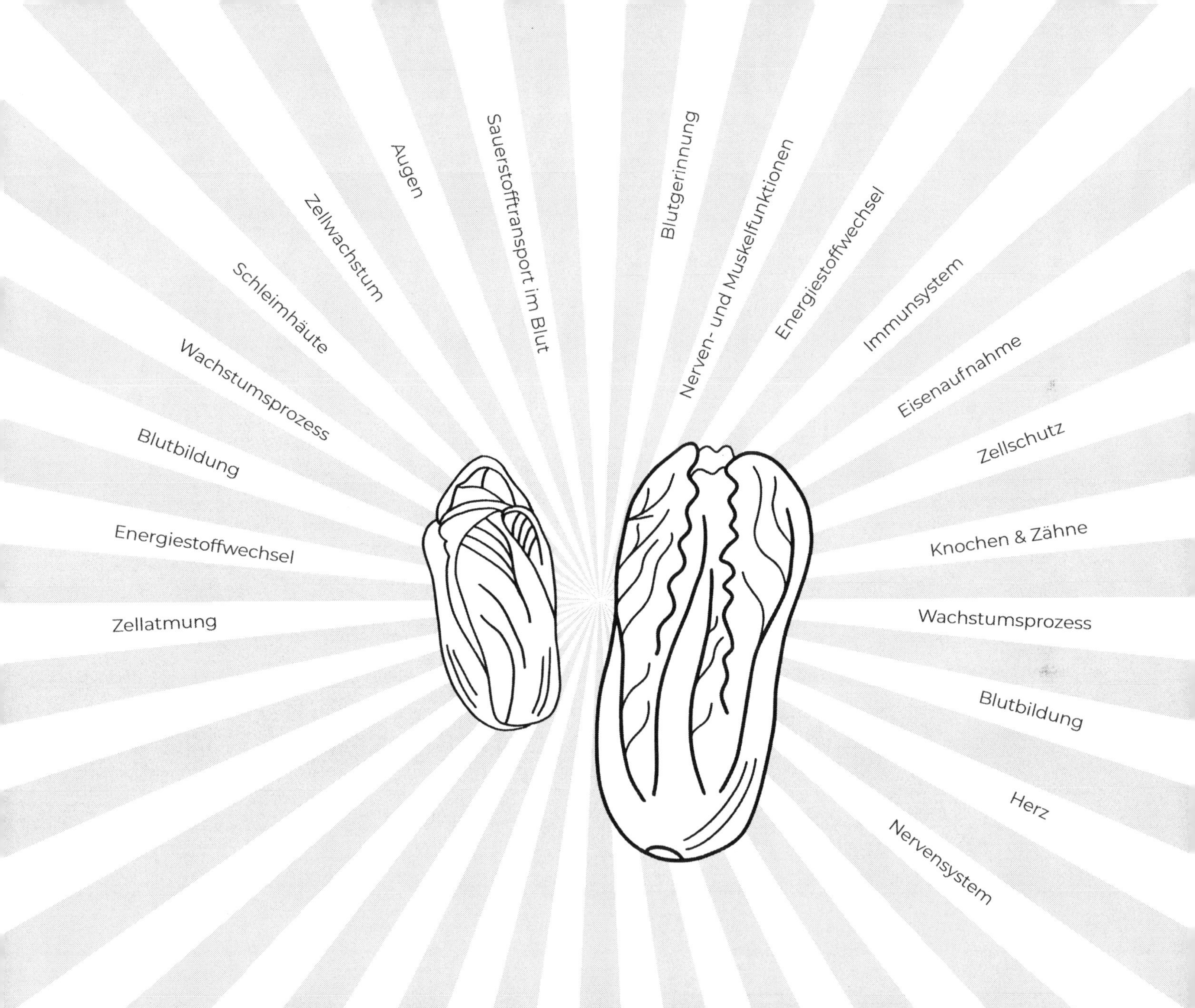

Chicorée / Chinakohl

Chicorée – Kartoffel – Auflauf

Zutaten für 4 Portionen:

5 Kartoffeln (ca. 500 g)
3 TL Butter (ca. 15 g)
2 EL Mehl (ca. 15 g)
350 ml Milch 1,5%
Salz und Pfeffer
½ TL gemahlene Muskatnuss (ca. 1 g)
4 Chicorée Stauden (ca. 450 g)
Kochschinken (ca. 200 g)
2 EL Öl (ca. 20 g)
50 g Käse am Stück, z.B. Gouda
30 g Parmesan am Stück

Zubereitung:

1. Kartoffeln waschen und in einem Topf mit kaltem Wasser zum Kochen bringen.
2. In einem weiteren Topf die Butter zerlassen und das Mehl darin anschwitzen. Mit der Milch verrühren, bis es eine einheitliche Soße geworden ist. Mit Salz, Pfeffer und Muskatnuss verfeinern - beiseitestellen.
3. Den Backofen auf 180°C Umluft vorheizen.
4. Die gekochten Kartoffeln absieben, kalt abschrecken, pellen, in Scheiben schneiden und in eine eingefettete Auflaufform schichten.
5. Den Chicorée waschen, halbieren, den Strunk abschneiden und in 0,5 cm – 1 cm breite Streifen schneiden - bereitstellen.
6. Den Schinken in kleine Würfel schneiden und Beiseite stellen.
7. In einer Pfanne das Öl erhitzen und den Chicorée darin anbraten, damit die Bitterkeit minimiert wird.
8. Schinkenwürfel hinzufügen und kurz zusammen weiter anbraten.
9. Den Chicorée samt Schinken in den Topf mit der Soße geben, vermengen und über die Kartoffeln in der Auflaufform verteilen.
10. Käse und Parmesan reiben und miteinander vermischen. Den Auflauf damit bestreuen.
11. Den Auflauf 20-30 Minuten backen und danach servieren.

Kalorien- und Nährwerte pro Portion:

Kcal: 368; Kohlenhydrate: 24 g; Eiweiß: 22 g; Fett: 20 g.

Meal Prep:

* Das Gericht lässt sich sehr gut am Vortag vorbereiten, im Kühlschrank aufbewahren und am Folgetag backen.
* Reste können klein geschnitten und mit Porree, vorgekochten Karotten oder anderen Gemüseresten in der Pfanne verfeinert oder in einer Suppe angereichert werden.

Chinakohl – Lasagne

Zutaten für 6 Portionen:

½ Chinakohl (ca. 800 g)
2 mittelgroße Zwiebel (ca. 160 g)
2 Knoblauchzehen (ca. 10 g)
2 EL Öl (ca. 20 g)
250 g Frischkäse
Salz und Pfeffer
200 ml flüssige Schlagsahne
2 mittelgroße Eier (ca. 120 g)
10 Lasagneplatten (ca. 150 g)

Zubereitung:

1. Chinakohl in feine Streifen schneiden und bereitstellen.
2. Zwiebeln und Knoblauchzehen schälen und in feine Würfel schneiden.
3. In einer Pfanne das Öl erhitzen, Zwiebel und Knoblauch darin anschwitzen.
4. Den Chinakohl hinzufügen und 5–10 Minuten garen, danach den Frischkäse unterrühren und mit Salz und Pfeffer würzen.
5. In einer Schale die Sahne mit den Eiern verquirlen und gut würzen.
6. Den Ofen auf 200°C Ober-/Unterhitze vorheizen.
7. Eine Auflaufform einfetten, darin abwechselnd Lasagneblätter und den Chinakohl schichten und mit Lasagneblätter abschließen.
8. Die Sahne-Ei-Mischung darüber gießen, 30 Minuten backen und servieren.

Kalorien- und Nährwerte pro Portion:

Kcal: 378; Kohlenhydrate: 24 g; Eiweiß: 11 g; Fett: 26 g.

Meal Prep:

* Lasagne kann für mehrere Tage vorbereitet und portioniert werden.
* Ein Mehr an Chinakohl-Frischkäse-Pfanne in Pfannkuchen füllen und servieren.

Chinakohlbällchen mit Frischkäsefüllung

Zutaten für 8 Portionen:

1 Chinakohl (ca. 1-1,5 kg)
4 Kartoffeln (ca. 600 g)
250 g Kräuterfrischkäse
Salz und Pfeffer
500 g Magerquark
4 Karotten (ca. 400 g)
6 Tomaten (ca. 750 g)
1 Bund frische Petersilie (ca. 50 g)
Küchengarn
1 EL Butter (ca. 20 g)

Zubereitung:

1. In einem großen Topf Wasser zum Kochen bringen und kräftig salzen.
2. 8 große Chinakohlblätter 5 Minuten im kochenden Salzwasser blanchieren, herausnehmen, kalt abspülen und abtropfen lassen.
3. Kartoffeln waschen und im Salzwasser garen.
4. In einer Schüssel den Frischkäse mit dem Quark verrühren.
5. Die Karotten waschen, schälen, fein schneiden und die Hälfte davon zur Mischung in die Schüssel geben.
6. Tomaten waschen, halbieren, den Strunk entfernen, fein schneiden und zur Mischung in die Schüssel geben.
7. Petersilie waschen, trocken rütteln, vom Stiel entfernen, klein hacken und in die Schüssel geben. Gut salzen und pfeffern und alles miteinander vermengen.
8. Die Masse auf je ein blanchiertes Chinakohlblatt verteilen, Blätter nach oben falten und mit Küchengarn zusammenbinden.
9. Restlichen Chinakohl klein schneiden.
10. In einem großen Topf die Butter zerlassen, den Chinakohl und die Möhren darin anrösten. Die 8 Chinakohl-bällchen darauf verteilen und zugedeckt 10 Minuten bissfest garen.
11. Die Kartoffeln kalt abschrecken und pellen.
12. Auf einem Teller das Gemüse anrichten und mit Salzkartoffeln servieren.

Kalorien- und Nährwerte pro Portion:

Kcal: 241; Kohlenhydrate: 23 g; Eiweiß: 15 g; Fett: 9 g.

Meal Prep:

* Reste können klein geschnitten und mit krümelig gebratenem Hackfleisch vermengt portioniert bzw. serviert werden.

Notizen

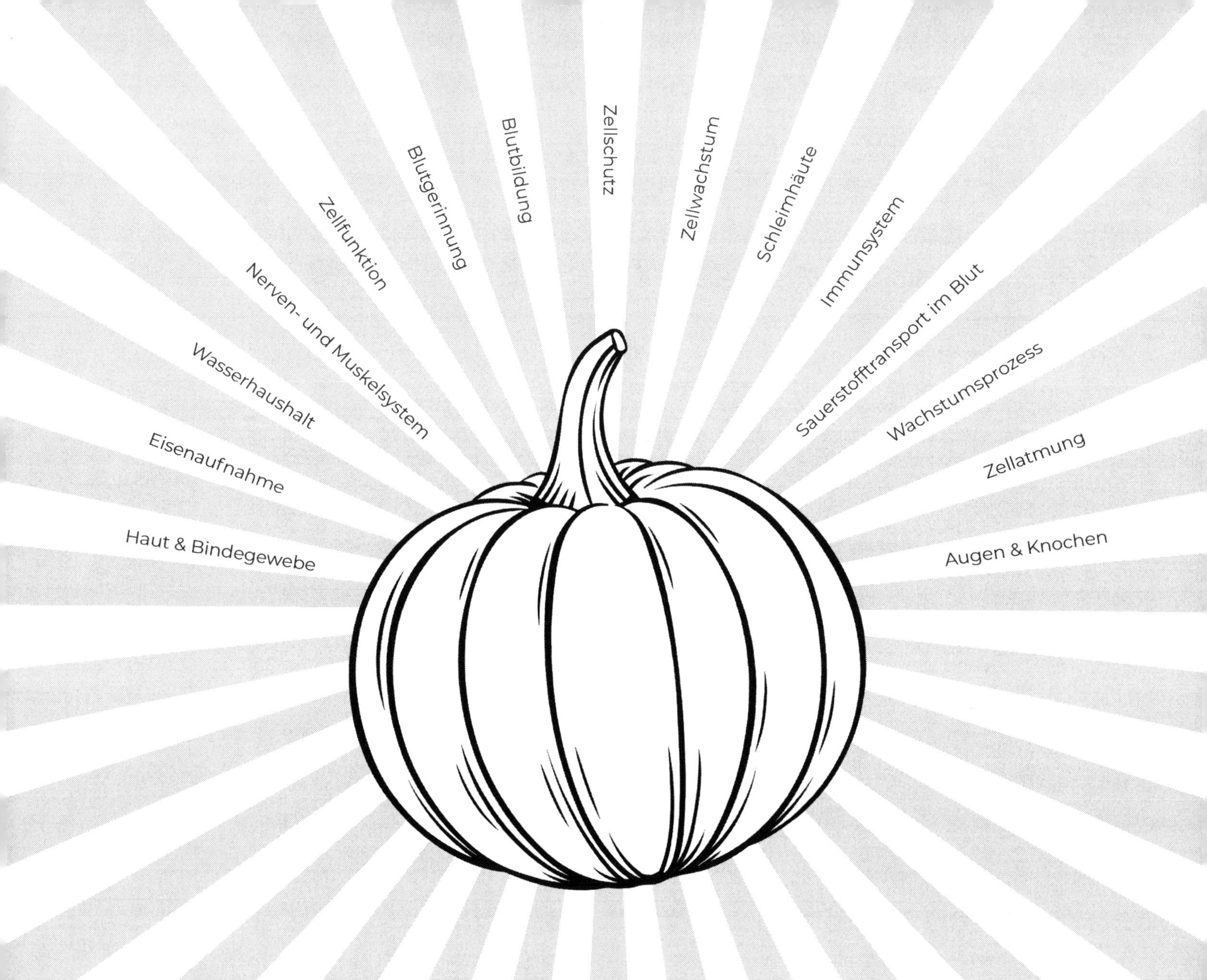
Haut & Bindegewebe
Eisenaufnahme
Wasserhaushalt
Nerven- und Muskelsystem
Zellfunktion
Blutgerinnung
Blutbildung
Zellschutz
Zellwachstum
Schleimhäute
Immunsystem
Sauerstofftransport im Blut
Wachstumsprozess
Zellatmung
Augen & Knochen

Kürbis

Kürbis – Tomaten – Zwiebel – Spieß mit Dip

Zutaten für 4 Portionen:

1 mittelgroßer Kürbis (ca. 600 g)
2 Zwiebeln (ca. 160 g)
8 Kirschtomaten
½ Bund frische Petersilie (ca. 25 g)
½ Bund frischen Schnittlauch (ca. 15 g)
150 g Joghurt 3,8 %
150 g saure Sahne
Salz und Pfeffer
3 EL Öl (ca. 30 g)
1 TL Currypulver (ca. 5 g)
8 Holzspieße

Zubereitung:

1. Den Kürbis gut waschen, abtrocknen, halbieren und die Fäden und Kürbiskerne mit einem Esslöffel auskratzen.
2. In einem Topf Wasser zum Kochen bringen.
3. Kürbisfruchtfleisch in Würfel schneiden und in kochendem Wasser 10-12 Minuten garen.
4. Zwiebeln schälen, in Spalten schneiden und in eine Schüssel geben.
5. Tomaten waschen und in die Schüssel geben.
6. Die Kräuter waschen, trocken schütteln, vom Stiel abtrennen, fein hacken und bereitstellen.
7. Für den Dip in einer Schale Joghurt, saure Sahne und die fein gehackten Kräuter vermischen und mit Salz und Pfeffer abschmecken.
8. Kürbiswürfel gut abtropfen lassen und zu den Zwiebeln und Tomaten in die Schüssel geben.
9. Öl mit Salz, Pfeffer und Currypulver zum Gemüse in die Schüssel geben und miteinander vermengen.
10. Backblech mit Backpapier auslegen und den Ofen auf 200°C Ober-/Unterhitze vorheizen.
11. Kürbiswürfel, Zwiebel und Tomaten auf die Holzspieße stecken, auf das Backblech legen und in 10-15 Min fertig backen.
12. Die Holzspieße mit dem Dip servieren.

Kalorien- und Nährwerte pro Portion:

Kcal: 251; Kohlenhydrate: 19 g; Eiweiß: 8 g; Fett: 14 g.

Meal Prep:

* Reste können mit etwas Sahne und Gemüsebrühe zu einer Soße oder Suppe püriert werden.
* Püriert mit Kartoffelpüree mischen und zu Würstchen servieren.

Kürbis – Karotten – Suppe

Zutaten für 4 Portionen:

1 Kürbis (ca. 700 g)
5 Karotten (ca. 300 g)
4 Kartoffeln (ca. 300 g)
1 mittelgroße Zwiebel (ca. 80 g)
1 EL Öl (ca. 10 g)
1 l Gemüsebrühe
100 g Speck
1 Bund frischen Schnittlauch (ca. 30 g)
150 g saure Sahne
Salz und Pfeffer

Zubereitung:

1. Den Kürbis gut waschen, abtrocknen, halbieren und die Fäden und Kürbiskerne mit einem Esslöffel auskratzen. Kürbisfruchtfleisch in kleine Stücke schneiden.
2. Karotten und Kartoffeln waschen, schälen und in gleich große Stücke schneiden.
3. Die Zwiebel schälen, in fein Würfel schneiden und bereitstellen.
4. In einem Topf das Öl erhitzen und die Zwiebel darin glasig dünsten.
5. Kartoffeln, Karotten und Kürbis hinzufügen und kurz anbraten.
6. Mit der Gemüsebrühe ablöschen und 20 Minuten köcheln lassen.
7. Den Speck in kleine Würfel schneiden und in einer Pfanne auslassen.
8. Schnittlauch waschen, trocken schütteln und in feine Ringe schneiden.
9. Das Gemüse zu einer Suppe pürieren, Schnittlauch und saure Sahne unterheben und mit Salz und Pfeffer abschmecken
10. Den Speck samt Sud über die Suppe geben und servieren.

Kalorien- und Nährwerte pro Portion:

Kcal: 325; Kohlenhydrate: 27 g; Eiweiß: 9 g; Fett: 18 g.

Meal Prep:

* Die Suppe lässt sich gut vorkochen und portionieren. Sie hält gut 2-3 Tage im Kühlschrank.
* Reste können mit Kartoffelpüree verdickt und zu Gemüseschnitzel serviert werden.

Kürbiskuchen

Zutaten für 12 Stück:

1 Butternut (ca. 800 g)
2 EL Öl (ca. 20 g)
3 mittelgroße Eier (ca. 180 g)
3 EL Zucker (ca. 30 g)
1 Packung Vanillezucker
100 g weiche Butter
120 ml Milch 1,5 %
350 g Vollkornmehl
2 TL Backpulver (ca. 10 g)
1 TL Zimt (ca. 5 g)
5 EL gemahlene Walnüsse (ca. 70 g)

Zubereitung:

1. Den Backofen auf 200°C Ober-/Unterhitze vorheizen.
2. Ein Backblech mit Backpapier auslegen.
3. Den Butternut gut waschen, abtrocknen, halbieren und von Fäden und Kernen befreien.
4. Den Butternut in Streifen schneiden, mit etwas Öl bepinseln, auf das Backblech legen und im Ofen 20 Minuten backen.
5. In einer Schüssel Eier, Vanillezucker und Zucker mit der weichen Butter schaumig schlagen, danach die Milch unterrühren.
6. Das Mehl und Backpulver in einer weiteren Schüssel sieben und gut vermischen. Zimt und Walnüsse hinzufügen und miteinander vermengen.
7. Das Mehlgemisch in die Ei-Zucker-Masse unterheben.
8. Den Butternut nach 20 Minuten aus dem Ofen holen, mit einem Esslöffel von der Schale schaben, das Fruchtfleisch mit der Gabel zerdrücken und unter die Teigmasse rühren.
9. Eine Kasten- oder Gugelhupfform einfetten und die Masse eingießen.
10. Im bereits vorgeheizten Backofen 30-40 Minuten backen.
11. Den Kuchen aus dem Ofen nehmen, abkühlen lassen, umstürzen und servieren.

Kalorien- und Nährwerte pro Stück:

Kcal: 280; Kohlenhydrate: 28 g; Eiweiß: 7 g; Fett: 15 g.

Meal Prep:

* Ein leckerer Kuchen, welcher sich gut portionieren und zu Gemüsestiften und Suppen servieren lässt.

Rahmkürbis mit Käseknödel

Zutaten für 8 Portionen:

200 ml Milch 1,5%
300 g Knödelbrot
1 mittelgroße Zwiebel (ca. 80 g)
5 EL Butter (ca. 70 g)
1 Kürbis (Hokkaido, Butternut, Muskatkürbis) (ca. 800 g)
5 Möhren (ca. 400 g)
300 ml Gemüsebrühe
1 Bund frische Petersilie (ca. 50 g)
150 g Gouda am Stück
3 mittelgroße Eier (ca. 180 g)
Salz und Pfeffer
2 EL Mehl (ca. 30 g)
100 g flüssige Schlagsahne

Zubereitung:

1. Die Milch lauwarm erwärmen, das Knödelbrot in eine Schüssel geben, die Milch darüber gießen und ziehen lassen.
2. Zwiebel schälen, fein schneiden, in einer Pfanne die Hälfte in 60 g Butter andünsten und abkühlen lassen.
3. Den Kürbis gut waschen, abtrocknen, halbieren und die Fäden und Kürbiskerne mit einem Esslöffel auskratzen. Kürbisfruchtfleisch in kleine Stücke schneiden.
4. Möhren waschen, schälen und in kleine Stücke schneiden.
5. In einer weiteren Pfanne 10 g Butter zerlassen und die restlichen Zwiebeln zusammen mit dem Kürbis und den Möhren 5 Minuten andünsten.
6. Die Gemüsebrühe hinzufügen und 15-20 Minuten dünsten.
7. Petersilie waschen, trocken schütteln und fein hacken.
8. Den Käse grob raspeln und bereitstellen.
9. Die Eier mit Salz, Pfeffer und Petersilie in einer Tasse verquirlen, zusammen mit den Zwiebeln samt Butter und Käse zum Knödelteig geben.
10. Das Mehl über die Masse sieben und alles zusammen gut verkneten.
11. Einen großen Topf mit Wasser zum Kochen bringen und 1 Teelöffel Salz hinzufügen.
12. Pflaumengroße Knödel formen, ins kochende Salzwasser legen, kurz aufkochen und danach 20 Minuten bei geschlossenem Topf ziehen lassen.
13. Sahne zum Gemüse geben, würzen, Gemüsesoße in einen Teller schöpfen und mit den Knödeln servieren.

Kalorien und Nährwerte pro Portion:

Kcal: 404; Kohlenhydrate: 42 g; Eiweiß: 16 g; Fett: 18 g.

Meal Prep:

* Die Käseknödel lassen sich roh in Papiermuffinformen einfrieren und bei Bedarf einfach in Salzwasser aufkochen.
* Gemüsereste können zu einer Suppe püriert und mit Croutons serviert werden.

Kürbispüree in Kartoffelnudeln

Zutaten für 4 Portionen:

1 Butternut (ca. 1 kg)
3 EL Öl (ca. 30 g)
Salz und Pfeffer
200 g Bandnudeln
7 vorwiegend mehligkochende Kartoffeln (ca. 500 g)
1 mittelgroße weiße Zwiebel (ca. 80 g)
1 TL Paprikapulver (ca. 5 g)

Zubereitung:

1. Backofen auf 200°C Umluft vorheizen.
2. Ein Backblech mit Backpapier auslegen.
3. Butternut waschen, trocknen, halbieren, den Stielansatz, die Kerne und Fäden entfernen und in Streifen schneiden.
4. Butternut in eine verschließbare Schüssel geben, 2 Esslöffel Öl, etwas Salz und Pfeffer hinzufügen und geschlossen durchrütteln.
5. Den Butternut auf das Backblech legen und im Backofen 20 Minuten backen.
6. Die Nudeln nach Packungsanweisung kochen.
7. Die Kartoffeln waschen, schälen, in kleine Würfel schneiden und bereitstellen.
8. Die Zwiebel schälen, in feine Würfel schneiden und bereitstellen.
9. In einer Pfanne 1 Esslöffel Öl erhitzen, zuerst das Paprikapulver, dann die Zwiebel anschwitzen.
10. Die Kartoffeln hinzufügen, kurz anbraten und mit Wasser soweit ablöschen, dass die Kartoffeln knapp abgedeckt sind, etwas salzen und solange köcheln lassen, bis das Wasser verkocht ist.
11. Butternut aus dem Ofen holen, mit einem Löffel das Kürbisfleisch aus der Schale schaben, mit einer Gabel zerdrücken, zu den Kartoffeln geben und miteinander vermischen.
12. Nudeln zum Gemüse geben, vermengen und servieren.

Kalorien- und Nährwerte pro Portion:

Kcal: 435; Kohlenhydrate: 76 g; Eiweiß: 12 g; Fett: 9 g.

Meal Prep:

* Das Gericht hält sich 2-3 Tage im Kühlschrank und kann gut portioniert werden. Die Nudeln separat aufbewahren.
* Gemüsepüree kann vorbereitet und eingefroren werden. Somit spart man sich in diesem Gericht das Vorbereiten des Kürbisses.
* Ein Mehr an Butternut kann zum Kürbiskuchen verarbeitet werden.
* Die Kartoffelnudeln können mit Gemüsekugeln nach Wahl angereichert werden.

Butternutfecher aus dem Backofen

Zutaten für 4 Portionen:

2 Butternut (ca. 2 kg)
3 EL Olivenöl (ca. 30 g)
½ Packung Vanillezucker
Salz und Pfeffer

Zubereitung:

1. Den Ofen auf 200°C Umluft vorheizen.
2. Butternut waschen, schälen, die Enden abschneiden, halbieren, Fäden und Kerne entfernen und Querstreifen in den Kürbis ritzen.
3. In einer Schale das Olivenöl, den Zucker, Salz und Pfeffer vermischen.
4. Das Ölgemisch in die Rillen des Butternut streichen und im Ofen in 30 Minuten backen, danach auf einen Teller anrichten und servieren.

Kalorien- und Nährwerte pro Portion:

Kcal: 260; Kohlenhydrate: 43 g; Eiweiß: 6 g; Fett: 8 g.

Meal Prep:

* Reste können im Kürbiskuchen oder in den Kartoffelnudeln verarbeitet werden.
* Der Butternutfecher kann zu jedem Fleischgericht aus diesem Kochbuch serviert werden.
* Reste bzw. ein Mehr an Kürbis kann püriert als Gemüsekugel eingefroren werden.

Notizen

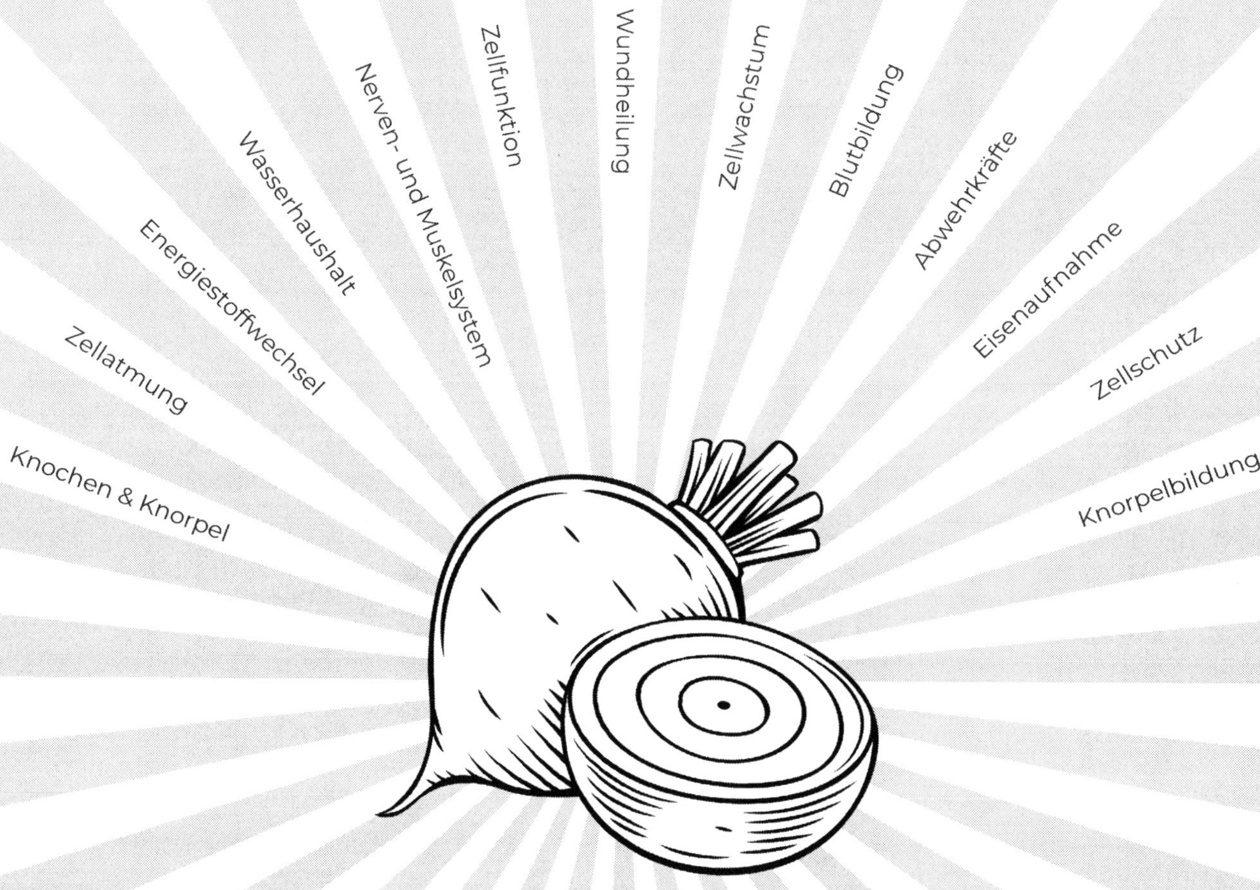
Knochen & Knorpel
Zellatmung
Energiestoffwechsel
Wasserhaushalt
Nerven- und Muskelsystem
Zellfunktion
Wundheilung
Zellwachstum
Blutbildung
Abwehrkräfte
Eisenaufnahme
Zellschutz
Knorpelbildung

Rote Beete

Rote – Beete – Salat

Zutaten für 4 Portionen:

3 Knollen rote Beete (ca. 1 kg)
1 TL Salz (ca. 4 g)
3 EL Apfelessig (ca. 30 g)
2 EL Öl (ca. 20 g)
½ TL Zucker (ca. 3 g)

Zubereitung:

1. Die rote Beete waschen und komplett mit Schale und Strunk in einen Topf mit Wasser geben, damit die Knolle nicht ausblutet. Mit geschlossenem Deckel das Wasser zum Kochen bringen, Hitze herunterschalten und ohne Deckel 30 Minuten köcheln lassen. Das Wasser erst 5 Minuten vor Ende der Garzeit mit 1 Teelöffel Salz salzen.
2. Nach dem Garkochen kalt abschrecken, pellen, in 0,5 cm dicke Scheiben oder Stifte schneiden und in eine Schüssel geben.
3. Mit Essig, Öl, Zucker und etwas Salz vermischen, 30 Minuten ziehen lassen und mit einer Scheibe Brot servieren.

Kalorien- und Nährwerte pro Portion:

Kcal: 167; Kohlenhydrate: 22 g; Eiweiß: 4 g; Fett: 5 g.

Meal Prep:

* Der Salat lässt sich auch am Vortag vorbereiten und hält für einige Tage im Kühlschrank. Umso länger der Essig einzieht, um so schmackhafter wird der Salat.
* Am besten rote Beeten in größere Mengen garkochen und zu den folgenden Gerichten verarbeiten.

Rote Beete mit Linsen

Zutaten für 4 Portionen:

3 Knollen rote Beete (ca. 500 g)
2 Zwiebeln (ca. 160 g)
1 Knoblauchzehe
3 TL Butter (ca. 15 g)
170 g Linsen (braun, gelb, grün oder rot)
500 ml Gemüsebrühe
3 EL Apfelessig (ca. 30 g)
Salz und Pfeffer

Zubereitung:

1. Die rote Beete sehr gut waschen und komplett mit Schale und Strunk in einen Topf mit Wasser geben, damit die Knolle nicht ausblutet. Mit geschlossenem Deckel das Wasser zum Kochen bringen, Hitze herunterschalten und ohne Deckel 30 Minuten köcheln lassen. Das Wasser erst 5 Minuten vor Ende der Garzeit mit 1 Teelöffel Salz salzen.
2. Zwiebeln und Knoblauchzehe schälen und in feine Streifen schneiden.
3. Die Butter in einer Schmorpfanne zerlassen, Zwiebeln, Knoblauch und Linsen hinzufügen. Kurz anbraten und mit der Gemüsebrühe ablöschen.
4. Je nach Linsensorte und Packungsanleitung 20-30 Minuten kochen, bis die Linsen gar sind. Bei Bedarf die Menge der Gemüsebrühe erhöhen.
5. Die rote Beete nach dem Garkochen kalt abschrecken, pellen und in Würfel schneiden, mit dem Essig unter die Linsen mischen, mit Salz und Pfeffer abschmecken und servieren.

Kalorien- und Nährwerte pro Portion:

Kcal: 254; Kohlenhydrate: 35 g; Eiweiß: 15 g; Fett: 4 g.

Meal Prep:

* Dieses Gericht lässt sich gut portionieren.
* Reste können mit klein geschnittenen Würstchen und/oder Nudeln angereichert und serviert werden.
* Kartoffelpüreereste vom Vortag können mit etwas Gemüsebrühe und flüssiger Schlagsahne zu einer Suppe umgewandelt werden. Die Linsen und rote Beete untermischen und servieren.

Rote Beete – Kartoffel – Auflauf

Zutaten für 4 Portionen:

3 Knollen rote Beete (ca. 500 g)
5 Kartoffeln (ca. 500 g)
200 ml Milch 3,5 %
Salz und Pfeffer
1 TL gemahlenen Muskatnuss (ca. 2 g)
100 g Käse am Stück
Butter für die Form (ca. 5 g)

Zubereitung:

1. Die rote Beete waschen und komplett mit Schale und Strunk in einen Topf mit Wasser geben, damit die Knolle nicht ausblutet. Mit geschlossenem Deckel das Wasser zum Kochen bringen, Hitze herunterschalten und ohne Deckel 30 Minuten köcheln lassen. Das Wasser erst 5 Minuten vor Ende der Garzeit mit 1 Teelöffel Salz salzen.
2. Kartoffeln waschen, schälen und in dünne Scheiben schneiden.
3. Kartoffeln in einen Topf mit Milch, Salz, Pfeffer und Muskatnuss geben und unter ständigem Wenden kurz auf höchster Stufe kochen.
4. Danach auf niedriger Stufe verschlossen in 10-15 Minuten cremig köcheln, dabei ab und zu wenden.
5. Die rote Beete kalt abschrecken, pellen, in Scheiben schneiden und bereitstellen.
6. Käse reiben und bereitstellen.
7. Eine Auflaufform einfetten, die Kartoffeln darin verteilen und die rote Beete Scheiben zwischen die Kartoffel schieben. Mischt man die rote Beete mit den Kartoffeln, wird die Masse rot. Schiebt man die Scheiben dazwischen, marmoriert man höchstens den Auflauf. Am Ende mit dem geriebenen Käse bedecken.
8. Im Ofen 15-20 Minuten backen lassen, bis der Käse goldbraun ist und servieren.

Kalorien- und Nährwerte pro Portion:

Kcal: 268; Kohlenhydrate: 32 g; Eiweiß: 12 g; Fett: 9 g.

Meal Prep:

* Reste in einer Pfanne anbraten, dazu Würstchen anbraten und den Sud über den Auflauf gießen.
* Rote Beete lässt sich mit Karotten und flüssiger Schlagsahne zu einer Suppe pürieren.

Rote Beete – Hackfleisch – Topf

Zutaten für 4 Portionen:

2 Knollen rote Beete (ca. 500 g)
5 Kartoffeln (ca. 500 g)
1 mittelgroße Zwiebel (ca. 80 g)
1 EL Öl (ca. 10 g)
200 g Rinderhackfleisch
250 ml Gemüsebrühe
1 mittelgroßes Ei (ca. 60 g)
100 ml flüssige Schlagsahne
Salz und Pfeffer

Zubereitung:

1. Die rote Beete waschen und komplett mit Schale und Strunk in einen Topf mit Wasser geben, damit die Knolle nicht ausblutet. Mit geschlossenem Deckel das Wasser zum Kochen bringen, Hitze herunterschalten und ohne Deckel 30 Minuten köcheln lassen. Das Wasser erst 5 Minuten vor Ende der Garzeit mit 1 Teelöffel Salz salzen.
2. Kartoffeln waschen, in einen weiteren Topf legen, mit Wasser bedecken und garkochen.
3. Die Zwiebel schälen und klein schneiden.
4. In einer großen Pfanne das Öl erhitzen, Zwiebel anschwitzen und das Hackfleisch darin krümelig braten.
5. Zuerst die Kartoffeln, dann die rote Beete absieben, kalt abschrecken, pellen und in mundgerechte Stücke schneiden.
6. Rote Beete und Kartoffeln zum Hackfleisch geben, mit der Gemüsebrühe ablöschen, vermengen und abkühlen lassen.
7. In einer Schale das Ei, die Sahne, Salz und Pfeffer miteinander verquirlen. Unter das Gericht heben und servieren.

Kalorien- und Nährwerte pro Portion:

Kcal: 395; Kohlenhydrate: 33 g; Eiweiß: 17 g; Fett: 21 g.

Meal Prep:

* Der Eintopf lässt sich gut vorkochen und im Kühlschrank aufbewahren.
* Rote Beete Reste können in diesem Gericht gut verarbeitet und portioniert werden.

Notizen

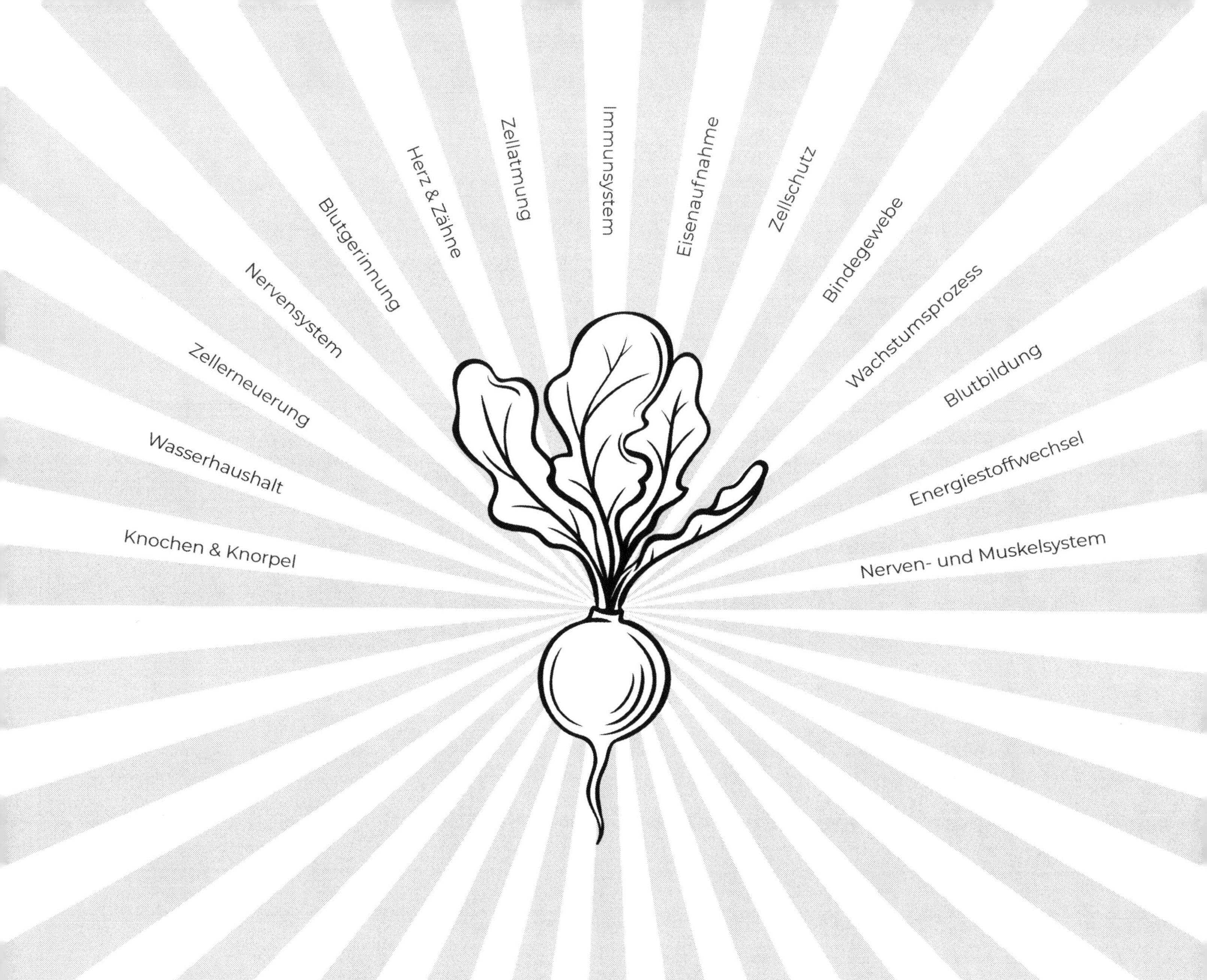

Wurzelgemüse

Pastinaken und Hähnchenkeulen vom Blech

Zutaten für 4 Portionen:

6-8 Pastinaken (ca. 700 g)
4 Petersilienwurzel (ca. 300 g)
2 Schalotten (ca. 52 g)
Salz und Pfeffer
5 EL Öl (ca. 50 g)
2 EL Honig (ca. 30 g)
1 TL Paprikapulver edelsüß (ca. 5 g)
4 Hähnchenkeulen

Zubereitung:

1. Pastinaken und Petersilienwurzeln waschen, schälen und in mundgerechte Stücke schneiden.
2. Schalotten schälen, halbieren und in Streifen schneiden.
3. Pastinaken, Petersilienwurzeln und Schalotten in eine verschließbare Schüssel geben, Salz, Pfeffer und 3 Esslöffel Öl hinzufügen, verschließen und gut schütteln.
4. Den Backofen auf 175°C Umluft vorheizen.
5. Ein Backblech mit Backpapier belegen und das Gemüse darauf verteilen.
6. In der Schüssel den Honig mit 2 Esslöffel Öl, Salz und Paprikapulver verrühren.
7. Hähnchenkeulen mit der Haut nach oben auf das Gemüse legen und mit der Honig-Öl-Mischung bepinseln.
8. Das Gericht im Backofen in 50 Minuten fertig backen und servieren.

Kalorien- und Nährwerte pro Portion:

Kcal: 397; Kohlenhydrate: 29 g; Eiweiß: 19 g; Fett: 20 g.

Meal Prep:

* Gemüsereste können in Kartoffelstampf verarbeitet werden.

* Mit Kartoffeln lassen sich Pastinaken zu einem Gratin, mit Karotten zu einem Auflauf oder mit Restgemüse vom Vortag zu einer Suppe verarbeiten.

Pastinaken im Bohneneintopf

Längere Zubereitungszeit

Zutaten für 8 Portionen:

500 g getrocknete Wachtel- oder Feuerbohnen (1 Tag Einweichzeit!)
6 Karotten (ca. 400 g)
5 Pastinaken (ca. 300 g)
3 festkochende Kartoffeln (ca. 200 g)
1 große weiße Zwiebel (ca. 100 g)
2 Knoblauchzehen (ca. 12 g)
4 EL Öl (ca. 40 g)
600 g geräucherten Bauchspeck (Schwarte dran lassen)
2 l Gemüsebrühe
170 g Mehl
1 mittelgroßes Ei (ca. 60 g)
3 TL Paprikapulver (ca. 15 g)
Salz und Pfeffer

Zubereitung:

1. Bohnen am Vortag in einem Topf mit reichlich Wasser geben und über Nacht einweichen lassen. Am Folgetag absieben und abbrausen.
2. Karotten, Pastinaken und Kartoffeln waschen, schälen, in mundgerechte Stücke schneiden und Beiseite stellen.
3. Zwiebeln schälen und quer halbieren, Knoblauchzehen von der äußeren Schale befreien.
4. In einem großen Topf 2 Esslöffel Öl erhitzen, Knoblauchzehen und Zwiebeln mit der Schnittstelle nach unten darin anrösten, den Bauchspeck kurz auslassen und mit dem Gemüse 5 Minuten anbraten.
5. Die Bohnen hinzufügen, vermischen und mit der Gemüsebrühe übergießen.
6. Den Eintopf 1-1,5 Stunden auf mittlerer Stufe köcheln lassen, bis die Bohnen weich, aber nicht auseinandergefallen sind.
7. In eine Schüssel 150 g Mehl sieben, mit dem Ei, 100 ml lauwarmen Wasser und etwas Salz verkneten. Den Nudelteig abgedeckt 30 Minuten ruhen lassen.
8. 20 Minuten vor Kochzeitende den Teig ein wenig ausrollen und haselnussgroße Stücke zupfen. In die Suppe geben und mitkochen. Wenn die Nudeln an der Oberfläche schwimmen, sind sie gar.
9. In einer Pfanne das restliche Öl erwärmen, Paprikapulver und 20 g Mehl darin anschwitzen, bei Bedarf von der Bohnensuppe Flüssigkeit abschöpfen und vermengen. Von der Mehlschwitze so viel in die Bohnensuppe geben, bis die gewünschte Dicke erreicht ist.
10. Mit Salz und Pfeffer abschmecken und servieren.

Kalorien- und Nährwerte pro Portion:

Kcal: 435; Kohlenhydrate: 30 g; Eiweiß: 20 g; Fett: 25 g.

Meal Prep:

* Die Bohnensuppe schmeckt am Folgetag noch besser, weil sie Zeit zum Ziehen hatte. Kann auf mehrere Tage portioniert im Kühlschrank bereitgestellt werden.
* Die Suppe kann problemlos ohne die Teigeinlage eingefroren werden.

Pastinaken – Steckrüben – Nudel – Auflauf

Zutaten für 6 Portionen:

1 mittelgroße Zwiebel (ca. 80 g)
1 Bund frische Petersilie (ca. 50 g)
4 TL Butter (ca. 40 g)
3 EL Mehl (ca. 40 g)
400 ml Milch 1,5 %
750 ml Gemüsebrühe
1 EL Sahnemeerrettich (aus dem Glas) (ca. 15 g)
Salz und Pfeffer
½ TL gemahlene Muskatnuss (ca. 1 g)
1/3 Steckrübe (ca. 400 g)
5 Pastinaken (ca. 300 g)
3 Petersilienwurzel (ca. 200 g)
2 EL Öl (ca. 20g)
300 g Nudeln, z.B. Spirelli
100 g Käse am Stück

Zubereitung:

1. Zwiebel schälen und klein schneiden.
2. Petersilie waschen, trocken rütteln, vom Stiel abtrennen und klein hacken.
3. In einer Pfanne die Butter zerlassen, die Zwiebel darin andünsten, mit Mehl bestäuben und mit der Milch und Gemüsebrühe zu einer glatten Soße verrühren.
4. Unter ständigem Rühren mit dem Meerrettich, Salz, Pfeffer, Muskatnuss und der Petersilie einkochen. Auf niedriger Stufe köcheln lassen.
5. Den Backofen auf 200°C Ober-/ Unterhitze oder 180°C Umluft vorheizen.
6. Das Gemüse waschen, schälen und in 2cm Würfel schneiden.
7. In einer Pfanne das Öl erhitzen und das Gemüse für 5-8 Minuten andünsten.
8. Eine Auflaufform einfetten und mit den rohen Nudeln den Boden bedecken.
9. Das Wurzelgemüse über die Nudeln verteilen und alles zusammen mit der Soße übergießen.
10. Den Käse über das Gemüse reiben und 40 Minuten auf mittlerer Schiene backen.

Kalorien- und Nährwerte pro Portion:

Kcal: 454; Kohlenhydrate: 55 g; Eiweiß: 16 g; Fett: 17 g.

Meal Prep:

* Den Auflauf 30 Minuten backen, abkühlen lassen und für den nächsten Tag im Kühlschrank bereitstellen. Im vorgeheizten Ofen 10 Minuten lang aufbacken.
* Reste können in der Pfanne angebraten und mit Würstchen angereichert werden.

Pastinaken – Cremesuppe

Zutaten für 4 Portionen:

10 Pastinaken (ca. 900 g)
2 Schalotten (ca. 52 g)
1 Knoblauchzehe
2 EL Öl (ca. 20 g)
400 ml Gemüsebrühe
1 Bund frische Petersilie (ca. 50 g)
100 ml flüssige Schlagsahne
Salz und Pfeffer
4 Scheiben Vollkornbrot (ca. 200 g)

Zubereitung:

1. Pastinaken waschen, schälen und in mundgerechte Stücke schneiden.
2. Schalotten und Knoblauchzehe schälen und vierteln.
3. In einem Topf das Öl erhitzen und die Schalotte und Knoblauchzehe darin andünsten.
4. Pastinaken hinzufügen und kurz anbraten, mit Brühe ablöschen und 10-15 Minuten köcheln lassen.
5. Die Petersilie waschen, trocken rütteln, vom Stiel abtrennen und klein hacken.
6. Die Suppe pürieren, die Sahne zufügen und mit Salz und Pfeffer abschmecken.
7. Die Petersilie über die Suppe streuen und mit Vollkornbrot servieren.

Kalorien- und Nährwerte pro Portion:

Kcal: 365; Kohlenhydrate: 47 g; Eiweiß: 5 g; Fett: 14 g.

Meal Prep:

* Suppenreste können mit Gemüseresten, wie z.B. Karotten, Kartoffeln und Erbsen zu einem Eintopf verkocht werden.

Petersilienwurzelsuppe

Zutaten für 4 Portionen:

8 Petersilienwurzeln (ca. 700 g)
4 mehligkochende Kartoffeln (ca. 400 g)
1 Schalotte (ca. 26 g)
1 Knoblauchzehe
3 TL Butter (ca. 15 g)
1 l starke Gemüsebrühe
100 ml flüssige Schlagsahne
½ TL gemahlene Muskatnuss (ca. 1 g)
Salz und Pfeffer
½ Bund frischen Dill (ca. 20 g)

Zubereitung:

1. Petersilienwurzeln und Kartoffeln waschen, schälen, klein schneiden und bereitstellen.
2. Schalotte und Knoblauchzehe schälen und vierteln.
3. In einem Topf die Butter zerlassen, Schalotte und Knoblauch glasig dünsten, die Kartoffeln und Petersilienwurzeln hinzufügen und kurz anbraten.
4. Mit der Gemüsebrühe und der Sahne ablöschen, Muskatnuss hinzufügen, gut salzen und pfeffern und 25-30 Minuten köcheln lassen.
5. Den Dill waschen, trocken rütteln, vom Stiel abbrechen und klein hacken.
6. Die Suppe am Ende pürieren, den Dill unterrühren und im Teller servieren.

Kalorien- und Nährwerte pro Portion:

Kcal: 216; Kohlenhydrate: 16 g; Eiweiß: 7 g; Fett: 12 g.

Meal Prep:

* Dazu schmecken vorbereitete Croutons sehr gut.
* Suppen halten ein paar Tage im Kühlschrank und können gut portioniert werden.
* Frikadellenreste können klein geschnitten mit der Suppe vermengt werden.

Steckrübeneintopf auf klassische Art

Zutaten für 6 Portionen:

2/3 Steckrübe (ca. 600 g)
5 Kartoffeln (ca. 400 g)
2 Karotten (ca. 200 g)
1 Zwiebel (ca. 80 g)
1 EL Öl (ca. 10 g)
100 g Speckwürfel
1 Liter Gemüsebrühe
Salz und Pfeffer
½ TL gemahlene Muskatnuss (ca. 1 g)
½ TL Zucker (ca. 3 g)
2 Lorbeerblätter
1 Stange Lauch (ca. 200 g)
3 Mettenden
1 Bund frische Petersilie (ca. 50 g)
3 EL Essig (ca. 30 g)

Zubereitung:

1. Steckrübe, Kartoffeln und Karotten waschen, schälen, in große Würfel schneiden und bereitstellen.
2. Zwiebel schälen, fein würfeln und bereitstellen.
3. In einem Topf das Öl erhitzen, die Speckwürfel auslassen und wieder herausnehmen.
4. Zwiebeln im Specksud kurz andünsten und die Steckrübe, Karotten und Kartoffeln hinzufügen und anbraten.
5. Mit der Gemüsebrühe ablöschen und mit Salz, Pfeffer und Zucker würzen. Lorbeerblätter zufügen und 20 Minuten auf mittlerer Stufe köcheln lassen.
6. Den Lauch an den Enden einkürzen, halbieren, waschen und in feine Ringe schneiden.
7. Mettenden in kleine Scheiben schneiden.
8. Petersilie waschen, trocken rütteln, vom Stiel entfernen und klein hacken.
9. Lorbeerblätter aus dem Topf fischen, entweder den Eintopf pürieren oder belassen.
10. Die Mettenden samt dem Lauch und den Speckwürfeln in die Suppe geben, Essig unterrühren und nach Bedarf mit Salz, Pfeffer und Muskatnuss nachwürzen. 5-10 Minuten köcheln lassen.
11. Mit frisch gehackter Petersilie bestreut servieren.

Kalorien- und Nährwerte pro Portion:

Kcal: 363; Kohlenhydrate: 21 g; Eiweiß: 17 g; Fett: 23 g.

Meal Prep:

* Die Suppe kann hervorragend portioniert werden und hält im Kühlschrank für 2-3 Tage.

Steckrübeneintopf mit weißen Bohnen

Zutaten für 4 Portionen:

½ Steckrübe (500 g)
4 Kartoffeln (ca. 300 g)
1 mittelgroße Zwiebel (ca. 80 g)
1 Knoblauchzehe
2 EL Öl (ca. 20 g)
1 TL Paprikapulver (ca. 2 g)
1 TL Kurkuma (ca. 2 g)
2 EL Tomatenmark (ca. 30 g)
400 g gekochte weiße Bohnen
Salz und Pfeffer

Zubereitung:

1. Steckrübe und Kartoffeln waschen, schälen, hobeln und bereitstellen.
2. Zwiebel und Knoblauchzehe schälen und fein würfeln. Als Alternative kann man die Knoblauchzehe in die Suppe legen und nach dem Kochen herausnehmen.
3. Das Öl in einem Topf erhitzen, Zwiebel und Knoblauchzehe andünsten, Paprikapulver, Kurkuma und Tomatenmark hinzufügen und anschwitzen.
4. Kartoffeln und Steckrübe unterrühren, mit 500 ml Wasser ablöschen und nach 15 Minuten die weißen Bohnen untermischen.
5. Weitere 5 Minuten köcheln lassen, mit Salz und Pfeffer abschmecken und servieren.

Kalorien- und Nährwerte pro Portion:

Kcal: 267; Kohlenhydrate: 35 g; Eiweiß: 13 g; Fett: 6 g.

Meal Prep:

* Lässt sich sehr gut vorkochen und portioniert im Kühlschrank für ein paar Tage aufbewahren.

Notizen

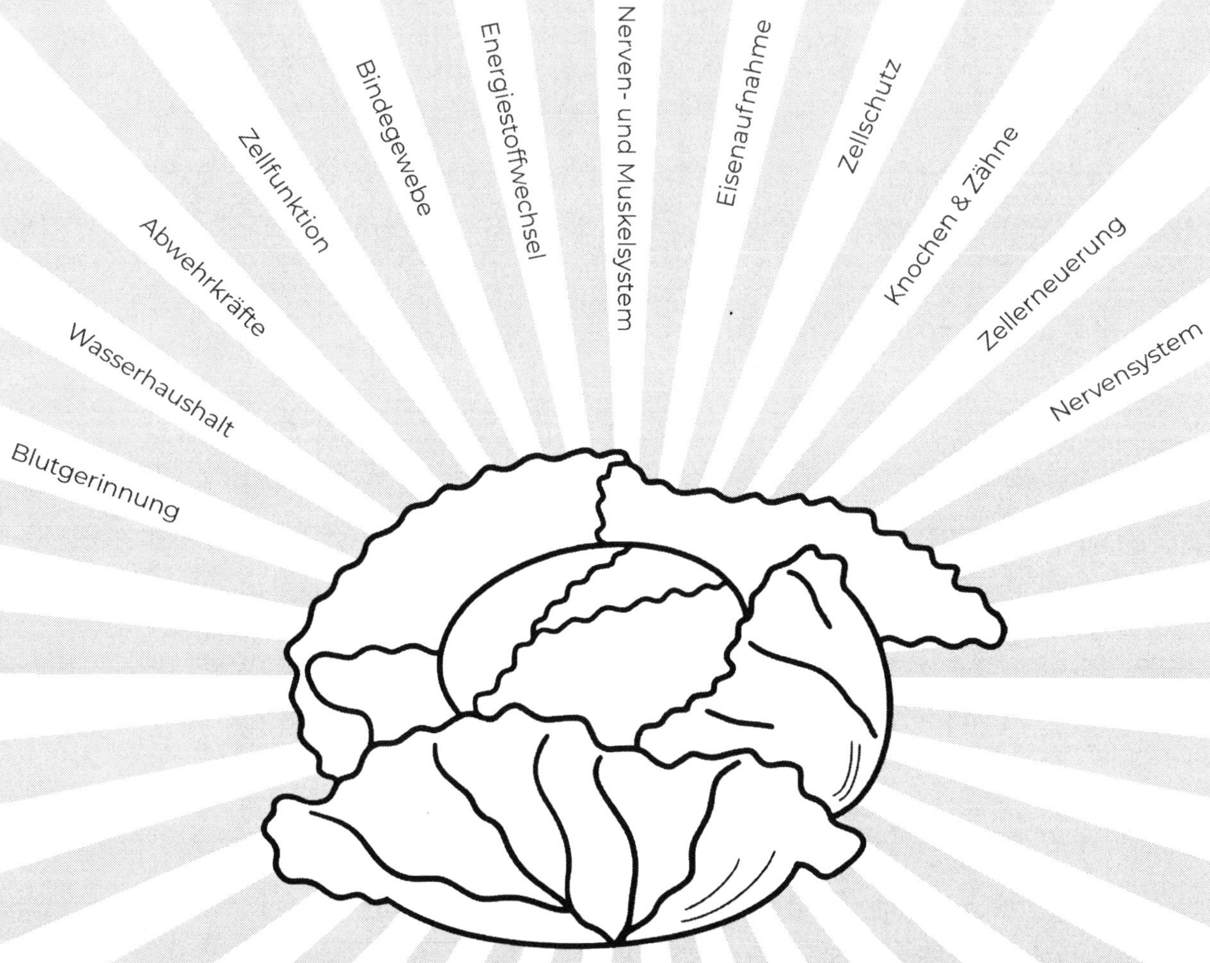
Blutgerinnung
Wasserhaushalt
Abwehrkräfte
Zellfunktion
Bindegewebe
Energiestoffwechsel
Nerven- und Muskelsystem
Eisenaufnahme
Zellschutz
Knochen & Zähne
Zellerneuerung
Nervensystem

Wirsing

Wirsing – Maultaschen – Auflauf

Zutaten für 8 Portionen:

½ Wirsing (ca. 400 g)
8 Rispentomaten (ca. 200 g)
1 mittelgroße Zwiebel (ca. 80 g)
400 g Maultaschen
1 EL Öl (ca. 10 g)
250 ml Kochcreme 15%
Salz und Pfeffer
50 g Gouda oder Emmentaler am Stück
50 g Parmesan am Stück

Zubereitung:

1. Backofen auf 200°C Ober-/ Unterhitze vorheizen.
2. In einem großen Topf Wasser zum Kochen bringen und gut salzen.
3. Wirsing waschen, harten Strunk vom Wirsingblatt entfernen, das Blatt in Streifen schneiden und in kochendem Salzwasser blanchieren. Kalt abschrecken und gut abtropfen lassen.
4. Tomaten waschen, in kleine Stücke schneiden und bereitstellen.
5. Zwiebel schälen, in feine Würfel schneiden und bereitstellen.
6. Maultaschen in Streifen schneiden und bereitstellen.
7. In einer Pfanne das Öl erhitzen, die Zwiebeln darin andünsten, die Kochcreme hinzufügen und kurz aufkochen lassen.
8. Das Gemüse und die Maultaschen hinzufügen, salzen und pfeffern und gut durchmischen.
9. Den Käse und Parmesan reiben und miteinander vermischen.
10. Eine Auflaufform einfetten, das Maultaschen-Wirsing-Gemisch hineingeben und mit dem Käse bestreuen.
11. Den Auflauf im Backofen für 15 Minuten gratinieren und danach servieren.

Kalorien- und Nährwerte pro Portion:

Kcal: 223; Kohlenhydrate: 14 g; Eiweiß: 10 g; Fett: 14 g.

Meal Prep:

* Der Auflauf lässt sich gut einen Tag vorher vorbereiten und im Kühlschrank bereitstellen.
* In der Pfanne aufgewärmt und mit Restgemüse aus dem Kühlschrank in ein neues Gericht verwandelt servieren.

Wirsing – Kartoffel – Taler

Zutaten für 10 Taler:

6 mittelgroße Kartoffeln (ca. 600 g)
6 Blätter Wirsingkraut (ca. 300 g)
2 mittelgroße Eier (ca. 120 g)
2 EL Mehl (ca. 30 g)
4 EL Öl (ca. 40 g)
½ Bund frischen Schnittlauch (ca. 15 g)
½ Bund frische Petersilie (ca. 25 g)
200 g Frischkäse
Salz und Pfeffer

Zubereitung:

1. In einem Topf Wasser zum Kochen bringen und salzen.
2. Kartoffeln waschen, schälen, in Stücke schneiden und im Salzwasser garkochen.
3. Wirsingblätter waschen, den Strunk herausschneiden, klein hacken und in eine Schüssel geben.
4. Die Eier in einer Tasse verquirlen und salzen.
5. Die Kartoffeln absieben, in die Schüssel geben, das Mehl in die Schüssel sieben und mit den hinzugefügten Eiern verrühren.
6. Aus dem Teig 10 Taler formen und Beiseite stellen.
7. In einer Pfanne das Öl erhitzen und die Taler darin ausbacken.
8. Schnittlauch und Petersilie waschen, trocken rütteln, vom Stiel entfernen, klein hacken und in eine Schale geben.
9. Frischkäse und 1 Esslöffel Öl mit den Kräutern glattrühren und mit Salz und Pfeffer abschmecken.
10. Die Kartoffel-Wirsing-Taler mit Kräuterdip servieren.

Kalorien- und Nährwerte pro Taler:

Kcal: 165; Kohlenhydrate: 13 g; Eiweiß: 5 g; Fett: 10 g.

Meal Prep:

* Die Kartoffel-Wirsing-Taler lassen sich im Backofen wieder aufwärmen, als Beilage zu Fleischgerichten verwenden oder mit Gemüsesoßen, wie zum Beispiel mit den Schwarzwurzeln in Dill-Béchamelsoße, servieren.

Wirsing – Kartoffel – Stampf mit Rippchen

Zutaten für 4 Portionen:

4 Kartoffeln (ca. 500 g)
½ Wirsing (ca. 400 g)
1 Schalotte (ca. 26 g)
2 TL Butter (ca. 10 g)
50 ml Milch 1,5 %
½ TL gemahlene Muskatnuss (ca. 1 g)
Salz und Pfeffer
2 gekochte und gepökelte Rippchen (ca. 300 g)

Zubereitung:

1. In einem Topf Wasser zum Kochen bringen und salzen.
2. Kartoffeln waschen, schälen, in Stücke schneiden und im Salzwasser 20 Minuten garen.
3. Den Wirsing waschen, vom Strunk befreien, fein schneiden und bereitstellen.
4. Schalotten schälen, fein schneiden und bereitstellen.
5. In einer Pfanne die Butter zerlassen, die Schalotten darin kurz andünsten, den Wirsing hinzufügen und weitere 5-10 Minuten andünsten.
6. Die Kartoffeln absieben, zurück in den Topf geben, Milch und Muskatnuss hinzufügen, salzen, pfeffern und zerstampfen.
7. Die Rippchen vom Knochen lösen, in kleine Würfel schneiden und mit dem Wirsing zum Kartoffelstampf geben und vermengen.

Kalorien- und Nährwerte pro Portion:

Kcal: 303; Kohlenhydrate: 20 g; Eiweiß: 27 g; Fett: 10 g.

Meal Prep:

* Erhöht man die Menge, kann am folgenden Tag mit 300 ml Gemüsebrühe den Stampf zu einer Suppe umwandeln.
* Aus den Resten kann man Taler formen, mit Käse bestreuen und kurz im Backofen aufbacken.

Wirsingeintopf

Zutaten für 4 Portionen:

1 l Gemüsebrühe
5 festkochende Kartoffeln (ca. 400 g)
3 Karotten (ca. 200 g)
½ Wirsing (ca. 500 g)
3 EL Öl (ca. 30 g)
1 EL Mehl (ca. 20 g)
2 TL Paprikapulver (ca. 10 g)
Salz und Pfeffer

Zubereitung:

1. In einem Topf die Gemüsebrühe zum Kochen bringen.
2. Kartoffeln und Karotten waschen, schälen, in mundgerechte Stücke schneiden und bereitstellen.
3. Wirsing waschen, vom Strunk befreien und in Stücke schneiden, zusammen mit den Kartoffeln und Karotten in die kochende Gemüsebrühe geben und 15-20 Minuten kochen.
4. In einer kleinen Pfanne das Öl erhitzen und das Mehl und Paprikapulver anschwitzen.
5. Die Mehlschwitze in die Gemüsebrühe geben, die Suppe andicken , mit Salz und Pfeffer verfeinern und servieren.

Kalorien- und Nährwerte pro Portion:

Kcal: 185; Kohlenhydrate: 23 g; Eiweiß: 4 g; Fett: 8 g.

Meal Prep:

* Gemüsereste, wie z.B. die Schwarzwurzel, können in der Restesuppe verarbeitet und serviert werden.
* Die Suppe lässt sich gut portionieren und im Kühlschrank für ein paar Tage aufbewahren. Einmalig und langsam aufwärmen.

Rahmwirsing mit selbstgemachten Pommes

Zutaten für 4 Portionen:

7 festkochende Kartoffeln (ca. 500 g)
½ Wirsing (ca. 500 g)
2 EL Butter (ca. 30 g)
100 ml Gemüsebrühe
150 ml flüssige Schlagsahne
1 EL Öl (ca. 10 g)
Salz und Pfeffer

Zubereitung:

1. Kartoffeln waschen und in einen Topf mit Wasser geben, zum Kochen bringen.
2. Den Wirsing waschen, den Strunk herausschneiden und klein schneiden – Beiseite stellen.
3. In einer Pfanne die Butter zerlassen und den Wirsing hinzugeben, mit Gemüsebrühe und Sahne ablöschen und in 20 Minuten weichkochen.
4. Den Backofen auf 200°C Ober-/Unterhitze vorheizen.
5. Die Kartoffeln kurz vor dem Garpunkt absieben, kalt abschrecken, pellen und in Kartoffelstifte schneiden. In eine Schüssel zusammen mit dem Öl geben, mit Salz und Pfeffer würzen und schwenken.
6. Backpapier auf ein Backblech legen, die Kartoffeln darauf verteilen und im Ofen auf der oberen Schiene in 10 Minuten goldbraun backen.
7. Den Rahmwirsing salzen und pfeffern und mit den Pommes servieren.

Kalorien- und Nährwerte pro Portion:

Kcal: 312; Kohlenhydrate: 24 g; Eiweiß: 7 g; Fett: 20 g.

Meal Prep:

* Blanchierte Wirsingreste und bereits gekochte Kartoffeln lassen sich blitzschnell in dieses Gericht umwandeln.
* Restlicher Rahmwirsing kann mit Gemüseresten, wie zum Beispiel Schwarz- oder Petersilienwurzeln angereichert und serviert werden.

Wirsing – Hackfleisch – Lasagne

Zubereitung:

1. In einem Topf Wasser zum Kochen bringen und salzen.
2. Den Wirsing waschen und vom Strunk befreien, im kochenden Salzwasser 5-8 Minuten blanchieren. Absieben, kalt abschrecken, klein schneiden und bereitstellen.
3. Zwiebel und Knoblauchzehe schälen, fein hacken und bereitstellen.
4. In einer Pfanne das Öl erhitzen, Zwiebel und Knoblauch glasig dünsten und das Hackfleisch darin krümelig braten.
5. Hackfleisch salzen, pfeffern, mit den Kräutern würzen und der Tomatensoße ablöschen.
6. Backofen auf 180°C Umluft vorheizen.
7. In einem Topf die Butter zerlassen, Mehl hinzufügen und anschwitzen. Milch portionsweise in die Mehlschwitze einrühren, salzen und pfeffern.
8. Eine Auflaufform einfetten und den Boden mit etwas Béchamelsoße bedecken.
9. Die Zutaten in die Auflaufform schichten:
10. Lasagneblätter – Béchamelsoße – Wirsing – Hackfleisch – wiederholen. Zu guter Letzt Lasagneblätter mit der Soße bedecken und den Käse darüber reiben.
11. Lasagne in 30-40 Minuten goldbraun backen und servieren.

Zutaten für 8 Portionen:

½ Wirsing (ca. 500 g)
1 Zwiebel (ca. 80 g)
1 Knoblauchzehe
2 EL Olivenöl (ca. 20 g)
500 g Hackfleisch
Salz und Pfeffer
½ TL getrockneten Oregano (ca. ½ g)
½ TL getrockneten Majoran (ca. ½ g)
½ TL getrocknete Petersilie (ca. ½ g)
700 ml pasteurisierte Tomaten
3 EL Butter (ca. 30 g)
3 EL Mehl (ca. 30 g)
450 ml Milch 1,5 %
10 Lasagneblätter (ca. 150 g)
100 g Käse am Stück (Gouda, Emmentaler, Parmesan oder Mozzarella)

Kalorien- und Nährwerte pro Portion:

Kcal: 372; Kohlenhydrate: 24 g; Eiweiß: 23 g; Fett: 21 g.

Meal Prep:

* Die Lasagne lässt sich gut portionieren und im Kühlschrank für ein paar Tage aufbewahren.
* Ist der Wirsing bereits blanchiert, spart man sich diesen Zwischenschritt.

Wirsingsalat

Zutaten für 4 Portionen:

½ Wirsing (ca. 500 g)
1 Schalotte (ca. 26 g)
3 EL Apfelessig (ca. 30 g)
2 EL Öl (ca. 20 g)
Salz und Pfeffer
2 EL gehackte Walnüsse (ca. 30 g)

Zubereitung:

1. In einem Topf Wasser zum Kochen bringen und salzen.
2. Den Wirsing waschen und vom Strunk befreien, im kochenden Salzwasser 5-8 Minuten blanchieren. Absieben, kalt abschrecken, klein schneiden und bereitstellen.
3. Schalotte fein schneiden und zusammen mit dem Essig, Öl, Salz und Pfeffer in eine Schüssel geben.
4. Wirsing hinzufügen, durchmischen, mit Walnüssen bestreuen und servieren.

Kalorien- und Nährwerte pro Portion:

Kcal: 143; Kohlenhydrate: 4 g; Eiweiß: 4 g; Fett: 11 g.

Meal Prep:

* Im Kühlschrank mit Folie abgedeckt dient der Wirsingsalat als gute Beilage zu jedem anderen Gericht. Das Beste: er schmeckt mit jedem Tag besser.

Rezepte für den Winter (Dezember / Januar / Februar)

Im Winter ist das Angebot an Obst und Gemüse naturgemäß nicht so vielfältig wie in den Sommer- und Herbstmonaten. Es sind hauptsächlich Kohl und Rüben, die jetzt noch geerntet werden, allen voran Grünkohl, Rosenkohl und Steckrüben. Der erste Frost hat ihnen die nötige Würze und Süße mitgegeben. Beim Auftauen wandelt sich die Stärke in Zucker um, der uns mehr Energie liefert. Der Körper braucht jetzt auch mehr Energie, um die Wärme zu halten. Aber auch lange lagerfähige Gemüsesorten wie Kartoffeln, Karotten, Rote Beete und Pastinaken sind noch zu haben. Im Winter dürfen die Gerichte etwas deftiger sein. Besonders beliebt sind deshalb heiße Suppen und Eintöpfe.

Grünkohl gehört zu den vitaminreichsten Gemüsesorten. Er steckt voller Beta-Carotin, Vitamin C, Kalzium, Magnesium und Eisen. Auch Rot- und Weißkraut hat viel Vitamin C und genau das brauchen wir jetzt für starke Abwehrkräfte. Für Wärme sorgen auch pikante Gewürze wie Nelken, Anis, Wacholder, Kümmel, Fenchel und Zimt. In die Wintermonate gehört auch Geflügel. In Erinnerung an St. Martin gibt es im November Gänsebraten und zu Weihnachten eine Ente. Es ist das Fett, das unsere Vorfahren noch wirklich für das Überleben im Winter gebraucht haben. Auch wenn das heute nicht mehr der Fall ist und wir jedes nur erdenkliche Obst und Gemüse zu jeder Jahreszeit bekommen können, tut des dem Körper doch gut, sich auf die Ernährungsregeln unserer Vorfahren zu besinnen und sie bei unseren Speiseplänen zu berücksichtigen. Unserer Umwelt tun wir damit auf jeden Fall etwas Gutes.

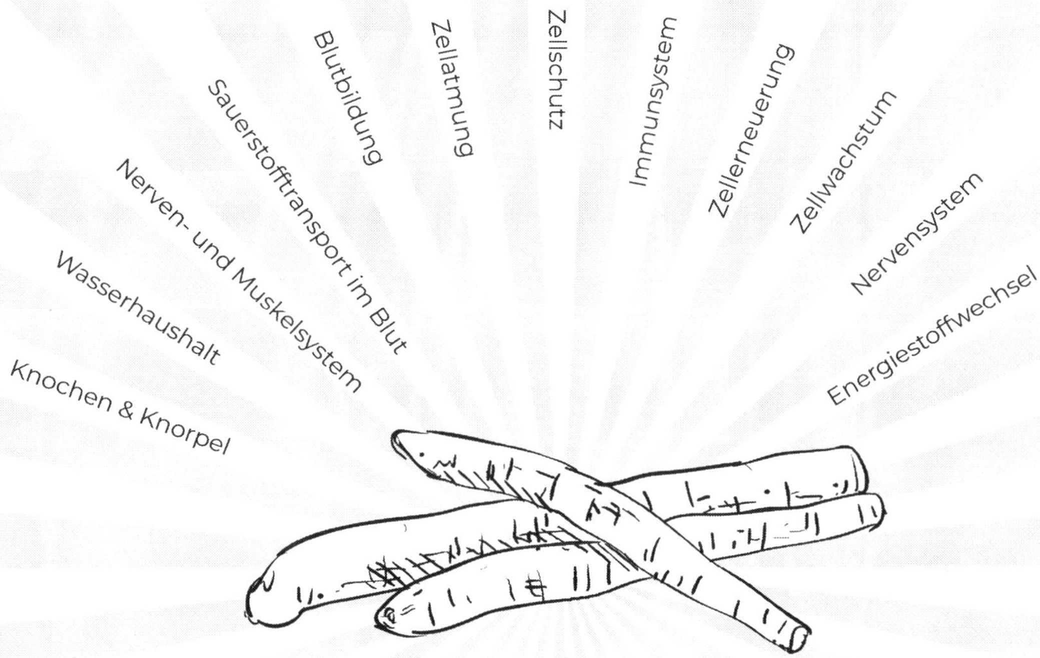

Schwarzwurzel

Die Schwarzwurzel, auch als Winterspargel bekannt, wirkt in ihrer Schale nicht wirklich attraktiv. Jedoch hat sie nach der Erbse und Bohne die meisten Nährstoffe. Reichlich vertreten sind Kalzium, Phosphor und besonders Inulin, welches für eine gute Darmflora und Fettstoffwechsel beitragen. Das Nitrat kann man durch Vitamin-C-haltige Soßen, einen Schuss Zitrone oder frisch gepressten Orangensaft entschärfen.

Im Kühlschrank sind sie frisch und in Zeitungspapier eingepackt bis zu 3 Tage haltbar.

Aufgrund der beim Schälen austretende Milch, welche ein Zeichen für Frische ist, empfiehlt es sich, dies unter fließend Wasser zu tun. Dabei Schürze und Einweghandschuhe tragen. Direkt nach dem Schälen die Wurzel in Wasser mit 3 EL Zitronensaft oder 6 EL Essig legen, damit sie sich nicht verfärbt. Danach in Salzwasser 5 Minuten blanchieren und kalt abschrecken. Der Überschuss kann eingefroren werden (6 Monate).

Schwarzwurzeln mit Kartoffeln in Dill – Béchamelsoße

Zutaten für 4 Portionen:

6 festkochende Kartoffeln (ca. 600 g)
3 EL Zitronensaft (ca. 30 g) oder
6 EL Essig (ca. 60 g)
7 Schwarzwurzeln (ca. 700 g)
4 TL Butter (ca. 20 g)
1 EL Mehl (ca. 20 g)
200 ml Milch 1,5 %
100 ml Gemüsebrühe
Salz
1 TL getrocknete Dill (ca. 1 g)

Zubereitung:

1. Kartoffeln waschen und in einem Topf mit kaltem Wasser zum Kochen bringen und garkochen.
2. In einem Behälter mit kaltem Wasser 3 Esslöffel Zitronensaft oder 6 Esslöffel Essig vermischen.
3. Haushaltshandschuhe anziehen und Schwarzwurzeln unter fließend Wasser abbürsten, schälen, in 2-3 cm lange Stücke schneiden und sofort in das Zitronen- oder Essigwasser legen.
4. In einem Topf die Butter zerlassen, das Mehl darin anschwitzen und mit der Milch und Gemüsebrühe verrühren. Mit Salz und Dill würzen.
5. In einem weiteren Topf Wasser zum Kochen bringen und salzen.
6. Die Schwarzwurzel absieben und in das kochende Salzwasser geben. Bei geschlossenem Topf auf niedriger Stufe in 10 Minuten garkochen.
7. Die Kartoffel abschrecken, pellen und bereitstellen.
8. Die fertig gekochten Schwarzwurzeln gut absieben, in der Dill-Béchamelsoße unterheben und mit den Kartoffeln servieren.

Kalorien- und Nährwerte pro Portion:

Kcal: 306; Kohlenhydrate: 32 g; Eiweiß: 9 g; Fett: 6 g.

Meal Prep:

* Reste dieses Gerichtes können mit einer Gemüsebrühe angereichert und als Suppe serviert werden.
* Püriert kann sie als Gemüsesoße zu Frikadellen gereicht werden.

Schwarz- und Petersilienwurzeln mit Nudeln

Zubereitung:

1. In einem Behälter mit kaltem Wasser 3 Esslöffel Zitronensaft oder 6 Esslöffel hellen Essig vermischen.
2. Haushaltshandschuhe anziehen und Schwarzwurzeln unter fließend Wasser abbürsten, schälen, in dünne Scheiben schneiden und sofort in das Zitronen- oder Essigwasser legen.
3. Petersilienwurzeln waschen, schälen und in dünne Scheiben schneiden.
4. Schalotten und Knoblauch schälen und in kleine Würfel schneiden.
5. Schwarzwurzeln gut abtropfen lassen und mit einem Papiertuch trocken tupfen.
6. Die Nudeln nach Packungsanleitung kochen.
7. In einer großen Pfanne die Butter zerlassen, das Currypulver darin anschwitzen, die Schwarz- und Petersilienwurzeln hinzufügen und anbraten.
8. Nach 5 Minuten die Schalotten und den Knoblauch hinzufügen.
9. Mit der Gemüsebrühe ablöschen und 10 Minuten abgedeckt köcheln lassen.
10. Mit der Sahne, dem Salz und Pfeffer verfeinern.
11. Nudeln im Teller mit der Gemüsesoße anrichten und servieren.

Zutaten für 4 Portionen:

3 EL Zitronensaft (ca. 30 g) oder
6 EL Essig (ca. 60 g)
6 Schwarzwurzeln (ca. 500 g)
3 Petersilienwurzeln (ca. 300 g)
2 Schalotten (ca. 52 g)
1 Knoblauchzehe
200 g breite, trockene Nudeln
1 TL Butter (ca. 5 g)
1 TL Currypulver (ca. 2 g)
400 ml Gemüsebrühe
100 ml flüssige Schlagsahne
Salz und Pfeffer

Kalorien- und Nährwerte pro Portion:

Kcal: 369; Kohlenhydrate: 42 g; Eiweiß: 11 g; Fett: 11 g.

Meal Prep:

* Das Gemüse lässt sich sehr gut vorkochen und portionieren.
* Ein Mehr an Gemüse kann mit Kartoffeln angerichtet werden (siehe Rezept davor) oder im Salat verarbeitet werden.

Schwarzwurzelsalat mit Winterrettich

Zutaten für 4 Portionen:

1 Zitrone
6 Schwarzwurzeln (ca. 500 g)
½ Winterrettich (ca. 400 g)
200 g Joghurt 3,8 %
2 EL Essig (ca. 20 g)
1 EL Öl (ca. 10 g)
1 EL Zitronensaft (ca. 5 g)
Salz und Pfeffer
4 Scheiben Vollkornbrot (ca. 240 g)

Zubereitung:

1. In einem Behälter mit kaltem Wasser 3 Esslöffel Zitronensaft oder 6 Esslöffel hellen Essig vermischen.
2. Haushaltshandschuhe anziehen und Schwarzwurzeln unter fließend Wasser abbürsten, schälen und sofort in das Zitronen- oder Essigwasser legen.
3. Den Winterrettich waschen, schälen und klein raspeln. Je nach Bedarf und Empfinden kann man dem Winterrettich die Schärfe entziehen, indem man ihn in eine Schüssel mit etwas Salz überstreut, durchknetet und 15 Minuten ziehen lässt.
4. Die Schwarzwurzeln absieben, raspeln, in eine Schüssel geben und den Winterrettich hinzufügen.
5. Joghurt mit Essig, Öl und Zitronensaft verquirlen und mit Salz und Pfeffer abschmecken.
6. Den Dressing mit dem Gemüse vermengen und servieren.

Kalorien- und Nährwerte pro Portion:

Kcal: 262; Kohlenhydrate: 29 g; Eiweiß: 10 g; Fett: 7 g.

Meal Prep:

* Die Schwarzwurzeln können im Zitronen- bzw. Essigwasser mit dem geschälten Rettich und dem zubereiteten Joghurtdressing im Kühlschrank aufbewahrt werden. Vor dem Verzehr das Gemüse klein schneiden bzw. raspeln, mit dem Dressing vermischen und servieren.

Notizen

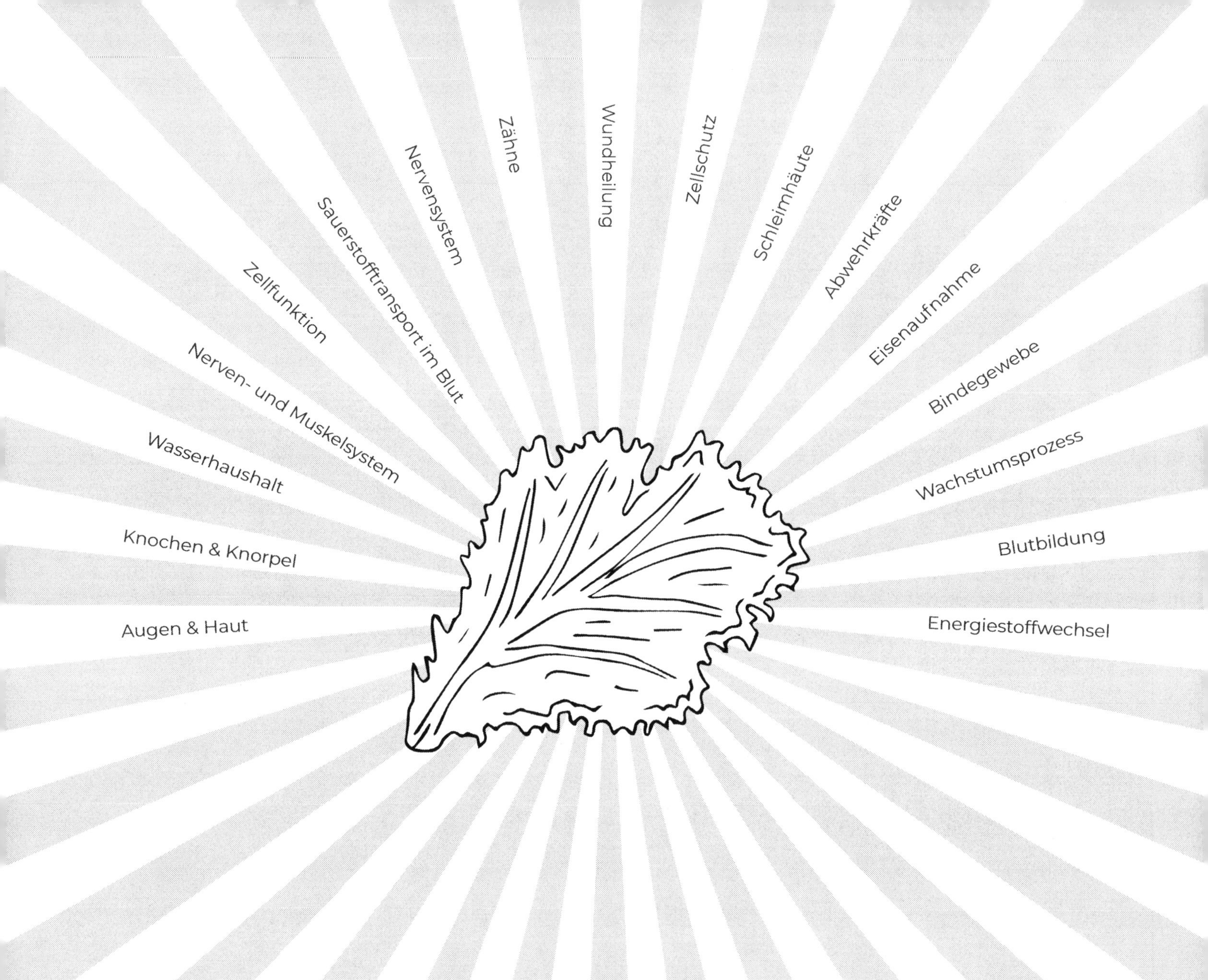
Zähne
Wundheilung
Zellschutz
Schleimhäute
Nervensystem
Abwehrkräfte
Sauerstofftransport im Blut
Eisenaufnahme
Zellfunktion
Bindegewebe
Nerven- und Muskelsystem
Wachstumsprozess
Wasserhaushalt
Blutbildung
Knochen & Knorpel
Augen & Haut
Energiestoffwechsel

Grünkohl

Grünkohl mit Spiegelei

Zubereitung:

1. Grünkohl waschen, vom Stiel befreien und klein schneiden.
2. Zwiebel und Knoblauchzehe schälen, fein hacken und bereitstellen.
3. In einer Pfanne das Öl erhitzen, Zwiebel und Knoblauch darin glasig dünsten, Grünkohl zufügen und mitdünsten lassen.
4. Mit der Gemüsebrühe ablöschen, mit Salz, Pfeffer und einer Prise Zucker würzen und den Frischkäse unterheben.
5. Die Spiegeleier extra braten und mit dem Grünkohl servieren.

Kalorien- und Nährwerte pro Portion:

Kcal: 254; Kohlenhydrate: 7 g; Eiweiß: 15 g; Fett: 18 g.

Zutaten für 4 Portionen:

Grünkohl (ca. 800 g)
1 mittelgroße Zwiebel (ca. 80 g)
1 Knoblauchzehe
2 EL Öl (ca. 20 g)
250 ml Gemüsebrühe
Salz und Pfeffer
1 Prise Zucker (ca. 2 g)
100 g Kräuterfrischkäse
4 mittelgroße Eier (ca. 240 g)

Meal Prep:

* Dieses Gericht eignet sich sehr gut für Grünkohlreste, welche mit Spiegelei und eventuellen Gemüseresten aus dem Kühlschrank serviert werden können.

Grünkohl – Bockwurst – Stampf mit sauren Gurken

Zutaten für 4 Portionen:

8 überwiegend festkochende Kartoffeln (ca. 800 g)
Grünkohl (ca. 300 g)
1 Glas saure Gurken
300 g geräucherte Bockwurst
2 TL Butter (ca. 10 g)
½ TL gemahlene Muskatnuss (ca. 1 g)
Salz und Pfeffer

Zubereitung:

1. Kartoffeln waschen, schälen und würfeln. In einem großen Topf mit gesalzenem Wasser knapp bedecken und zum Kochen bringen.
2. Grünkohl vom harten Strunk entfernen und klein schneiden. Über die Kartoffeln geben und mit geschlossenem Deckel mitdünsten.
3. Saure Gurken in kleine Würfel schneiden und auf den Tisch stellen.
4. Kurz vor Ende die komplette Bockwurst auf den Grünkohl legen und mit garen.
5. Sobald die Kartoffeln durchgekocht sind, die Bockwurst herausnehmen und das restliche Wasser abgießen.
6. Die Butter und die Muskatnuss hinzufügen, salzen, pfeffern und alles miteinander stampfen.
7. Die Bockwurst in kleine Würfel schneiden und unterheben.
8. Den Grünkohl-Bockwurst-Stampf im Teller anrichten, mit Gurken bestreuen und wer mag, mit etwas Gurkensud übergießen.

Kalorien- und Nährwerte pro Portion:

Kcal: 385; Kohlenhydrate: 23 g; Eiweiß: 18 g; Fett: 23 g.

Meal Prep:

* Reste können am nächsten Tag mit Gemüsebrühe verdünnt und als Suppe serviert werden. Sind die Portionen zu klein, kann man zuerst Gemüse, wie z.B. Karotten, Pastinaken und Petersilienwurzel in einer Gemüsebrühe kochen und die Reste untermischen.

Grünkohl – Moussaka

Zutaten für 6 Portionen:

80 g Reis
Grünkohl (ca. 800 g)
1 mittelgroße Zwiebel (ca. 80 g)
2 EL Öl (ca. 20 g)
500 g Hackfleisch
½ Bund frische Petersilie (ca. 25 g)
½ Bund frischen Dill (ca. 20 g)
100 ml Kochcreme 15%
Salz und Pfeffer
4 mittelgroße Eier (ca. 240 g)
200 ml saure Sahne

Zubereitung:

1. Den Reis nach Packungsanleitung kochen.
2. Grünkohl waschen, vom Strunk befreien und in Streifen schneiden.
3. Salzwasser zum Kochen bringen und den Grünkohl darin blanchieren, absieben und dabei 100 ml Grünkohlwasser auffangen und bereitstellen. Den Grünkohl kalt abschrecken und beiseitestellen.
4. Zwiebel schälen, klein schneiden und in einer Pfanne in 1 Esslöffel erhitztem Öl andünsten.
5. Hackfleisch hinzufügen, krümelig braten und etwas abkühlen lassen.
6. Petersilie und Dill waschen, trocken rütteln, vom Stiel abzupfen und klein hacken.
7. Gekochten Reis und Kochcreme im Hackfleisch unterrühren und mit Salz, Pfeffer und Kräutern verfeinern.
8. Den Backofen auf 200°C Ober-/Unterhitze vorheizen.
9. In einer Tasse 2 Eier verquirlen und der Hackfleischmasse unterheben.
10. In einer Auflaufform die Hälfte des Grünkohls schichten, danach das Hackfleischgemisch und mit dem restlichen Grünkohl abschließen.
11. Das Grünkohlwasser mit 1 Esslöffel Öl vermischen und über den Auflauf gießen.
12. In einer Schale die letzten 2 Eier mit der sauren Sahne verquirlen und über das Moussaka verteilen.
13. Im Ofen in 35 Minuten goldbraun backen und servieren.

Kalorien- und Nährwerte pro Portion:

Kcal: 366; Kohlenhydrate: 18 g; Eiweiß: 23 g; Fett: 19 g.

Meal Prep:

* Das Moussaka lässt sich gut einfrieren. Wichtig ist dabei, es luftdicht zu verpacken.
* Das Moussaka hält im Kühlschrank für 2-3 Tage.
* Wirsing lässt sich auch gut zu Moussaka verarbeiten.

Grünkohleintopf

Zubereitung:

1. In einem Topf die Gemüsebrühe zum Kochen bringen.
2. Kartoffeln und Karotten waschen, schälen, in mundgerechte Stücke schneiden und in die Gemüsebrühe geben.
3. Grünkohl waschen, vom Stiel befreien und in Stücke schneiden. Den Grünkohl zu den Kartoffeln und Karotten geben und gar-kochen.
4. In einer kleinen Pfanne das Öl erhitzen, Mehl und Paprikapulver darin anschwitzen.
5. Die Mehlschwitze in die Gemüsebrühe geben, die Suppe an-dicken und servieren.

Zutaten für 4 Portionen:

1 l Gemüsebrühe
5 festkochende Kartoffeln (ca. 600 g)
3 Karotten (ca. 300 g)
Grünkohl (ca. 300 g)
3 EL Öl (ca. 30 g)
1 EL Mehl (ca. 20 g)
2 TL Paprikapulver (ca. 10 g)
Salz und Pfeffer

Kalorien- und Nährwerte pro Portion:

Kcal: 241; Kohlenhydrate: 26 g; Eiweiß: 9 g; Fett: 9 g.

Meal Prep:

* Gemüsereste, wie z.B. die Schwarzwurzel, können in der Restesuppe verarbeitet und serviert werden.
* Die Suppe lässt sich gut portionieren und im Kühlschrank für ein paar Tage aufbewahren. Einmalig und langsam aufwärmen.

Notizen

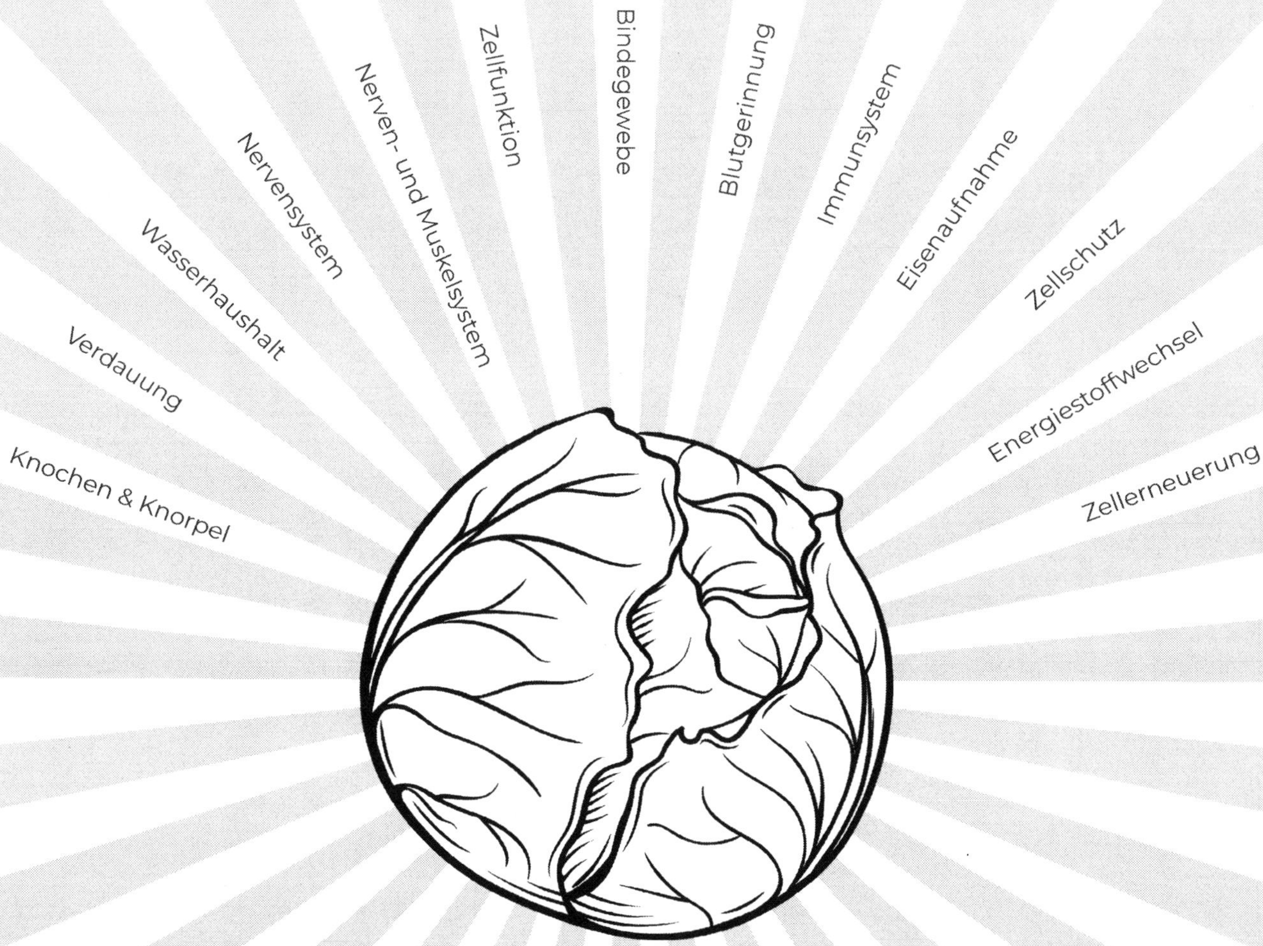
Knochen & Knorpel
Verdauung
Wasserhaushalt
Nervensystem
Nerven- und Muskelsystem
Zellfunktion
Bindegewebe
Blutgerinnung
Immunsystem
Eisenaufnahme
Zellschutz
Energiestoffwechsel
Zellerneuerung

Weißkohl

Kohlrouladen

Zutaten für 8 Portionen:

1 kg gemischtes Hackfleisch
200 g trockenen Milchreis
5 TL Paprikapulver (ca. 10 g)
Salz und Pfeffer
2 weiße Zwiebeln (ca. 160 g)
2 Knoblauchzehen (ca. 15 g)
1 Weißkohl (ca. 1 kg)
2 EL Sonnenblumenöl (ca. 20 g)

Zubereitung:

1. In einem großen Topf Wasser zum Kochen bringen und gut salzen. Der Topf muss groß genug für den Weißkohl sein.
2. Hackfleisch, Milchreis und 2 Teelöffel Paprikapulver in eine Schüssel geben, gut salzen und pfeffern.
3. Zwiebeln und Knoblauchzehen schälen, Zwiebeln in feine Würfel schneiden, Knoblauchzehen auspressen und beides zum Hackfleisch geben, gut durchkneten und ziehen lassen.
4. Weißkohl von außen abwaschen und abtrocknen.
5. Den Strunk tief über Kreuz einschneiden und seitlich ein- bzw. abschneiden. Mit einer Gabel an dieser Stelle den Kohlkopf aufspießen, in den Topf mit der Gabel nach oben geben und 5 Minuten blanchieren.
6. Nach 5 Minuten die äußeren Blätter ablösen. Wenn es noch zu mühsam ist, die Blätter auszulösen, den Weißkohl wieder im Salzwasser eintauchen und weiter blanchieren.
7. Diesen Schritt so oft wiederholen, bis alle Blätter abgelöst sind.
8. Die Kohlblätter ausbreiten, eine Hackfleischwurst formen, auf das Blatt legen, längs der Hackfleischwurst etwas einrollen, danach die Seiten links und rechts über die Rolle schlagen und die Wurst bis zum Ende weiterrollen.
9. So oft wiederholen, bis das ganze Hackfleisch aufgebraucht ist.
10. Den restlichen Kohl klein schneiden und bereitstellen.
11. In einem großen Topf, einer großen Garpfanne oder in einem Bräter das Öl mit den restlichen 3 Teelöffeln Paprikapulver anschwitzen und über den Boden verteilen.
12. Mit einer Hälfte des klein geschnittenen Weißkohls den Boden bedecken, danach die Kohlrouladen darauf verteilen und mit dem restlichen Kohl wieder abdecken.
13. Mit ausreichend Wasser bedecken.

Garzeit:

* Bräter: Den Backofen auf 200°C Ober-/Unterhitze vorheizen, den Bräter in den Ofen schieben und 10 Minuten darin erhitzen, danach 2 Stunden auf 150°C garen lassen.

* Pfanne oder Topf: In der Pfanne bzw. im Topf auf hoher Stufe für 5 Minuten heiß aufkochen und danach auf mittlerer Stufe 2 Stunden köcheln lassen.

Kalorien- und Nährwerte pro Portion:

Kcal: 396; Kohlenhydrate: 17 g; Eiweiß: 27 g; Fett: 24 g.

Meal Prep:

* Dieses Gericht lässt sich hervorragend vorkochen und schmeckt mit jedem Tag besser, da der Kohl die Eigenschaft hat, die Zutaten einzuziehen und weich zu werden.

* In größeren Mengen zubereitet, kann man die Kohlrouladen einfrieren und nach Bedarf auftauen und genießen.

Krautspätzle

Zutaten für 4 Portionen:

2 EL Sonnenblumenöl (ca. 20 g)
1 TL Paprikapulver edelsüß (ca. 2 g)
Salz und Pfeffer
½ Weißkohlkopf (ca. 400 g)
200 g trockene Bandnudeln

Zubereitung:

1. Den Ofen auf 200°C Ober-/Unterhitze vorheizen.
2. In einer Schüssel das Öl und Paprikapulver geben, salzen und pfeffern.
3. Den Weißkohl waschen und abtrocknen.
4. Die äußeren Blätter und den Strunk vom Kohl entfernen, in 2 cm breite Streifen schneiden und in die Schüssel geben. Mit Salatbesteck die Kohlstreifen darin vermengen.
5. Einen Bogen Backpapier auf ein Backblech legen.
6. Die Kohlscheiben darauflegen.
7. Im Ofen 25 Minuten röstbraun backen.
8. Die Nudeln nach Packungsanleitung kochen.
9. Nudeln und Kohl in einer Schüssel vermischen und servieren.

Kalorien- und Nährwerte pro Portion:

Kcal: 257; Kohlenhydrate: 40 g; Eiweiß: 8 g; Fett: 6 g.

Meal Prep:

* Kohlreste können am Folgetag mit Essig, Zitronensaft und trockenem Dill als Salat serviert werden.
* Reste können mit bereits gekochtem Gemüse, wie z.B. Grünkohl oder Wirsing in eine Auflaufform mit Käse bestreut kurz überbacken und serviert werden.

Weißkohl – Kartoffel – Topf

Zutaten für 4 Portionen:

6 Kartoffeln (ca. 500 g)
½ Weißkohlkopf (ca. 600 g)
1 Zwiebel (ca. 80 g)
2 EL Sonnenblumenöl (ca. 20 g)
2 TL Paprikapulver (ca. 3 g)
2 Tomatenmark (ca. 30 g)
Salz und Pfeffer
150 g Frühstücksspeck

Zubereitung:

1. Die Kartoffeln waschen und in einen Topf legen, mit kaltem Wasser bedecken und zum Kochen bringen. Kartoffeln in 30 Minuten garkochen.
2. Den Weißkohl waschen, abtrocknen, den Strunk entfernen und den Rest in mundgerechte Stücke schneiden.
3. Die Zwiebel schälen, klein schneiden und bereitstellen.
4. In einem Topf das Öl erhitzen, das Paprikapulver und Tomatenmark anschwitzen und die Zwiebel darin andünsten.
5. Den Weißkohl hinzufügen, kräftig salzen und pfeffern, 100 ml Wasser hinzufügen und mit geschlossenem Deckel 20-30 Minuten garen.
6. Die Kartoffeln abschrecken, pellen, in mundgerechte Stücke schneiden und bereitstellen.
7. Den Frühstücksspeck in Würfel schneiden und in einer weiteren Pfanne auslassen.
8. Sobald der Weißkohl gar ist, die Kartoffeln und den Speck zum Weißkohl geben, vermengen, nach Bedarf mit Salz und Pfeffer abschmecken und servieren.

Kalorien- und Nährwerte pro Portion:

Kcal: 286; Kohlenhydrate: 25 g; Eiweiß: 10 g; Fett: 16 g.

Meal Prep:

* Reste können mit gegarten Karotten angereichert und serviert werden.
* Weißkohlreste lassen sich zu Krautspätzle umwandeln.

Weißkohlsalat

Zubereitung:

1. Den Weißkohl waschen, abtrocknen, das äußere Blatt und den Strunk entfernen.
2. Mit einem scharfen Messer sehr feine Streifen schneiden, in eine Schüssel geben, mit 2 Teelöffel Salz (ca. 10 g) bestreuen und mit den Händen durchkneten und anbrechen, 30 Minuten ziehen lassen.
3. Nach 30 Minuten das Wasser abgießen. Mit Essig und Öl und je nach Geschmack Kümmel und Pfeffer abschmecken und servieren.

Zutaten für 4 Portionen:

½ Weißkohl (ca. 800 g)
Salz und Pfeffer
3 EL Essig (ca. 30 g)
2 EL Sonnenblumenöl (ca. 20 g)
Optional etwas Kümmel

Kalorien- und Nährwerte pro Portion:

Kcal: 106; Kohlenhydrate: 9 g; Eiweiß: 3 g; Fett: 5 g.

Meal Prep:

* Der Salat hält einige Tage im Kühlschrank und kann zu jedem Essen als Salat serviert werden. Kinder lieben diesen Salat.

Vegetarische Weißkohlroulade in Tomatensoße

Zubereitung:

1. Vollkornreis nach Packungsanleitung garkochen.
2. Währenddessen in einem weiteren großen Topf Wasser zum Kochen bringen und 1 Teelöffel Salz darin auflösen.
3. Den Strunk des Kohls tief über Kreuz einschneiden und seitlich ein- bzw. abschneiden. Mit einer Gabel an dieser Stelle den Kohlkopf aufspießen, in den Topf mit der Gabel nach oben geben und 5 Minuten blanchieren.
4. Nach 5 Minuten die äußeren Blätter ablösen. Wenn es noch zu mühsam ist, den Weißkohl wieder im Salzwasser eintauchen und weiter blanchieren. Diesen Schritt so oft wiederholen, bis 12 Blätter abgelöst sind.
5. Die Karotten waschen, schälen, raspeln und Beiseite stellen.
6. Zwiebeln schälen, halbieren und in feine Würfel schneiden.
7. In einer Pfanne 1 Esslöffel Öl erhitzen, 1 Zwiebel darin andünsten, Karotten und Reis untermischen und mit Salz, Pfeffer und Thymian würzen. 5 Minuten andünsten und danach abkühlen lassen.
8. In einer Schüssel die Eier verquirlen, das Mehl hineinsieben und vermischen.
9. Den Käse in die Schüssel reiben, mit dem Eier-Mehl-Gemisch vermengen und die Masse dem abgekühlten Gemüse unterheben.
10. Ein Kohlblatt ausbreiten, eine Gemüsewurst formen, auf das Blatt legen, längs der Gemüsewurst etwas einrollen, danach die Seiten links und rechts über die Rolle schlagen und die Wurst bis zum Ende weiterrollen.
11. In einer Pfanne 1 Esslöffel Öl erhitzen, die Rouladen von allen Seiten gut anbraten und in eine Auflaufform geben.
12. Den Backofen auf 180°C Umluft vorheizen.
13. Für die Tomatensoße restliche Zwiebeln in der Rouladenpfanne andünsten, mit passierten Tomaten ablöschen, mit mit Salz und Pfeffer abschmecken und die Sahne unterheben.
14. Die Tomatensoße über die Rouladen gießen, 20-30 Minuten im Ofen schmoren und danach servieren.

Zutaten für 6 Portionen:

120 g Vollkornreis
1 Kopf Weißkohl (ca. 1 kg)
7 Karotten (ca. 500 g)
2 mittelgroße Zwiebeln (ca. 160 g)
2 EL Öl (ca. 20 g)
Salz und Pfeffer
1 TL Thymian (ca. 2 g)
3 mittelgroße Eier (ca. 180 g)
3 EL Mehl (ca. 40 g)
100 g Käse am Stück (Gouda oder Mozzarella)
700 g passierte Tomaten
1 TL Zucker (ca. 4 g)
100 ml flüssige Schlagsahne

Kalorien- und Nährwerte pro Portion:

Kcal: 336; Kohlenhydrate: 29 g; Eiweiß: 13 g; Fett: 17 g.

Meal Prep:

* Der restliche Kohl kann klein geschnitten im bereits kochenden Salzwasser blanchiert und danach eingefroren oder separat in extra Tomatensoße gekocht und am nächsten Tag zu Nudeln serviert werden.
* Die Kohlrouladen können in größeren Mengen vorbereitet und eingefroren werden.
* Die Rouladen halten ein paar Tage im Kühlschrank und können dadurch schön ziehen.

Gerösteter Weißkohl mit Schinken – Sahne – Käsesoße

Zutaten für 6 Portionen:

5 EL Sonnenblumenöl (50 g)
1 Knoblauchzehe
1 TL Paprikapulver edelsüß (ca. 5 g)
Salz und Pfeffer
1 Weißkohl (ca. 1 kg)
1 Packung gekochter Schinken (ca. 200 g)
200 ml flüssige Schlagsahne
200 ml Milch 1,5%
200 g Schmelzkäse
1 Gemüsekugel nach Wahl (ca. 80 g)
1 Kräuterwürfel
Optional 2 Eigelbe

Zubereitung:

1. Den Ofen auf 200°C Ober-/Unterhitze vorheizen.
2. In einer Schale 4 Esslöffel Öl, die ausgepresste Knoblauchzehe und Paprikapulver geben, salzen und pfeffern und gut vermischen.
3. Den Weißkohl waschen und abtrocknen, bei Bedarf die äußeren Blätter entfernen.
4. Backpapier auf ein Backblech auslegen.
5. Angefangen an der Spitze des Kohls, 3 cm dicke Scheiben schneiden, Strunk mittig herausschneiden und auf das Backblech legen.
6. Den Kohl mit dem Ölgemisch bepinseln und 5 Minuten ziehen lassen, wenden und mit dem restlichen Öl bepinseln.
7. Im Ofen in 25 Minuten röstbraun backen.
8. Währenddessen den Schinken klein schneiden und in einer Pfanne im restlichen Öl anbraten.
9. Sahne, Milch, Schmelzkäse, Gemüsekugel und Kräuterwürfel hinzufügen und miteinander verrühren.
10. Für eine sämigere Konsistenz kann man die Eigelbe unterrühren, dabei erst die Soße abkühlen lassen.
11. Den Weißkohl aus dem Ofen holen, auf ein großes Schneidebrett legen und wie einen Kuchen anschneiden, auf dem Teller anrichten und mit Soße übergossen servieren.

Kalorien- und Nährwerte pro Portion:

Kcal: 402; Kohlenhydrate: 11 g; Eiweiß: 17 g; Fett: 31 g.

Meal Prep:

* Kohlreste können zu Krautspätzle, Weißkohl-Kartoffel-Topf oder zu einem Salat mit Essig-Öl-Dressing verarbeitet werden.
* Soßenreste können mit angedünsteten Knollensellerie vermengt zu Nudeln serviert werden.

Notizen

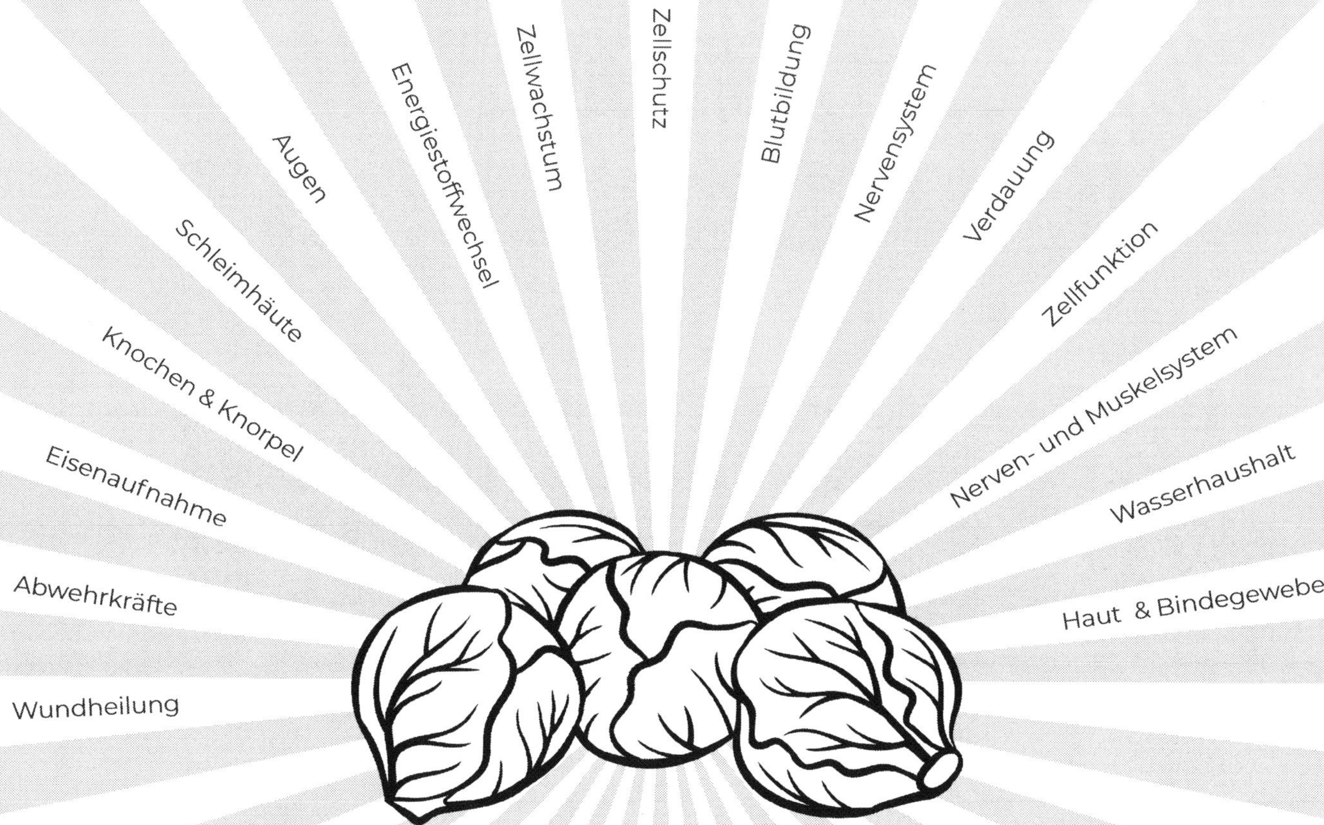
Augen
Energiestoffwechsel
Zellwachstum
Zellschutz
Blutbildung
Nervensystem
Verdauung
Schleimhäute
Zellfunktion
Knochen & Knorpel
Nerven- und Muskelsystem
Eisenaufnahme
Wasserhaushalt
Abwehrkräfte
Haut & Bindegewebe
Wundheilung

Rosenkohl

Rosenkohl – Gnocchi – Pfanne

Zutaten für 4 Portionen:

Rosenkohl (ca. 500 g)
4 TL Butter (ca. 20 g)
400 g Gnocchi (Fertigprodukt)
4 Tomaten (ca. 200 g)
2 Salbeistiele
Salz und Pfeffer
½ TL gemahlene Muskatnuss (ca. 1 g)

Zubereitung:

1. Rosenkohl waschen, beschädigte Blätter entfernen und halbieren.
2. In einer Pfanne die Butter zerlassen, den Rosenkohl darin kurz anbraten und mit 100 ml Wasser ablöschen und geschlossen 8-10 Minuten garen.
3. Gnocchi nach Packungsanleitung kochen.
4. Tomaten waschen, halbieren, vom Strunk befreien, in Streifen schneiden und mit Salbeiblätter zum Rosenkohl geben.
5. Mit Salz, Pfeffer und Muskatnuss abschmecken und 5 Minuten köcheln lassen.
6. Salbeiblätter aus der Pfanne nehmen, Gnocchi im Teller anrichten und mit der Rosenkohlpfanne servieren.

Kalorien- und Nährwerte pro Portion:

Kcal: 256; Kohlenhydrate: 38 g; Eiweiß: 10 g; Fett: 5 g.

Meal Prep:

* Der in Butter geschwenkte Rosenkohl schmeckt als Beilage zu Fleischgerichten.
* Reste können zu einer Suppe püriert und mit Vollkorncroutons serviert werden.
* Mit Speck und Zwiebeln kann man den Rosenkohl zu einer Soße oder zu einer Cremesuppe hinzufügen und servieren.

Rosenkohl und Schinken – überbacken

Zutaten für 4 Portionen:

Rosenkohl (ca. 600 g)
1 EL Butter (ca. 15 g)
150 g gekochter Schinken
100 g Käse am Stück
1 EL Semmelbrösel (ca. 10 g)

Zubereitung:

1. Rosenkohl waschen, von den äußeren Blättern befreien und halbieren.
2. In einer Pfanne 10 g Butter zerlassen, den Rosenkohl darin kurz anbraten und mit 100 ml Wasser ablöschen und geschlossen 8-10 Minuten garen.
3. Den Schinken in Würfel schneiden und unter den Rosenkohl mischen.
4. Den Backofen auf 200°C Ober-/Unterhitze vorheizen.
5. Eine Auflaufform mit der restlichen Butter ausfetten und das Rosenkohl-Schinken-Gemisch hineingeben.
6. Den Käse reiben und in einer Schüssel mit den Semmelbröseln vermischen.
7. Den Rosenkohl damit bestreuen und etwas unter dem Rosenkohl heben, auf oberer Schiene im Ofen 15 Minuten backen und danach servieren.

Kalorien- und Nährwerte pro Portion:

Kcal: 240; Kohlenhydrate: 7 g; Eiweiß: 20 g; Fett: 13 g.

Meal Prep:

* Dieser Auflauf lässt sich gut als Beilage portioniert im Kühlschrank aufbewahren.
* Reste können mit krümelig gebratenem Hackfleisch und gekochten Kartoffeln vermengt serviert werden.

Rosenkohl und Karotten aus dem Ofen

Zubereitung:

1. Den Ofen auf 200°C Ober-/Unterhitze vorwärmen.
2. Den Rosenkohl waschen, die äußeren Blätter entfernen, halbieren und in eine Schüssel geben.
3. Karotten und Kartoffeln waschen, schälen, in mundgerechte Stücke schneiden und in die Schüssel geben.
4. Zwiebel schälen, in feine Streifen schneiden und in die Schüssel geben.
5. Das Öl und die Gewürze über das Gemüse streuen, gut miteinander vermischen und kurz einziehen lassen.
6. Ein Backblech mit Backpapier auslegen.
7. Das Gemüse darauf verteilen, 30 Minuten backen und servieren.

Zutaten für 4 Portionen:

Rosenkohl (ca. 500 g)
5 Karotten (ca. 500 g)
5 Kartoffeln (ca. 500 g)
1 Zwiebel (ca. 80 g)
2 EL Öl (ca. 20 g)
1 TL getrocknetes Basilikum (ca. 2 g)
1 TL getrocknete Petersilie (ca. 1 g)
1 TL getrockneten Dill (ca. 1 g)
Salz und Pfeffer

Kalorien- und Nährwerte pro Portion:

Kcal: 232; Kohlenhydrate: 31 g; Eiweiß: 9 g; Fett: 6 g.

Meal Prep:

* Reste können mit 500 ml kräftiger Gemüsebrühe püriert und mit klein geschnittenen Würstchen angereichert serviert werden.
* Marinierte Hühnerbrust klein schneiden und mit auf das Backblech legen. Oder dünn ausgelegte Hackfleischfrikadellen. Fleischreste in die Suppe geben.

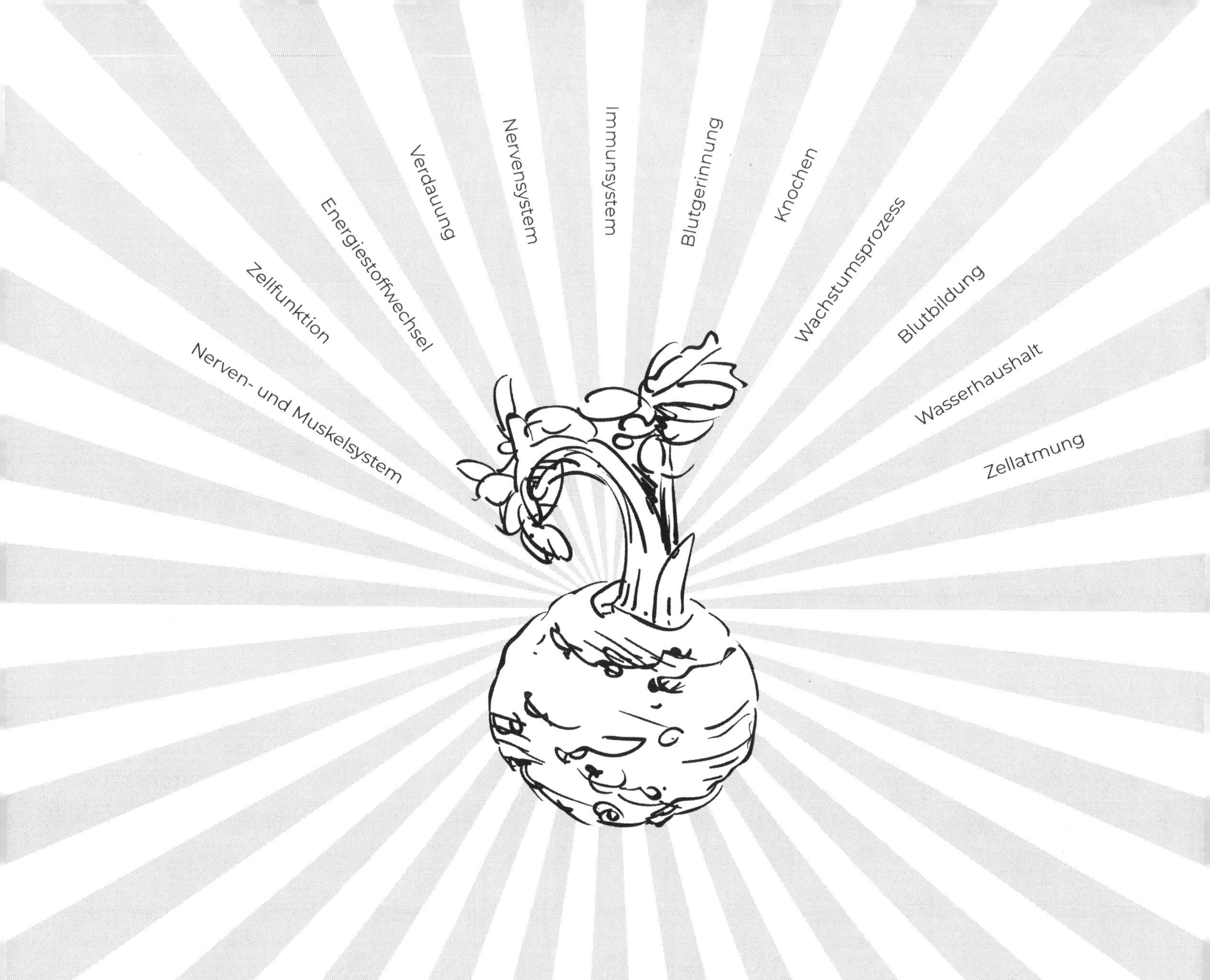

Knollensellerie

Knollensellerie in feiner Linsensuppe

Zutaten für 8 Portionen:

250 g Linsen
1,5 l Gemüsebrühe
4 Kartoffeln (ca. 400 g)
3 Karotten (ca. 300 g)
½ Knollensellerie (ca. 500 g)
1 Stange Lauch (ca. 300 g)
2 EL Butter (ca. 30 g)
2 EL Apfelessig (ca. 20 g)
Salz und Pfeffer
1 Prise Zucker (ca. 2 g)
1 TL getrocknete Petersilie (ca. 1 g)

Zubereitung:

1. Linsen nach der Packungsanweisung zubereiten.
2. Kartoffeln, Karotten und Knollensellerie waschen, schälen und in kleine Würfel schneiden (ca. 1 cm).
3. Die Enden vom Lauch entfernen, halbieren und waschen. Den Rest in feine Streifen schneiden und bereitstellen.
4. In einem großen Topf die Butter zerlassen, Karotten und Knollensellerie darin anbraten, mit etwas Gemüsebrühe und geschlossenem Deckel 5 Minuten garen.
5. Kartoffeln dazugeben, mit der restlichen Brühe ablöschen und geschlossen 15 Minuten köcheln lassen.
6. Den Lauch zum Gemüse geben und in 5 Minuten gar kochen.
7. Zu guter Letzt die Linsen untermischen und mit Essig, Salz, Pfeffer und einer Prise Zucker abschmecken.
8. Petersilie hinzufügen und servieren.

Kalorien- und Nährwerte pro Portion:

Kcal: 200; Kohlenhydrate: 26 g; Eiweiß: 12 g; Fett: 4 g.

Meal Prep:

* Die fertige Linsensuppe lässt sich gut einfrieren.
* Die Suppe hält 3 Tage im Kühlschrank und kann gut portioniert werden.
* In einer Pfanne 150 g Hackfleisch krümelig braten und in die restliche Suppe geben. Oder 150 g geräucherten Bauchspeck oder Mettenden in dünne Stücke schneiden, in die restliche Suppe geben und zusammen aufwärmen. Bei Bedarf Wasser mit Brühgemüse hinzufügen.
* Für die Experimentierfreudigen: Restliche Linsensuppe mit Speck einkochen und eingeweichte Backpflaumen dazu reichen.

Knollensellerie – Tomaten – Sauce

Zubereitung:

1. Knollensellerie waschen, schälen, in kleine Würfel schneiden und bereitstellen.
2. Zwiebeln und Knoblauchzehen schälen und klein schneiden.
3. In einer großen Pfanne das Öl erhitzen, Paprikapulver darin anschwitzen, Zwiebeln und Knoblauch andünsten und mit dem Tomatenmark vermischen.
4. Das Gemüse hinzufügen und 5 Minuten mit andünsten. Mit Essig ablöschen und einkochen lassen.
5. Die Tomaten untermischen und mit Salz, Pfeffer und Oregano würzen.
6. Das Gericht 30 Minuten köcheln lassen und servieren.

Kalorien- und Nährwerte pro Portion:

Kcal: 251; Kohlenhydrate: 24 g; Eiweiß: 8 g; Fett: 9 g.

Zutaten für 4 Portionen:

1 Knollensellerie (ca. 1 kg)
2 mittelgroße Zwiebel (ca. 160 g)
2 Knoblauchzehen (ca. 15 g)
3 EL Olivenöl (ca. 30 g)
1 TL Paprikapulver (ca. 5 g)
3 EL Tomatenmark (ca. 45 g)
50 ml Aceto Balsamico Essig oder Gemüsebrühe
800 g geschälte Tomatenstücke aus der Dose
Salz und Pfeffer
1 TL getrockneten Oregano (ca. 1 g)

Meal Prep:

* Die Soße lässt sich sehr gut einfrieren oder im Schraubglas im Kühlschrank aufbewahren.
* Die Soße kann zu Kartoffeln, Reis, Nudeln, Gemüseschnitzel oder Fleisch serviert werden.

Selleriesuppe mit Pumpernickelcroutons

Zutaten für 4 Portionen:

1 Knollensellerie (ca. 1 kg)
3 mittelgroße Kartoffeln (ca. 300 g)
1 mittelgroße Zwiebel (ca. 80 g)
2 TL Butter (ca. 10 g)
2 EL Mehl (ca. 30 g)
750 ml Gemüsebrühe
4 Scheiben Pumpernickel (ca. 200 g)
1 EL Olivenöl (ca. 10 g)
Salz und Pfeffer
½ Zitrone

Zubereitung:

1. Knollensellerie und Kartoffeln waschen, schälen und in Stücke mittelgroße Stücke schneiden
2. Zwiebel schälen und in fein schneiden.
3. In einem Topf die Butter zerlassen, die Zwiebeln darin andünsten und mit dem Mehl anschwitzen.
4. Mit der Gemüsebrühe ablöschen, verrühren und mit dem Gemüse 20-25 Minuten geschlossen auf mittlerer Stufe köcheln lassen.
5. Den Backofen auf 180°C Ober-/Unterhitze vorheizen.
6. Ein Backblech mit Backpapier auslegen.
7. Den Pumpernickel auf das Backblech grob zerbrechen, mit Öl beträufeln und maximal 10 Minuten auf oberer Schiene im Ofen anrösten.
8. Wenn die Suppe gargekocht ist, pürieren und mit Salz, Pfeffer und etwas Zitronensaft würzen.
9. Die Suppe im Teller anrichten und mit den Pumpernickelcroutons bestreut servieren.

Kalorien- und Nährwerte pro Portion:

Kcal: 255; Kohlenhydrate: 39 g; Eiweiß: 9 g; Fett: 4 g.

Meal Prep:

* Suppen lassen sich hervorragend vorkochen und im Kühlschrank bereit stellen.
* Suppenreste können zu Gemüseschnitzel oder Gemüseknödel als Soße serviert werden.

Knollensellerie – Parmesanschnitzel aus dem Backofen

Zutaten für 6 Portionen:

1 Knollensellerie (ca. 1 kg)
2 mittelgroße Eier (ca. 120 g)
Salz und Pfeffer
1 TL getrocknete Kräuter, wie z.B. Petersilie, Dill, Majoran oder Oregano
60 g Mehl
100 g Paniermehl
4 EL Olivenöl (ca. 40 g))
80 g Parmesan am Stück
20 g Gouda am Stück

Zubereitung:

1. Knollensellerie waschen, schälen und in 1,5 cm dicke Scheiben schneiden. Umso dünner die Scheiben, umso mehr Panade braucht man.
2. In einem großen Topf Wasser zum Kochen bringen und 1 Teelöffel Salz (ca. 5 g) darin auflösen.
3. Selleriescheiben im kochenden Salzwasser für 8-10 Minuten blanchieren, kalt abschrecken und trocken tupfen.
4. Den Ofen auf 170°C Umluft vorheizen.
5. In einem Teller die Eier mit Salz, Pfeffer und Gewürze nach Wahl verquirlen, in einem weiteren Teller das Mehl vorbereiten.
6. Das Paniermehl mit dem Olivenöl in einen Teller geben und gut vermischen bzw. mit den Fingern das Öl in das Paniermehl reiben. Danach den Parmesan und Gouda fein reiben und mit dem geölten Paniermehl vermischen und bereitstellen.
7. Backblech mit Backpapier auslegen und bereitstellen.
8. Den Sellerie zuerst im Mehl, dann im Ei, danach in das Paniermehl-Käse-Öl-Gemisch drücken, wenden und auf das Backblech legen. So lange wiederholen, bis alle Scheiben fertig sind.
9. Im Ofen 15-20 Minuten backen, nach der Hälfte der Zeit wenden und servieren.

Kalorien- und Nährwerte pro Portion:

Kcal: 293; Kohlenhydrate: 23 g; Eiweiß: 13 g; Fett: 15 g.

Meal Prep:

* Die Schnitzel schmecken warm und kalt.
* Schnitzel zusammen mit den Hackfleischbällchen in Tomatensoße servieren.
* 2-3 Knollensellerie blanchieren und zusätzlich eine Selleriesuppe vorbereiten oder für den nächsten Gebrauch einfrieren.

Knollenselleriegratin

Zubereitung:

1. Knollensellerie und Kartoffeln waschen, schälen und in Scheiben hobeln.
2. Das Gemüse in einen Topf geben und den ausgepressten Knoblauch und die Milch hinzufügen. Mit Salz und Pfeffer würzen.
3. Unter ständigem Wenden kurz aufkochen und danach köcheln lassen, bis die Milch durch die Kartoffelstärke cremig wird.
4. In einer kleinen Schale 1 Teelöffel Speisestärke mit 3 Teelöffel kaltem Wasser verrühren und mit in den Topf geben.
5. Gouda und Parmesan reiben und miteinander vermischen.
6. Eine Auflaufform einfetten, das Gemüse hineingeben, mit dem Käsegemisch bestreuen und 15-20 Minuten goldbraun backen.

Zutaten für 4 Portionen:

1 Knollensellerie (ca. 700 g)
5 Kartoffeln (ca. 400 g)
1 Knoblauchzehe
400 ml Milch 1,5 %
Salz und Pfeffer
1 TL Kartoffel- oder Maismehl (Speisestärke) (ca. 5 g)
50 g Gouda am Stück
50 g Parmesan am Stück
1 TL Butter (ca. 5 g)

Kalorien- und Nährwerte pro Portion:

Kcal: 276; Kohlenhydrate: 25 g; Eiweiß: 16 g; Fett: 11 g.

Meal Prep:

* Das Gratin hält einige Tage im Kühlschrank und kann gut portioniert werden.

Schlusswort

Ich danke Ihnen recht herzlich für Ihr Interesse und den Kauf meines Buches. Ich hoffe, dass ich Sie dazu begeistern konnte, das Gemüse und die Gerichte aus dem Blickwinkel ihres Nutzens zu betrachten – und wie gut sie Ihnen und Ihrer Familie tun. Und dass man durch ausgewogene Ernährung auf einem gesunden und stetigen Weg sein Gewicht regulieren kann, ohne die Bürde des völligen Verzichtes akzeptieren zu müssen.– soweit es überhaupt ein Verzicht ist, denn Sie entscheiden sich in dem „Nein-Danke-Moment" für Ihre Gesundheit.

Ich würde mich sehr freuen, wenn dieses Buch der Start in einen anderen Familienalltag ist und der ganzen Familie Entspannung schenkt – und den Fokus auf das Gute, die Anerkennung der Stärken jedes einzelnen Familienmitgliedes.

Zuguterletzt möchte ich mich im Voraus bei Ihnen für Ihre Zeit bedanken, denn: teilen Sie bitte Ihre Erfahrungen in einer Rezension meines Buches bei Amazon.de mit anderen Interessenten, weil in der heutigen Zeit ein Produkt von seiner Rezension bzw. Bewertung lebt. Natürlich ist jeder warme Regen willkommen, genauso wie konstruktive Kritik, an welcher ich gerne wachsen möchte.

Unterstützen Sie mich, indem Sie mich durch Ihre Meinung sichtbar machen:

1. „Amazon.de" aufrufen
2. „Mein Konto" anklicken
3. „Meine Bestellungen" aufrufen
4. „Schreiben Sie eine Produktrezension" anklicken
5. Rezension schreiben (mind. 10 Wörter)

Sollten Sie sonstige Fragen, Anliegen, Wünsche oder Beschwerden haben, können Sie sich auch direkt bei mir persönlich über folgende E-Mail melden (esther.wengreuther@gmx.de).

Herzliche Grüße,
Ihre Esther Wengreuther

Vitamine, Mineralstoffe, Spurenelemente

Vitamin A:	Zellschutz, Augen, Zellwachstum (Zellteilung), Haut, Knochen, Schleimhäute
Vitamin B1:	Nervensystem, Energiestoffwechsel (Kohlenhydrat-Eiweißstoffwechsel)
Vitamin B2:	Energiestoffwechsel, Abwehrkräfte
Vitamin B3:	Energiestoffwechsel, Nervensystem
Vitamin B5:	Energiestoffwechsel (Aminosäuren, Proteine, Fettsäuren), Sauerstofftransport im Blut, Wundheilung, Nervensystem
Vitamin B6:	Immunsystem, Nervensystem, Energiestoffwechsel (Fettstoffwechsel)
Vitamin B7:	Haut, Haare, Nägel, Zellwachstum, Energiestoffwechsel (KH-E-Fettstoffwechsel)
Vitamin B9:	Wachstumsprozess, Zellwachstum (Zellteilung), Blutbildung
Vitamin C:	Immunsystem, Abwehrkräfte, Eisenaufnahme, Zellschutz, Bindegewebe, Wundheilung
Vitamin E:	Zellschutz, Immunsystem, Zellerneuerung
Vitamin K:	Blutgerinnung, Wundheilung, Knochen

Kupfer:	Zellatmung
Magnesium:	Knochen, Zähne, Herz, Nerven- und Muskelfunktionen
Kalium:	Funktion von Zellen, Nerven und Muskeln, Wasserhaushalt, Bindegewebe
Mangan:	Energiestoffwechsel (KH-E-Fettstoffwechsel), Bindegewebe, Knorpel, Knochen
Kalzium:	Knochen, Zähne, Blutgerinnung, Nervensystem
Zink:	Abwehrkräfte, Wundheilung, Zellwachstum (Zellteilung), Bindegewebe
Eisen:	Blutbildung, Sauerstofftransport, Wachstum
Chlorid:	Abwehrkräfte, Verdauung, Wasserhaushalt
Natrium:	Wasserhaushalt, Nerven- und Muskelsystem
Phosphor:	Knochen, Zähne, Funktion von Zellen

Übersicht Vitamine je 100 Gramm

	Vitamin A Retinol	Pro-Vitamin A Beta-Carotin	Vitamin B1 Thiamin	Vitamin B2 Riboflavin	Vitamin B3 Niacin	Vitamin B5 Pantothensäure
	µg	µg	µg	µg	µg	µg
Ackerbohnen	22	130	225	140	1600	300
Blumenkohl	2	10	88	92	600	1010
Brokkoli	142		102	178	1000	1290
Chicoree	572	3430	58	36	240	400
Chinakohl	71	426	33	37	400	200
Dill	1017	6100	190	430	2400	300
Fenchel	23	140	33	110	200	0
Frühlingszwiebeln	200	1200	130	60	700	110
Gartenbohnen	58	270	48	78	355	328
Gepalte Erbsen	13	80	765	275	2780	2000
Grüner Spargel	86	730	114	105	1000	620
Grünkohl	862	5169	100	250	2100	0
Knollensellerie	3	15	36	70	900	510
Kohlrabi	33	200	48	46	1800	100
Kürbis	97	583	47	65	500	400
Lauch / Poree	135	591	79	68	530	160
Möhren	1637	9820	111	14	580	270
Paprika rot	354	2125	40	120	1600	270
Pastinaken	3	20	80	130	940	500
Petersilie	871	5226	140	300	1350	300
Petersilienwurzel	5	30	100	86	2000	130
Rosenkohl	79	473	126	134	670	0
Rote Beete	2	10	18	36	191	104
Schnittlauch	50	300	140	150	600	180
Schwarzwurzel	3	20	110	35	350	200
Spinat	795	4771	92	202	620	250
Spitzkohl	25	150	50	50	300	150
Steckrübe	17	90	50	58	850	110
Tomaten	99	593	57	35	530	310
Weißer Spargel	86	516	114	105	1000	620
Weißkohl	12	69	43	47	320	260
Wirsing	8	45	59	64	331	210
Zucchini	30	180	211	73	400	80
Zuckererbsen	68	408	170	150	2700	750

	Vitamin B6 Pyridoxin	Vitamin B7 Biotin	Vitamin B9 Folsäure	Vitamin C Ascorbinsäure	Vitamin E	Vitamin K Phyllochinon
	µg	µg	µg	µg	µg	µg
Ackerbohnen	200	4	44	33000	300	0
Blumenkohl	200	2	52	64.000	70	31
Brokkoli	280	1	39	94.000	607	179
Chicoree	48	5	50	8689	100	
Chinakohl	121	0,5	66	26000	240	80
Dill	300	2	50	70000	1700	0
Fenchel	59	0	37	9000	0	240
Frühlingszwiebeln	200	0,9	17	25.000	250	207
Gartenbohnen	172	4,5	26	10889	95	36
Gepalte Erbsen	118	19	213	1600	90	36
Grüner Spargel	54	7	145	19889	2000	90
Grünkohl	250	1	187	105000	1700	817
Knollensellerie	200	0,7	76	8250	500	29
Kohlrabi	71	3	70	63.300	400	7
Kürbis	110	0	36	12000	1000	5
Lauch / Poree	263	2	103	24.000	527	47
Möhren	168	5	17	3220	440	15
Paprika rot	450	3	55	140.000	2900	11
Pastinaken	110	0	60	18000	900	1
Petersilie	200	0	149	159000	3580	790
Petersilienwurzel	230	0,5	22	41000	1700	50
Rosenkohl	350	0	101	112000	560	153
Rote Beete	42	0,1	51	6949	44	10
Schnittlauch	420	1,3	80	47000	1600	380
Schwarzwurzel	70	1	57	4000	6000	0
Spinat	221	7	141	50.581	1347	381
Spitzkohl	150	0	73	60.000	150	0
Steckrübe	200	0	42	33000	200	5
Tomaten	100	4	33	19255	800	0
Weißer Spargel	54	2	108	15000	1800	39
Weißkohl	190	3	27	51500	1700	121
Wirsing	156	0	29	49400	2500	0
Zucchini	119	2	10	17600	500	11
Zuckererbsen	160	3	33	25000	500	0

Übersicht Mineralstoffe und Spurenelemente je 100 Gramm

	Kupfer	Eisen	Zink	Mangan	Fluorid	Schwefel
	µg	µg	µg	µg	µg	mg
Ackerbohnen	100	2000	730	350	12	30
Blumenkohl	45	510	286	180	9	55
Brokkoli	100	800	500	500		126
Chicoree	101	740	163	300	70	13
Chinakohl	57	600	370	167	15	60
Dill	220	5500	1800	2700	70	50
Fenchel	0	0	220	0	0	0
Frühlingszwiebel	83	1200	1000	230	40	50
Gartenbohnen	63	484	217	176	14	15
Gepalte Erbsen	740	5020	3800	1300	40	130
Grüner Spargel	200	675	400	100	50	47
Grünkohl	56	1900	330	550	20	110
Knollensellerie	118	440	398	150	10	15
Kohlrabi	47	475	246	110	10	50
Kürbis	80	800	200	66	20	10
Lauch / Poree	45	518	276	148	15	50
Möhren	55	355	256	97	19	7
Paprika rot	80	550	260	100	20	20
Pastinaken	140	710	850	400	10	17
Petersilie	144	3643	730	756	80	190
Petersilienwurzel	200	850	180	150	80	40
Rosenkohl	65	920	540	330	10	93
Rote Beete	82	784	321	248	12	16
Schnittlauch	59	1900	490	300	50	80
Schwarzwurzel	300	3300	220	410	15	22
Spinat	91	3417	743	599	75	20
Spitzkohl	70	500	200	200	12	70
Steckrübe	59	310	188	67	28	40
Tomaten	57	316	85	108	24	11
Weißer Spargel	153	502	444	101	48	47
Weißkohl	33	374	157	200	12	54
Wirsing	33	550	405	160	12	88
Zucchini	45	1019	248	125	20	25
Zuckererbsen	200	2000	327	400	27	50

	Kalzium	Kalium	Magnesium	Natrium	Phosphor	Chlorid
	mg	mg	mg	mg	mg	mg
Ackerbohnen	25	360	38	27	95	20
Blumenkohl	22	282	15	13	49	19
Brokkoli	58	256	18	23	63	78
Chicoree	26	198	13	4	26	25
Chinakohl	40	144	11	19	30	18
Dill	230	647	28	27	85	70
Fenchel	38	395	12	27	51	0
Frühlingszwiebel	140	230	11	13	24	36
Gartenbohnen	50	151	16	121	27	230
Gepalte Erbsen	50	940	116	26	375	55
Grüner Spargel	26	203	18	4	46	53
Grünkohl	212	451	31	35	87	60
Knollensellerie	50	414	14	77	69	150
Kohlrabi	59	322	43	20	50	37
Kürbis	22	304	8	3	44	18
Lauch / Poree	69	208	13	168	54	331
Möhren	21	355	12	23	36	58
Paprika rot	10	260	14	5	30	18
Pastinaken	47	523	25	8	80	49
Petersilie	179	811	44	37	87	156
Petersilienwurzel	39	399	26	12	57	30
Rosenkohl	35	471	22	9	84	25
Rote Beete	16	317	17	46	43	83
Schnittlauch	129	434	44	3	75	74
Schwarzwurzel	53	320	23	5	76	31
Spinat	117	554	62	69	46	54
Spitzkohl	50	249	9	6	30	30
Steckrübe	48	227	11	10	31	337
Tomaten	9	235	11	3	22	30
Weißer Spargel	26	203	17	4	44	37
Weißkohl	45	269	13	12	36	37
Wirsing	64	236	12	9	56	29
Zucchini	25	177	18	3	29	24
Zuckererbsen	20	300	30	4	80	30

Register nach Alphabet

„Die drei schönsten Worte der Welt: Essen ist fertig!“

Impressum

1. Auflage

Kontakt:
Peggy Wölfl
Amselstraße 5
71729 Erdmannhausen

Covergestaltung: 99designs / romy
Buchsatz: Bjarne Brix Bartl

Haftungsausschluss

Urheberrecht

„SICH UM SEINEN KÖRPER ZU KÜMMERN
IST GANZ EINFACH,
WENN AUS

„Ich darf das nicht“

–

„Ich will das nicht“

WIRD.“

Printed in Poland
by Amazon Fulfillment
Poland Sp. z o.o., Wrocław

93763948R00150